INHALT

Meiner Mutter

EINLEITUNG

Das Wort *visio,* sagt Thomas von Aquin, kann zweierlei bedeuten: zum einen bezeichnet es die Wahrnehmung durch das Auge, zum anderen die innere Wahrnehmung durch die Imagination oder den Intellekt.[1]

Im mystischen Sinn ist die Visionserfahrung nicht unbedingt optischer Natur, gleichwohl aber eine Erfahrung des Bildes, eines Bildes, dessen Klarheitsgrad variieren kann. Zwar sind sich die meisten Mystiker darin einig, daß die Begegnung mit dem Transzendenten grundsätzlich unaussprechlich, nicht erzählbar und nicht darstellbar ist, aber dennoch gibt es in der abendländischen Kultur zahlreiche literarische Texte und Kunstwerke, die von dieser Begegnung berichten. Es handelt sich also um Texte und Bilder, die insofern problematisch und paradoxal sind, als sie das darstellen, was *a priori* weder sichtbar (»du kannst mein Angesicht nicht sehen, denn kein Mensch kann mich sehen und am Leben bleiben«[2]) noch darstellbar ist (»die Nachahmung des Unsichtbaren gehört nicht zum Gebiet der Malerei«[3]).

Genau dieses große Problem der ›Darstellung des Undarstellbaren‹ wird in diesem Buch erörtert. Die spanische Malerei des 16. und 17. Jahrhunderts liefert zwar die meisten Beispiele, doch das Thema der Untersuchung ist umfassender konzipiert. Es geht, kurz gesagt, um einen Beitrag zur Kunstgeschichte, der in einem begrenzten geographischen Raum einen Extremfall der Darstellung behandelt, dabei aber einen sehr weiten Hintergrund voraussetzt.

Diesen Hintergrund bildet einerseits die abendländische Kunst jener Epoche und andererseits die Spiritualität der Gegenreformation, die die Rolle des Imaginären in der Ausübung des Glaubens wiederentdeckt.

In diesem Kontext betrachtet, ist das Beispiel Spanien in mehr als einer Hinsicht aufschlußreich, denn die Charakteristika des abendländischen Bilddenkens sind hier auf engstem Raum versammelt. Die recht späte Aneignung pikturaler Lösungen, die anderswo gefunden wurden, führt in der spanischen Malerei, die erst von der Kunst der frühen Flamen und dann vom italienischen Manierismus und Barock geprägt wurde, zur Entstehung einer eigenen, klar durchdachten Sprache. Vereinfachend könnte man sagen, daß die spanische Malerei nicht durch ihre Bilderfindungen, sondern durch ihre Ausarbeitungen originell ist. Als ausgearbeitete, ›elaborierte‹ Kunst ist die spanische Kunst zugleich eine

Kunst, in der jede Neuerung sofort einer geradezu obligatorischen Interpretation unterzogen wird, die bestimmten Mustern folgt. Diese Mixtur aus Leidenschaft und kühlem Verstand macht die spanische Malerei für den, der die theoretischen Grundlagen der Darstellung aufdecken will, zu einer Fundgrube.

Auch die spanische Visionsliteratur ist unter diesem Blickwinkel exemplarisch. Die fromme Literatur, die im 16. Jahrhundert auf der iberischen Halbinsel entstand und von diversen Einflüssen geprägt wurde (gegenreformatorisches Gedankengut, geistiges Erbe der Araber und Juden, niederländische Mystik), erweist sich als ein hochkonzentrierter Extrakt der abendländischen Spiritualität. Ihr extremer Charakter war einer der Gründe dafür, weshalb sie der kirchlichen Autorität während des ganzen 16. Jahrhunderts als äußerst suspekt galt. Die nie erlahmende Wachsamkeit der Inquisition, die in Spanien ohnehin viel strenger durchgriff als anderswo, entsprach dem Wunsch, eine Gedankenwelt zu kontrollieren, die sich sehr oft jedem institutionellen Zwang entzog. Wichtig ist auch, daß es in der großen mystischen Literatur Spaniens ein breites Spektrum von Antworten auf die Frage gab, ob die Bilder bei geistlichen Übungen eine Rolle spielen sollen: sie reichen von der rückhaltlosen Bejahung (bei Ignatius von Loyola und Teresa von Avila) bis zum rigorosen Nein (bei Johannes vom Kreuz und, später, bei Miguel de Molinos).

Dennoch trennt ein unübersehbarer Zeitenabstand die große Epoche der Visionsliteratur (das 16. Jahrhundert) von der Blütezeit der spanischen Visionsmalerei (im 17. Jahrhundert). Das gemalte Bild als Instrument der Verbreitung von Ausnahmeerfahrungen (meist streng persönlicher, ja geheimer Natur) erreicht seine wahre Bestimmung erst in dem Moment, wo es der kirchlichen Autorität gelingt, den mystischen Furor, der das 16. Jahrhundert erschütterte, zu kanalisieren und gewissermaßen zu »zähmen«.

Diese Bändigung der mystischen Erfahrung durch die religiöse Autorität wird von einem Prozeß begleitet, in dem sich figurative Lösungen herauskristallisieren, die es erlauben, die Visionserfahrung visuell darzustellen und so zu verbreiten. Der neue Bildtyp entsteht in Italien, wo man aus dem Fundus der großen Meister der Hochrenaissance wie Raffael und Tizian schöpfen kann, und findet in Spanien einen sehr fruchtbaren Boden, um sich weiterzuentwickeln. Eine meiner Hauptabsichten beim Schreiben dieses Buches war es, den theoretischen Status der Visionsbilder zu definieren, und zwar sowohl in der abendländischen Kunst im allgemeinen wie in der des gegenreformatorischen Spanien im besonderen.

Zu diesem Zweck habe ich den Weg gewählt, der mir der

direkteste zu sein schien: Ich habe die ursprüngliche Sprache der Bilder analysiert und versucht, den Mechanismus zu entschlüsseln, dank dessen sie über eine ihrerseits bildhafte Erfahrung (eine ›Vision‹) berichten können. Mein Interesse dabei war in erster Linie hermeneutischer Natur, doch so einfach sich die Interpretation zunächst auch anließ, mit der Zeit wurde deutlich, daß es hier durchaus Gefahren und Tücken gibt.

In theoretischer Hinsicht ist dieses Buch eng mit einer meiner jüngeren Arbeiten verbunden, in der ich nachzuzeichnen versucht habe, wie sich im Ausgang von metapikturalen Verdoppelungsmechanismen im 16. und 17. Jahrhundert eine neue Konzeption des gemalten Bildes entwickelte.[4] Dort spielte das Gemälde mit religiöser Funktion zwar kaum eine Rolle, doch als ich die Arbeit abgeschlossen hatte, wurde mir klar, daß sich die religiöse Bilderwelt mit genau derselben metapikturalen Problematik auseinandergesetzt hat, auch wenn sie dies unter anderen Prämissen und mit anderen Mitteln tat. Nachdem ich in der Fachliteratur keine befriedigenden Antworten auf die Fragen fand, die sich aus dieser ersten Beobachtung ergaben, vertiefte ich mich mehr und mehr in Studien, deren Ergebnisse ich hier dem Urteil des Lesers unterbreite.

Glücklicherweise halfen mir bei meinem Unternehmen relativ weit gediehene Untersuchungen über den Status des Kultbildes in der europäischen Kultur[5], eine in Ansätzen vorhandene Phänomenologie der Vision[6] sowie Pionierforschungen zum religiösen Bild im 16. und 17. Jahrhundert.[7] Große Schwierigkeiten bereitete es mir indes, daß der Beziehung zwischen Malerei und Vision bislang noch keine umfassende Darstellung gewidmet worden ist, daß eine gründliche Untersuchung über das auf zwei Ebenen aufgebaute Bild, wie es sich im Italien des 16. Jahrhunderts entwickelt hat, noch aussteht und daß es bislang so gut wie keine grundlegenden Arbeiten zur Phänomenologie des in Ekstase begriffenen Leibs und der sakralen Erotik gibt.[8] Gäbe es solche Arbeiten bereits, die vorliegende hätte zweifellos davon profitiert.

Viele Freunde und Kollegen boten mir hierfür allerdings einen gewissen Ersatz, da sie verschiedene schwierige Punkte mit mir erörterten und mir mit ihrem Wissen zur Seite standen: Daniel Arasse, Hans Belting, Norman Bryson, Georges Didi-Huberman, David Freedberg, Maria del Mar Lozano Bartolozzi, Miguel Morán, John Shearman, Michael Scholz-Hänsel, Susann Waldmann. Für die mitunter etwas gewagten Hypothesen und Lösungen, die dieses Buch enthält, bin ich freilich allein verantwortlich. Die aufmerksame und äußerst konstruktive Lektüre von Didier Martens und Thierry Lenain kam dem Manuskript ebenfalls zugute. Dank ihnen gewann der Text an Kohärenz und Klarheit. Catherine Schaller, Michael Egli und Elena Lupas schließlich haben dem Manuskript noch einige stilistische Verbesserungen angedeihen lassen.

Bei der Dokumentationsarbeit unterstützte mich Anita Petrovski. Sehr geholfen haben mir dabei auch die Mitarbeiter des Center for Advanced Study in Visual Arts an der National Gallery in Washington, D. C., wo ich dank eines Ailsa-Mellon-Bruce-Stipendiums für einige Zeit meinen Studien nachgehen konnte. Immer stand mir meine Frau zur Seite, nicht nur während der vorbereitenden Forschungsreisen, sondern auch bei der Ausarbeitung und Abfassung des Buchs.

Ihnen allen sei herzlich gedankt.

I. DAS JENSEITS EINRAHMEN: AUF DER SUCHE NACH EINER DEFINITION

1. Die erzählte Vision

Bis ins letzte Viertel des 16. Jahrhunderts scheinen Visionen und Visionserfahrungen die spanische Malerei nicht sonderlich beschäftigt zu haben. Dennoch fehlt dieses Darstellungsgenre nicht völlig. Ein aufs Geratewohl herausgegriffenes Beispiel soll zeigen, wie die Maler jener Epoche das Problem angingen.

Juan de Juanes Bild *Der heilige Stephanus disputiert im Tempel* (um 1560-65), das sich einst in der Kirche San Esteban in Valencia befand (Abb. 1), stützt sich auf eine bekannte Stelle aus der *Apostelgeschichte,* wo erzählt wird, wie Stephanus, der erste christliche Märtyrer, vor dem Hohenpriester seine Gedanken über das Haus Gottes darlegt. Seine Ansichten (»der Höchste wohnt nicht in dem, was von Menschenhand gemacht ist«) erzürnen die Männer der Synagoge:

> Als sie das hörten, waren sie aufs äußerste über ihn empört und knirschten mit den Zähnen. Er aber, erfüllt vom Heiligen Geist, blickte zum Himmel empor, sah die Herrlichkeit Gottes und Jesus zur Rechten Gottes stehen und rief: Ich sehe den Himmel offen und den Menschensohn zur Rechten Gottes stehen. Da erhoben sie ein lautes Geschrei, hielten sich die Ohren zu und stürmten gemeinsam auf ihn los ...[1]

Juan de Juanes hatte in seinem Gemälde zwei recht heikle figurative Probleme zu lösen: das der berichteten Rede (dem Betrachter muß klargemacht werden, was Stephanus sagt) und das des berichteten Bildes (dem Betrachter muß klargemacht werden, was Stephanus sieht).[2] Zu diesem Zweck macht er von einer scheinbar recht einfachen Methode Gebrauch: Die berichtete Rede steht in einem geöffneten Buch geschrieben, das Stephanus in seiner Linken hält, während er mit seiner Rechten auf ein Fenster zeigt, wo Christus in den Wolken erscheint.

Die Arme des Stephanus bilden eine Diagonale, die den Raum der Darstellung gleichsam zwischen Wort und Bild ›polarisiert‹ und dabei zugleich den Blick des Betrachters auf diese Pole lenkt. Der Betrachter hat also das Privileg, das zu sehen, was Stephanus sieht, die Leute der Synagoge hingegen sehen es nicht. Sie hören nur die blasphemischen Worte des Christusanhängers und weisen sie empört zurück.

Die Inszenierung des Streits zwischen Stephanus und den Juden ist von einer Raffinesse, die es zweifellos verdient, hervorgehoben zu werden. Der rechte Arm des Märtyrers schneidet an einem bestimmten Punkt den erhobenen Arm eines seiner Gegner, der die Hand zur Faust geballt hat. Diese bedeutsame Überschneidung, die den gerade stattfindenden Streit gewissermaßen zusammenfaßt, ereignet sich vor dem Hintergrund einer Säule. Man befindet sich im Jerusalemer Tempel, und die Säule stellt symbolisch die Achse des Tempels dar. Ganz oben, nahe dem Kapitell, entdeckt man die groteske Figur einer heidnischen Gottheit. Weitere Götzenbilder bevölkern diesen Ort: Rechts befindet sich ein von hinten gesehenes nacktes Idol, ein anderes ziert den Thron des Hohenpriesters, und eine Statue, die eher einer Karikatur als einem Kultbild gleicht, steht auf dem linken Kranzgesims, nahe am Fenster.

Zwischen diesen Simulacren öffnet sich der Himmel und läßt das Bild des ›wahren Gottes‹ sichtbar werden, eines Gottes indes, den die Leute der Synagoge weder sehen noch kennen wollen. Dieses Fenster der Vision steht im Gegensatz zu dem Oculus, das sich hinter Stephanus befindet und bei dem es sich um die symbolische Präsentation des leeren Himmels handelt, Gegenstück zur Erscheinung des wahren Gottes. Die wahre Vision ist dem bloßen ›Loch‹ also so entgegengesetzt wie der Glaube des Stephanus dem Unglauben der Leute des Tempels.

Dennoch betrifft der Streit zwischen Stephanus und den Juden nicht die Frage der Bilder, sondern den Begriff des ›Tempels‹. Juan de Juanes erweist sich hier als äußerst beschlagen, denn sein Bild enthält einen ganzen Katalog gelehrter Anspielungen auf diesen Begriff. Die ursprüngliche Bedeutung des Wortes *templum* ist ›Himmel‹. Danach bezeichnete das Wort ein vom Auguren mit dem Stab am Himmel abgegrenztes Rechteck, einen geweihten Bezirk der ›Kontemplation‹, und später erst wurde es zum Namen der Kultstätte.[3] Wichtige spanische Texte der damaligen Zeit zeigen, daß die ursprüngliche Bedeutung von ›Tempel‹ als ›himmlische Wohnstätte‹ der Gottheit noch bekannt und keineswegs obsolet war.[4]

In dem Gemälde von Juan de Juanes fordert Stephanus uns auf, den Weg zurückzulegen, der vom falschen zum wahren Tempel führt. Durch seine Geste und seinen Blick fordert er uns überdies dazu auf, Gott in seinem ›wahren Tempel‹ zu ›kon-templieren‹. Doktrinale Rücksichten hindern ihn jedoch daran, Gottvater darzustellen, wie der Text es eigentlich verlangt hätte[5]; der Maler beschränkt sich darauf, im Rechteck eines (blinden) Fensters den

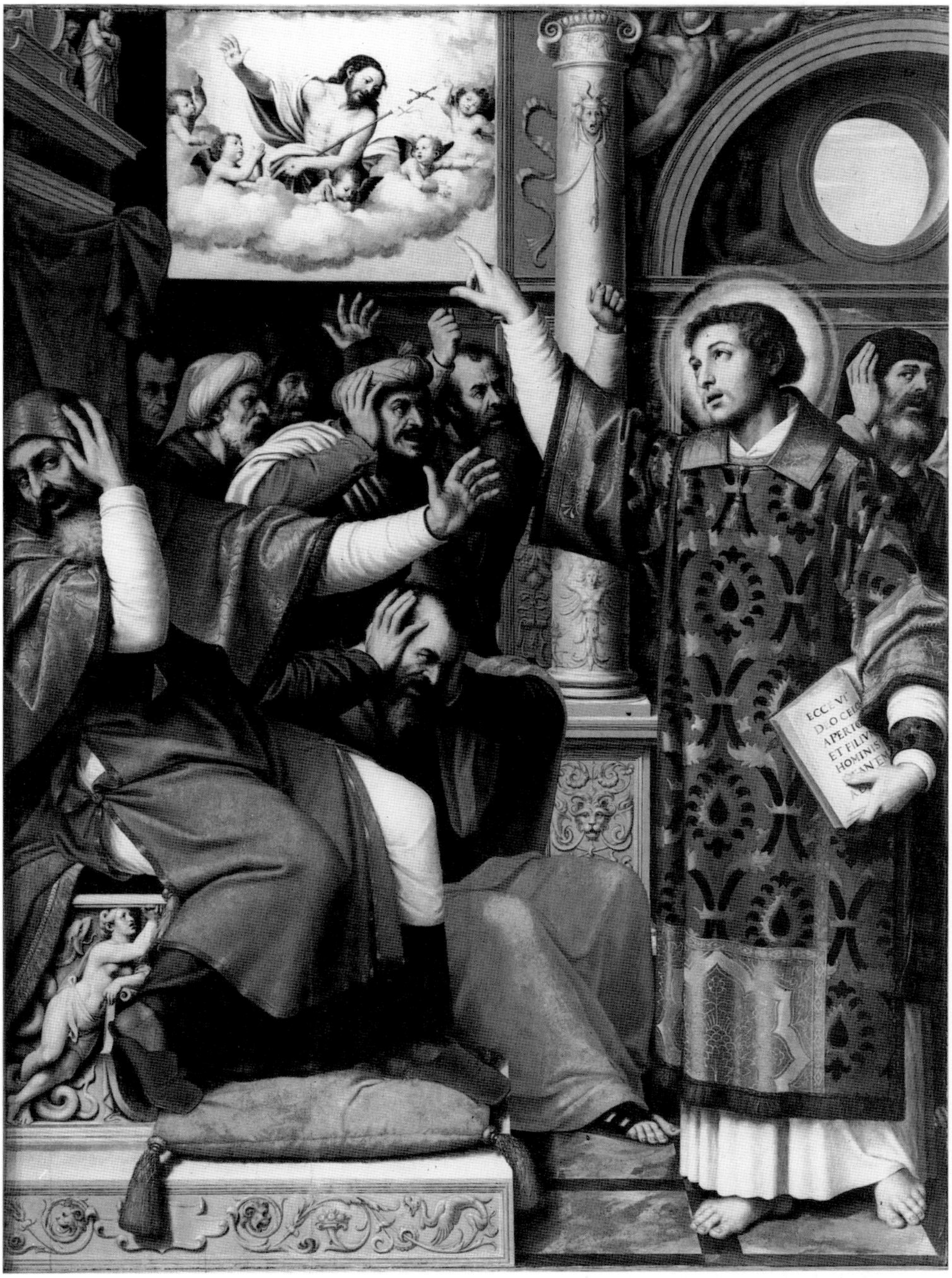

1. Juan de Juanes, *Der heilige Stephanus disputiert im Tempel,* um 1565, Öl auf Leinwand, 160 x 125 cm, Madrid, Museo del Prado.

Menschensohn und nur ihn einzurahmen, umgeben von der Glorie Gottes.

Gleichwohl versucht Juan de Juanes, wenn auch so unspektakulär wie möglich, die Zensur kenntlich zu machen, der er den Text (und das Bild) unterworfen hat. Das Buch, das Stephanus dem Betrachter zeigt (ein offenkundiger Anachronismus, da es sich um die *Apostelgeschichte* selber handelt), ist uns nur partiell zugänglich. Nur ein Teil der ersten Seite läßt sich entziffern, während der Rest in strategischer Absicht von der Hand und dem Arm des heiligen Stephanus verdeckt wird. Der lesbare Text (»... ich sehe den Himmel offen und den Menschensohn ...«) entspricht perfekt dem Bild, das man auf der anderen Seite des Gemäldes sehen kann (Jesus in den Wolken). Die Fortsetzung des Textes (»... zur Rechten Gottes stehen«) und der Rest des Bildes (die Figur Gottvaters selbst) sind auf direktem Weg nicht zugänglich. Der Betrachter kann allerdings einen Rekonstruktionsversuch unternehmen, indem er im Geiste den nachfolgenden Text sowie das durch das Fenster gezeigte Himmelsfragment ergänzt.

Das Vorgehen von Juan de Juanes ist typisch für die Weise, wie man in der spanischen Malerei des 16. Jahrhunderts vor der Ankunft El Grecos die Probleme der Visionserzählung anging: Die Darstellung der Vision ist ein narrativer Höhepunkt, bildet einen integralen Bestandteil der Erzählung, tritt aber auf in Gestalt eines ›Bildes im Bild‹.

2. Das Visionsgemälde als Montage

Die ältesten Quellen, in denen das Bild *Die Vision des heiligen Bruno* erwähnt wird, das sich ursprünglich in der Kartause von Val de Cristo befand (Abb. 12), schreiben es dem aus Valencia stammenden Maler Juan Ribalta zu und datieren es auf die Jahre 1621-1622.[6] Kürzlich wurden sowohl der Name des Künstlers wie auch die Entstehungszeit in Frage gestellt. Aus stilistischen Gründen, die aber durchaus anfechtbar sind, wollte man es Juan Ribaltas Vater, Francisco, zuschreiben, der es etwa um 1609 gemalt haben soll.[7] Es ist jedoch wenig wahrscheinlich, daß das Bild so alt ist, denn Bruno ist darauf mit einem Heiligenschein dargestellt. Da Bruno, der Gründer des Kartäuserordens, erst 1623 kanonisiert wurde, ist vielmehr anzunehmen, daß das alte, von den Quellen belegte Datum (1621-1622) das richtige ist, und daß das Bild im Rahmen der Kampagne konzipiert wurde, die jedem Heiligsprechungsprozeß vorhergeht.

Wie so viele andere Gemälde aus der Zeit der Gegenreformation hat auch dieses die Bedeutung eines Beweisstückes oder

Zeugnisses[8]: es führt dem gläubigen Betrachter eine Schlüsselepisode aus dem Leben Brunos vor Augen, diejenige, in der sich ihm plötzlich der Himmel öffnete und er die Gottheit unmittelbar in ihrer trinitarischen Gestalt schaute. Das Sujet des Gemäldes ist also die Schau, der Visionsakt, als privilegierte Erfahrung eines ›Heiligen‹, und in dieser Hinsicht soll es hier untersucht werden: nicht so sehr wegen seiner besonderen Merkmale, die offensichtlich eher unwichtig sind, sondern weil das Bild durch dieses Sujet auf typische Weise Zeugnis ablegt. Juan Ribaltas *Vision des heiligen Bruno* kann daher als Ausgangspunkt für eine Reihe von Überlegungen dienen, die direkt oder indirekt die ganze Klasse von Bildern betreffen, zu denen dieses Gemälde gehört.

Der oder die Auftraggeber von 1621-1622 wollten durch dieses Bild zweifellos *sichtbar* (und glaubhaft) *machen*, was 1623, am Ende des Kanonisierungsprozesses, verkündet wurde. Eine recht schlichte Rhetorik beherrscht das Gemälde. Die Bildachse wird von der Gestalt Brunos gebildet, der in seiner Linken ein Buch mit den Regeln seines Ordens hält und in der Rechten einen Ölzweig. Mehrere Personen umgeben ihn, darunter vier Bischöfe und zwei Mönche. Alle wurden von den Kunsthistorikern identifiziert[9], und alle haben etwas mit der Geschichte der Kartäuser zu tun. Die einzige Person, die jedem Identifizierungsversuch widerstanden hat, ist die ganz links, deren Körper vom Rahmen überschnitten wird. Ihre Randposition und ihre Gebetshaltung legen nahe, daß es sich um den Auftraggeber des Werks handelt, auch er ein Kartäuser.

Der stehende Heilige nimmt die Mitte der Leinwand ein. Zu seinen Füßen, direkt auf dem Boden, liegen die Bischofsinsignien, Krummstab und Mitra, die Bruno der Legende nach abgelehnt haben soll. Die Augen gen Himmel gerichtet, betrachtet er entrückt die Trinität.

Man begreift die Botschaft dieses Bildes besser, wenn man es mit einem anderen vergleicht, dessen Vorbildcharakter zweifelsfrei feststeht. Es handelt sich um *Die heilige Cäcilie* Raffaels (1513-16, Abb. 2), »das erste Altarbild, das die Ekstase selbst zum Thema macht«[10]. Mehr noch, die Art, wie Juan Ribalta die Visionserfahrung inszeniert, wäre ohne das Vorläuferbild Raffaels kaum verständlich, weil man in ihm bereits jenes Kompositionsschema entdecken kann, das sich so nachhaltig auf die gesamte abendländische Malerei auswirken sollte. Gleichzeitig gibt es aber eine Akzentverschiebung, eine höchst bedeutsame Abweichung in der figurativen Sprache.

Raffael legt den Akzent auf den Gegensatz zwischen *musica mundana* und *musica coelestis*[11]: Während die Instrumente der irdischen Musik auf dem Boden liegen, richtet Cäcilie ihren Blick

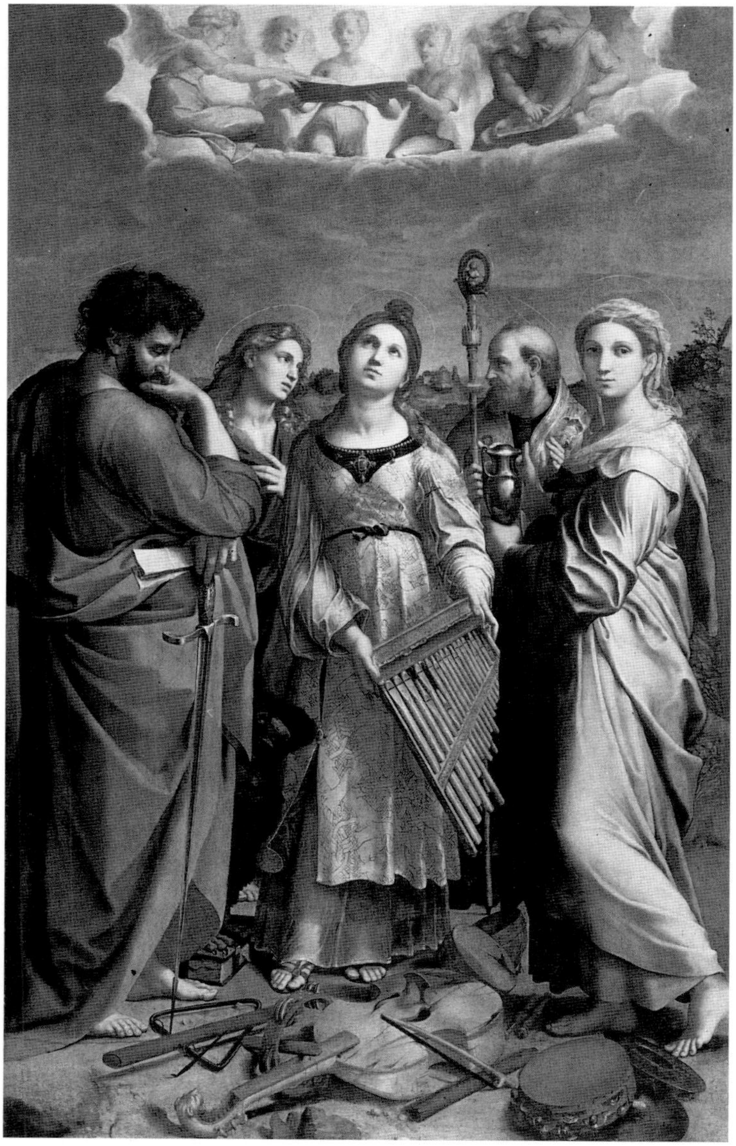

2. Raffael, *Die heilige Cäcilie,* 1514, Öl auf Leinwand, 220 x 136 cm, Bologna, Pinacoteca Nazionale.

zum Himmel, wo das Engelskonzert stattfindet. Der Himmel öffnet sich nur ein wenig, die Gottheit selbst ist nicht zu sehen. Zwischen dem ›Stilleben‹ im unteren Bildbereich und dem Riß in der Wolkendecke im oberen Bereich, der einen Ausblick auf das Unendliche gewährt, fungiert die Figur der Cäcilie als Bindeglied. Doch die beiden Welten durchdringen sich nicht gegenseitig, und das Prinzip, das die ganze Komposition beherrscht, ist die Kontiguität.[12]

Bei Ribalta dagegen liegt der Akzent nicht auf der Kontiguität, sondern auf der Kontinuität. In den mehr als hundert Jahren, die die beiden Werke trennen, änderte sich der Status des religiösen Bildes grundlegend, und dieser Wandel läßt sich an allen Details der Komposition ablesen.

Gegenüber dem Bild Raffaels, welches das ursprüngliche Schema bildet, ist dasjenige Ribaltas von einem weiter entfernten Betrachterstandpunkt her konzipiert, was es erlaubt, eine größere Anzahl von Personen darzustellen. Während sich Raffael, auch wenn er wichtige Veränderungen vornahm, an der Ikonographie der *Sacra Conversazione*[13] orientierte und die Inszenierung der Vision eher als eine persönliche Zutat zu dieser Ikonographie konzipierte, baut sich bei Ribalta, wo das gesamte Bild als ein sorgfältig eingestelltes ›Relais‹ fungiert, das Verbindungen herstellt, alles um die Vision und den Visionsakt herum auf. Die Personen, die den heiligen Bruno umgeben und eine Art ›kartäusisches Pantheon‹ bilden, sind zugleich ebensoviele Elemente eines Netzes, dessen Zweck letztlich der ist, dem Betrachter, der vor der Leinwand steht, die Visionserfahrung mitzuteilen.

Interessant ist zum Beispiel, wie Ribalta die Idee Raffaels, dem Bischofsstab des heiligen Augustinus einen besonderen Platz einzuräumen, weiterentwickelt hat. Was bei Raffael kaum angedeutet wurde (nämlich, daß der Krummstab ein Verbindungselement zwischen Himmel und Erde ist), sticht bei Ribalta in die Augen. Die Stäbe der Kartäuserbischöfe ›verklammern‹ das obere Register der Darstellung mit dem unteren, und man fragt sich, warum die Funktion eines als Attribut dienenden Gegenstands so sehr erweitert wird. Die Antwort ist, denke ich, in der globalen Botschaft zu suchen, die das Bild von Ribalta kommunizieren wollte.

Die Vision Brunos war, wie jede Vision, eine innere, persönliche und nicht mitteilbare Erfahrung. Für die religiöse Autorität liegt die große Gefahr der Visionserfahrung aber gerade in ihrem unmittelbaren Charakter, in der Tatsache, daß sie – ohne die Vermittlung der Kirche – eine direkte Beziehung zum Heiligen erlaubt. Dies ist der Hauptgrund, weshalb die Kirche während des ganzen 16. Jahrhunderts, also in der Blütezeit der spanischen Mystik, die Visionserlebnisse als suspekt, ja gefährlich ansah.[14] Erst nach dem Konzil von Trient und besonders im 17. Jahrhundert begann die religiöse Autorität damit, sich der Visionserfahrung zu bemächtigen, sie zu manipulieren und ihren eigenen Zwecken unterzuordnen. Hierzu bedurfte sie natürlich passender Mittel, um sie zu kontrollieren, zu filtern und erst danach der Gemeinschaft der Gläubigen zu ›re-präsentieren‹.

Eines der Mittel, um die innere Visionserfahrung öffentlich zu machen, war das Visionsgemälde.[15] Ribaltas *Heiliger Bruno* ist eines, und seine Sprache erweist sich in dieser Hinsicht als sehr klar. Die privilegierte Erfahrung Brunos wird durch dieses Bild mit der Orthodoxie des Glaubens vereinbar gemacht. Die hergestellte Verbindung zwischen der Ablehnung des Bischofsamts als einer ›weltlichen Angelegenheit‹ (siehe die Mitra und den Krummstab auf dem Boden) und der Öffnung des Himmels wird durch die Tatsache relativiert, daß dieser doppelte Akt (Ablehnung der Macht/Zugang zum Heiligen) zwar unzweideutig hervorgehoben wird, gleichzeitig aber von den Gefährten aus dem gleichen Mönchsorden gewissermaßen in Klammern gesetzt wird, weil diese Mönche ja mit eben jenen Attributen der Macht versehen sind, die Bruno zurückgewiesen hat. Mehr noch, das Bild sagt dem Gläubigen, daß es in Wahrheit zwei Möglichkeiten gibt, um die Verbindung zwischen ›Welt‹ und ›Himmel‹ herzustellen: den erhobenen Blick Brunos (das heißt die innere und persönliche Visionserfahrung) und den Stab der kirchlichen Autorität seiner Begleiter (das heißt die kollektive Erfahrung der ›Herde‹, die ihrem ›Hirten‹ folgt).

Zu dieser doppelten Verbindung zwischen Himmel und Erde kommt die Verbindung zwischen Betrachter und Gemälde hinzu. Die Personen, die neben Bruno die Szene bevölkern, erleichtern dem gläubigen Betrachter den Zugang zum Bild. Sie wurden sowohl im Hinblick auf den Visionsakt wie auch im Hinblick auf den Bildbetrachter konzipiert, weshalb man sie zu Recht als ›einführende Personen‹ bezeichnen kann.[16] Eine davon (der Bischof rechts) hält den Stab schief, richtet dafür aber den Blick empor, während eine andere (der Bischof links) dem Betrachter den Rücken zukehrt und ihn so in die Tiefe des figurativen Raums zu führen scheint, wobei sie ihm zugleich den einzuschlagenden Weg nach oben weist; ganz links, neben dem Bischof, befindet sich die Person, die den Betrachter im Bild vertritt, der fromme Auftraggeber, der, bedenkt man seine extreme Randposition, eher zufällig eingefügt worden zu sein scheint: er hätte ebensogut *vor* oder *neben* dem Bild stehen können. Schließlich sind da noch die beiden Kartäusermönche im Vordergrund, die zu den großartigsten Erfindungen Ribaltas gehören. Sie geben die beiden Haltungen an, die der Betrachter selbst einnehmen soll: einer von ihnen *wirft sich nieder* (das *prosterni,* eine Haltung, die der Anbetung Gottes vorbehalten ist), der andere *kniet nieder* (das *genicular i,* eine Haltung, die der Verehrung der Heiligen vorbehalten ist).[17] Mit anderen Worten: Die Haltung des Mönchs in der Mitte gilt dem Bild der Trinität, die des Mönchs auf der rechten Seite bezieht sich auf das Wunder der Erscheinung und dessen Urheber (Bruno). Vor diesem Bild soll der Betrachter also die Trinität *durch Sichniederwerfen anbeten* und Bruno *durch Niederknien verehren.*

Gleichzeitig lenkt der Mönch in der Mitte die Aufmerksamkeit auf die irdische Ebene der Darstellung. Man muß demnach den Ort berücksichtigen, an dem das Bild ursprünglich hing (in der Sankt-Bruno-Kapelle der Kartause von Val de Cristo), um die Wirkung dieser Figuren auf die zeitgenössischen Betrachter zu ermessen. Unter diesem Gesichtspunkt scheint der kniende Mönch in der rechten Hälfte die wichtigste ›Kontakt‹-Figur der ganzen Komposition zu sein. Seine ausgestreckten Arme bilden eine Diagonale, die eine Verbindung zwischen dem Betrachter und dem Gemälde herstellt: Ganz so wie der verzückte Blick des Schutzheiligen der Kartäuser und die Bischöfe neben ihm die beiden Ebenen des Bildes ›verklammern‹ (das Irdische mit dem Himmlischen), verbindet die pathetische Geste des knienden Mönchs den Raum des realen Betrachters mit dem Bildraum.

Den Malern war der hinweisende Charakter der Diagonale schon lange vertraut, und bei der Darstellung von Visionserzählungen haben sie gern davon Gebrauch gemacht. Doch es genügt, Ribaltas Gemälde (Abb. 12) mit dem vorhin analysierten von Juan de Juanes (Abb. 1) zu vergleichen, um die eingetretenen Veränderungen zu erkennnen: Die Gebärde des Stephanus bei Juanes lenkt die Aufmerksamkeit auf das Geschaute der Vision, die Geste des Kartäusers bei Ribalta weist auf das Schauen, den Visionsakt hin. Sie zeigt dem Betrachter den Hauptakteur der Inszenierung – Bruno – und seine Vision. Derart wird dem Betrachter Zugang zu einer privaten, inneren Erfahrung gewährt. Im Bild und dank des Bildes werden die Visionserfahrung und die Vision zu einem Gemeingut.

An diesem Punkt müssen wir einen Augenblick innehalten, um über die Weise nachzudenken, wie Ribalta die ekstatische Erfahrung seines Helden visualisiert hat. Vergleicht man das Bild noch einmal mit seinem Vorbild, mit Raffaels *Cäcilie* (Abb. 2), stellt man fest, daß Ribalta eine radikale Änderung vorgenommen hat. Raffael gibt dem Betrachter nur Hinweise auf die Vision der Heiligen. Das ist durch die Tatsache gerechtfertigt, daß sein Bild nicht so sehr ein ›Visionsbild‹, sondern ein ›Auditionsbild‹ ist: Die Ekstase Cäcilies ist auditiv, nicht optisch. Dennoch hat der italienische Meister sein ganzes Talent darauf verwandt, die nötigen Hinweise für die richtige Wahrnehmung des Himmelsraums zu geben, der sich im oberen Teil des Bildes öffnet. *Was* Cäcilie wirklich sieht, bleibt ein Geheimnis. Ihr berühmtes Antlitz, seit Vasari von allen Kommentatoren gerühmt, macht dem Betrachter klar, daß sie ›schaut‹, ohne jedoch den Inhalt dieser Schau in irgendeiner Weise anzudeuten. Was Raffael uns dagegen sehr deutlich mitteilt, ist, *wie* Cäcilie schaut: sie schaut in einem genau berechneten *sotto in sù*. Die Verkürzung des Himmels ist gleichzeitig gewagt und wohlüberlegt, da sie versucht, den Blickpunkt Cäcilies mit dem des Bildbetrachters in Einklang zu bringen. Der Betrachter soll den Eindruck haben, daß er von seinem Platz aus gleichzeitig Cäcilie *und* ihre Vision sieht.

Die Wahl Ribaltas ist eine radikal andere. Zunächst einmal wird uns die Vision Brunos vollständig präsentiert. Sie nimmt ein gutes Drittel der Fläche des Gemäldes ein und bildet dessen Schwerpunkt. Ganz offenkundig war es Ribalta daran gelegen, dem Bildbetrachter diese Vision zu zeigen, ohne sie durch die Augen Brunos zu filtern oder zu deformieren. Im Gegensatz zu dem, was bei Raffael geschah, sieht auch der Betrachter, *was* Bruno sieht, doch er sieht es nicht so, *wie* Bruno es sieht. Das Bild der Trinität erscheint in Frontalansicht, was *a priori* dem Blickpunkt des Betrachters entspricht und kaum zu demjenigen Brunos paßt.[18]

Das Vorgehen Ribaltas, das einem zunächst fragwürdig vorkommen könnte, ist im Blick auf die Doktrin der Visionen freilich besser gerechtfertigt als das – piktural raffiniertere – Raffaels. Theoretisch gesehen ist die Vision Brunos kein optisches Phänomen, sondern eine Erfahrung der ›inneren Schau‹. Diese ›Seelenschau‹ indes kennt weder Perspektive noch Verkürzung. Die Trinität, die den oberen Teil von Ribaltas Gemälde einnimmt, ist in dem Maße eine *Vision,* wie sie eine *Projektion* ist.

Hier müssen wir an etwas erinnern, was den Spezialisten schon seit langem bekannt ist, ohne daß sie jedoch alle Folgerungen daraus gezogen hätten, nämlich daß der Maler bei der Realisierung der oberen Ebene seiner Komposition auf einen Holzschnitt von Dürer zurückgegriffen hat, der *Die Heilige Dreifaltigkeit* darstellt (1511, Abb. 3). Genau zu der Zeit, als Ribaltas Bild entstand, schrieb Francisco Pacheco, der Theoretiker der religiösen Malerei, in Sevilla seine Betrachtungen zur Ikonographie der Trinität nieder (die allerdings erst 1649 in seiner Abhandlung über die Malerei publiziert wurden):

> Gewöhnlich wird die allerheiligste Person des Vaters mit der Tiara und dem Kleid des Papstes dargestellt. Auf einer Wolke sitzend hält er, gehüllt in ein weißes Tuch, seinen toten Sohn in den Armen, mit den Wunden und Verletzungen der Kreuzigung. Die dritte Person wird in Gestalt einer Taube dargestellt, umgeben von Engeln, die die Passionswerkzeuge tragen. [...] So sieht man es auf dem Holzschnitt von Dürer.[19]

Wie Pacheco umgeht Ribalta die ikonographischen Schwierigkeiten des Themas, indem er lieber zitiert als erfindet. Man weiß, daß damals ein altes Verbot auf der pikturalen Darstellung der Trinität lastete[20] und daß die Visionserfahrung selber, so wie sie in zahllo-

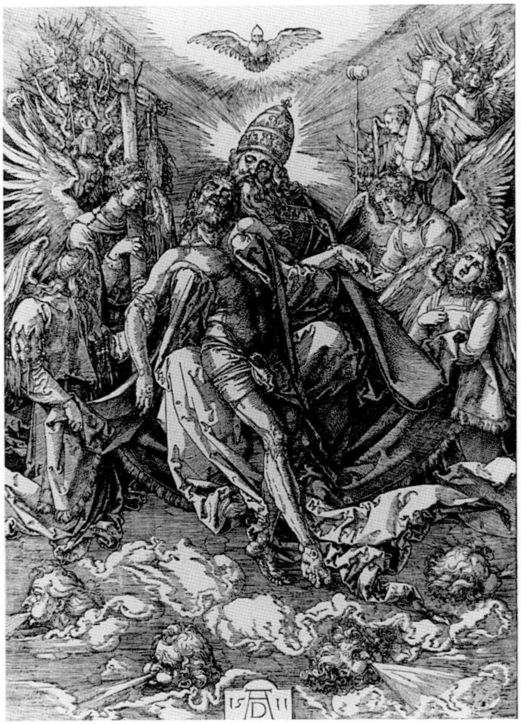

3. Albrecht Dürer, *Die Heilige Dreifaltigkeit,* 1511, Holzschnitt, Berlin, Kupferstichkabinett.

sen Schriften des 16. und 17. Jahrhunderts festgehalten wurde, eine gewisse Scheu vor den Erscheinungen der Trinität an den Tag legte, die sehr viel seltener vorkommen als diejenigen Christi, der Jungfrau Maria oder der Heiligen. Teresa von Avila zum Beispiel hatte eine solche und beschreibt sie als ein »äußerst befremdliches Gemälde« *(pintura tan estraña).*[21] Später geht ein deutscher Mystiker so weit, das in einer Ekstase geschaute Bild der Trinität mit einem Holzschnitt zu vergleichen (wahrscheinlich mit dem von Dürer).[22]

Die Darstellungsarbeit nimmt bei Ribalta also den Charakter einer Montage an. Etwas übertrieben könnte man sogar sagen, daß sein heiliger Bruno eine ›dürersche‹ Vision in einem ›raffaelschen‹ Gemälde hat. Doch noch einmal muß betont werden, daß sich der Maler bei seiner ›Collage‹ auf die verklammernden oder verbindenden Elemente konzentriert hat. Ribalta vereinfacht Dürers Holzschnitt, indem er die Engel mit den Passionswerkzeugen wegläßt und dafür die Wolken vermehrt, die die zentrale Gruppe umgeben. Wichtiger ist indes, daß er *putti* einführt, die dort, wo der Raum der Vision auf denjenigen stößt, in dem sich der Visionär befindet, auf und nieder schweben. Dies sind Figuren, die man weder bei Dürer noch bei Raffael findet – sie wurden zweifellos von Ribalta ›erfunden‹ und gehören gleichzeitig zu beiden Wirklichkeitsebenen, die sein Gemälde visualisiert.

Dieses Gemälde, wie so viele andere derselben Gattung, deckt einige der Probleme auf, die sich aus der für das 17. Jahrhundert typischen Konzeption der Darstellung der Visionserfahrung ergeben. Vergleicht man es mit dem *Heiligen Stephanus* von Juanes (Abb. 1), erkennt man ohne große Mühe seine wichtigsten Koordinaten. Bei Juanes hat man es mit einem narrativen Bild zu tun, das noch wie eine klassische *historia* konzipiert ist. Der Visionsakt ist nur eine der Episoden aus einem umfangreicheren Erzählzyklus, der vom ›Leben, den Taten und dem Tod‹ des heiligen Stephanus berichtet. Das Gemälde Ribaltas ist ein Altarbild, dessen rhetorischer Status sich nicht so leicht angeben läßt, weil hergebrachte Klassifizierungen zu kurz greifen. Es ist zugleich eine ›Ikone‹ des heiligen Bruno und die dramatische Evokation eines Augenblicks seines Lebens.[23] Tatsächlich handelt es sich um ein ›kombiniertes‹, narrativ-ikonisches Bild, dessen Aufgabe es ist, das Heilige in seiner ›schwierigsten‹ Gestalt (der der *Trinität)* ›einzufangen‹ und es – nachdem es den Filter der berichteten und begutachteten Visionserfahrung passiert hat – dem gläubigen Betrachter darzubieten.

Verallgemeinert man diese Beobachtungen, so kann man in den Gemälden, die Visionen darstellen, zwei Funktionen unterscheiden, auch wenn sie sich nicht immer ganz scharf voneinander trennen lassen: eine phatische und eine metadiskursive Funktion. Die phatische Funktion fällt mit der Relaisfunktion zusammen, die diese Bilder erfüllen (sie stellen einen ›Kontakt‹ zwischen dem gläubigen Betrachter und der dargestellten Theophanie her), während die metadiskursive Funktion die Duplizität der Repräsentation betrifft, also letztlich die Tatsache, daß jedes Gemälde einer ›Erscheinung‹ ein Werk ist, daß mit den Mitteln der Malerei von einem ›Bild‹ (der Vision) spricht. Ich werde die beiden Aspekte nacheinander behandeln.

3. Die phatische Funktion des Visionsgemäldes

Das vom Trienter Konzil auf seiner letzten Sitzung (am 3. Dezember 1563) erlassene Dekret ist nicht, wie oft behauptet worden ist, »ein Dekret über die Bilder«, sondern betrifft das Problem der »Vermittler« der Gottesverehrung und des Glaubens, das heißt das Problem der Heiligen, deren Macht sich in ihren Reliquien und Bildern manifestieren soll. Diese Tatsache allein erlaubt es bereits, alle Bilder, die sich der Poetik der Gegenreformation verdanken, im Licht der phatischen Funktion zu betrachten: Die

Bilder, sagt Paleotti in seinem berühmten *Discorso* (1582), sind »Instrumente, um die Menschen mit Gott zu vereinen« *(istrumenti per unire gli uomini con Dio)*[24] und Francisco Pacheco entwickelt denselben Gedanken in seinem Werk *Arte de la Pintura* (1649): »Der eigentliche Zweck der christlichen Bilder ist es, die Menschen zur Frömmigkeit zu führen und sie zu Gott zu erheben«.[25]

Aus diesem Grund statuieren die Theoretiker des Bildes zur Zeit der Gegenreformation einen großen Unterschied zwischen dem »bloßen Künstler« *(puro artefice)* und dem »christlichen Künstler« *(artefice cristiano).*[26] Der eine praktiziert eine »reine« oder »bloße« Kunst *(pura arte, arte sola),* deren Ziel die »Ähnlichkeit« ist, während der andere eine sakrale Kunst praktiziert, die vor allem überzeugen soll.[27] Es überrascht also nicht, daß die Kunst der Gegenreformation eine sehr ausgeklügelte Rhetorik des Bildes entwickelt hat, und einen Sonderfall dieser neuen persuasiven Kunst bildet die Darstellung »ungewisser Dinge«:

> Da die Malerei den Blicken aller ausgesetzt ist, äußert sie sich öffentlich, und zwar nicht mit vergehenden Worten, sondern mit bleibenden Werken, so als wollte sie ein sicheres und unzweifelhaftes Zeugnis von etwas ablegen, was doch für fast alle ungewiß ist [...]. Aber gleichwohl wäre es falsch, jemanden nur deshalb für leichtfertig zu halten, weil er ungewisse Dinge in Wort oder Bild als gewiß hinstellt. Falsch ist es nämlich dann, wenn das Sujet der Erzählung oder des Gemäldes eine hohe Wahrscheinlichkeit für sich hat und geeignet ist, das Herz zu rühren und fromme Gedanken zu wecken.[28]

Ich denke nun aber, daß man die auf Gemälden dargestellten Visionen zu dieser Klasse »ungewisser Dinge« rechnen kann, die durch die persuasive Kunst der Gegenreformation plausibel und sogar überzeugend gemacht werden.

Der Zweifel an der Visionserfahrung ist mit dieser Erfahrung in der Tat aufs engste verknüpft. Teresa von Avila zum Beispiel wird ihn solange nicht los, bis eine erneute Vision die vorige bestätigt: Christus erscheint ihr, um sie vom ›realen‹ Charakter ihrer Erfahrungen zu überzeugen. Die Wiederkehr der Vision, ihre bloße Wiederholung, macht sie zur ›wahren Vision‹, die jenseits des Bereichs bloßer Illusionen und anderer Produkte der Einbildungskraft angesiedelt ist.

Die Vorsichtsmaßnahmen, die die religiöse Autorität ergreift, scheinen jedoch differenzierter zu sein. Dank Augustinus von Hippo[29] verfügte die Kirche seit langem über eine regelrechte Theorie der visionären Kontemplation. Um den theologischen Status der Vision festzulegen, versuchte Augustinus, zwei fundamentale Fragen zu beantworten: 1. Ist die Kontemplation eine seltene und *außergewöhnliche* Gnade, oder, zwar selten, aber doch Teil des *gewöhnlichen Plans* der Vorsehung? 2. Gibt es eine erworbene oder *aktive* Kontemplation, oder ist jede Kontemplation passiv?

Seine Antworten lauteten: 1. Die mystischen Gaben sind *notwendig* zur Vollkommenheit, aber nicht hinreichend. 2. Es gibt nur *eine Art* der Kontemplation, die vom Heiligen Geist eingegebene *contemplatio infusa,* die aber *zwei Formen* annehmen kann: eine aktive und eine passive.[30]

Ein zweites Problem, das vor allem das Spätmittelalter stark beschäftigte, ist das der falschen Visionen. Johannes Gerson hat in seinem *De distinctione verarum visionum a falsis* (1401) sogar ein Verfahren erarbeitet, um unreine Visionen aufzuspüren, die er dem »Rasen«, der »Manie« oder der »Melancholie« zuschreibt.[31]

Doch trotz einer Kodifizierung der strengen Gesetze zur »Unterscheidung der Geister« bleiben die Gefahren der *ficta visio* eines der Hauptprobleme der mystischen Erfahrung. Wichtige Texte der katholischen Mystik des 16. und 17. Jahrhunderts handeln davon, und die offenkundigste Schlußfolgerung, die sich ziehen ließ, war: »Es gibt keine Vision, die restlos sicher ist«.[32]

Deshalb muß man, wenn möglich, der Vision widerstehen, muß versuchen, sie fernzuhalten und zu verjagen, als wäre sie ein Streich, den unsere Phantasie uns spielt.[33] In den Akten der Inquisition wimmelt es von Berichten, die dieses Phänomen betreffen, und auch die Malerei widmet sich dem Thema der zurückgewiesenen falschen Vision, in Bildern, die die traditionelle Ikonographie der *visio infusa* auf dramatische Weise erschüttern (Abb. 4). Doch damit nicht genug. In dieser Zeit, wo Visionserlebnisse förmlich grassieren, taucht in den Texten immer wieder ein bestimmtes Gebot auf, das zeigt, daß man an der Macht des persönlichen Mißtrauens grundsätzliche Zweifel hatte: Die Vision aus eigenem Antrieb zu verjagen, genügt nicht, man muß darüber vor allem und auf jeden Fall mit der geistlichen Autorität sprechen; nur die rückhaltlose Offenheit gegenüber einer zuständigen Person kann uns von Einbildungen befreien und uns dadurch gestatten, die wahren Visionen zu genießen:

> Was nur immer einer Seele auf übernatürlichem Wege zuteil geworden ist, und wie dies auch immer geschehen sein mag, das muß sie sogleich klar und ohne Umschweife und vollständig, in aller Einfalt und Wahrheit ihrem geistlichen Führer mitteilen. Mag es ihr auch vorkommen, daß kein Grund vorliege, darüber Rechenschaft zu geben und die Zeit damit zu vergeuden, zumal sie sich ja davon losmachen wolle und nichts darauf

4. Filippo Abbiati, *Der heilige Petrus Martyr entlarvt die falsche Madonna,* um 1700, Öl auf Leinwand, Mailand, Quadreria del Duomo.

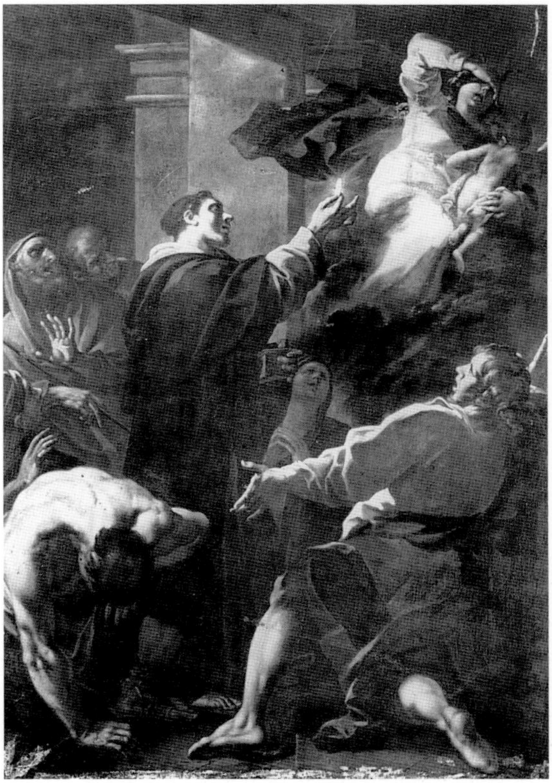

gebe und auch gar kein Verlangen danach trage, so ist es doch notwendig, über dies alles sich auszusprechen, wenn es auch die Seele nicht einsehen will, wozu es gut sein soll. Denn nur so gelangt die Seele, wie wir gezeigt haben, zur vollen Ruhe, zumal, wenn es sich um Visionen, Offenbarungen oder andere übernatürliche Mitteilungen handelt; ob sie nun deutlich gegeben seien oder nicht, das hat wenig zu bedeuten.[34]

Zwei wichtige Gedanken kann man dem Text des Johannes vom Kreuz entnehmen, der sehr schön zusammenfaßt, was die Epoche beunruhigte: Der erste Gedanke betrifft die kirchliche Kontrolle der Visionserfahrung und der zweite den Imperativ einer Hermeneutik der Vision.

Ehe die Visionen in der Malerei dargestellt werden können, müssen beide Operationen abgeschlossen sein. Nur bei Visionen, die den Filter der Echtheitskontrolle und den der sakralen Hermeneutik passiert haben, ist an eine pikturale Darstellung zu denken. Diese ist dann ihr letztes ›Echtheitszertifikat‹.

Gemäß dem Status, den die Gegenreformation dem Bild gegeben hat, muß ein Gemälde, das einen Visionsakt darstellt, vor allem überzeugend sein: Niemand darf vor einem solchen Gemälde den geringsten Zweifel daran haben, daß es tatsächlich so geschehen ist. Sodann muß es anhand jenes Heiligen, dessen Vision dargestellt wird, die *gratia infusa* exemplifizieren. Und schließlich muß es den Betrachter durch Einfühlung am Visionsakt partizipieren lassen.

Es gibt verschiedene Arten dieser einfühlenden Partizipation. Die erste, die zwar sehr selten vorkommt, aber mitunter eben doch, ist die, wo der Anblick eines Visionsgemäldes eine Vision hervorruft. Hier ein Beispiel:

> Es war im Jahre 1653, am dritten Sonntag des Monats Mai, um fünfzehn Uhr, daß ein großes Geraune durch die Kirche ging und sich das Gerücht verbreitete, daß in dem Bild des heiligen Franz Xaver merkwürdige und wunderbare Dinge geschehen seien. Die erste, die des großen Wunders teilhaftig wurde, war eine arme Bäuerin. Sprachlos vor Staunen zeigte sie mit dem Finger darauf, damit auch ihr Nachbar es sähe. Man erblickte das Gesicht des Heiligen, das auf einen Schlag erbleichte und dann plötzlich, wie von tiefer innerer Begeisterung ergriffen, erstrahlte, während Schweißtropfen auf seiner Stirn sichtbar wurden. Die Augen, die anfangs zur Jungfrau emporgeschaut hatten, senkten sich nun, als schaue er zum Volk herab. Einen Augenblick später schauten sie wieder empor, als wollte er das Volk der Muttergottes empfehlen. Wieder einen Augenblick später sah man, daß sie sich schlossen wie beim Gebet.[35]

Man wird zweifellos bemerkt haben, daß diese durch ein Gemälde hervorgerufene Vision lediglich das Vermittlungsprinzip in die Praxis umsetzt, das für solche Bilder wesentlich ist: Der Heilige, der die Augen bewegt (erst zur Jungfrau hin, dann zu den Betrachtern), erfüllt einfach die Vermittlungsfunktion, die jedem visionären Heiligen in jedem Visionsgemälde zufällt: Außergewöhnlich an ihm ist nur die Tatsache, daß er ... die Augen bewegt.

Doch meist haben wir es mit der ›normalen‹ einfühlenden Partizipation am dargestellten Visionsakt zu tun. Die Betrachtung des Visionsbildes soll ja auch gar nicht zu schwer kontrollierbaren mystischen Übungen ermuntern, sondern vielmehr einer ›Bändigung‹ der Visionserfahrung dienen.

Während er sich vom Visionsbild ›emportragen‹ läßt, ist der fromme Betrachter immer in Begleitung eines ›geistlichen Führers‹ (des heiligen Visionärs); er erlebt diese ekstatische Erfahrung also im geweihten Schoß der Kirche und befindet sich folglich nie wirklich ›allein‹ vor der sichtbar gemachten Erscheinung des Heiligen.

II. VISION UND METADISKURS DES IMAGINÄREN

1. Ikonische Verdoppelung

In den »Zusätzen« zum *Buch ihres Lebens* berichtet Teresa von Avila von einer der Erscheinungen des Herrn:

> Eines Tages nach der Kommunion kam es mir vor, als stellte sich der Herr ganz wahrnehmbar neben mich hin und als finge er an, mich mit großer Zärtlichkeit zu trösten [...]. Aus einigem, was er mir sagte, erkannte ich, daß er seit seiner Himmelfahrt nie mehr auf die Erde herabgestiegen sei, um jemand vertraulich sich mitzuteilen, ausgenommen im heiligsten Altarsakramente.[1]

Dieser Passus rückt den paradoxalen Charakter einer jeden Vision ins Licht. Nachdem sie in ihrem *Leben* so viele ekstatische Erfahrungen geschildert hat, berichtet Teresa von einer, die die Erscheinung selbst zum Thema hat, und präzisiert ihren symbolischen Status. Die Vision, soviel ist klar, unterscheidet sich von der ›Realpräsenz‹ des Göttlichen im Sakrament. Sie ist eine Parusie zweiten Grades, das heißt ›irreal‹, imaginär und dadurch persönlich, innerlich und mithin unkontrollierbar. In der Vision teilt sich das Göttliche nicht ›real‹, sondern ›imaginär‹ mit, weshalb nur die Repräsentation dieser Repräsentation zum einen ihre Kommunikation und zum anderen ihre Kontrolle garantieren kann.

Die *visio extatica* findet also in der Seele des Erwählten statt, und in gewisser Weise ist es diese – transparent gemachte – Seele, die das Visionsbild zeigt. Zwar wird die Visionserfahrung nach außen hin verräumlicht, es sieht so aus, als fände die Vision in einem Tempel, in einer Mönchszelle, auf einem Berg oder in der Wüste statt. In Wirklichkeit aber ist sie eine innere Schau, und nur mangels geeigneter Mittel verwandelt die *Repräsentation* ein esoterisches in ein exoterisches Erlebnis.

Üblicherweise geben die Maler der Gegenreformation die (innere) Erfahrung der Vision (äußerlich) derart wieder, daß sie den Visionär in der unteren Hälfte des Bildes darstellen und seine Vision in der oberen Hälfte. Diese einfache und wirkungsvolle Methode wird durch eine ganze Anthropologie der Vertikalität gerechtfertigt, die hier nicht im einzelnen dargelegt werden kann.[2] Es handelt sich, kurz gesagt, um dieselben Zwänge, die auch den

– natürlich nur scheinbaren – Widerspruch der Heiligen Schrift beherrschen, die zum einen sagt, daß Gott ›im Himmel‹ sei, und zum anderen, daß er in ›unseren Seelen‹ wohne.

Auf der mystischen Ebene bewirkt diese Vertikalisierung der Theophanieerfahrung eine Äquivalenz zwischen dem »tiefsten Inneren« und dem »Höchsten« der Seele[3], die bereits bei Augustinus ihren Ausdruck fand: »Du aber warst noch innerer als mein Innerstes und höher noch als mein Höchstes« *(Tu autem eras interior intimo meo et superior summo meo).*[4]

Das Problem, eine Einheit von Immanenz und Transzendenz zu verwirklichen, wird von der Kunst der Gegenreformation genau im Geiste dieser dramatischen Vertikalisierung der Visionserfahrung in Angriff genommen. Der Bruch zwischen den von den Visionsgemälden inszenierten Realitätsebenen erleichtert den Übergang von einer Region in die andere. Die Bilder sind in zwei unterschiedliche, aber miteinander kommunizierende Zonen unterteilt, in eine irdische und eine himmlische. Emile Mâle machte bereits auf die besondere Bedeutung dieser Bildverdoppelung aufmerksam[5], aber in der Folge hat man den wichtigen Implikationen dieser Tatsache kaum Beachtung geschenkt. In allen Handbüchern der Kunstgeschichte ist davon die Rede, aber nur wenige Schriften gehen das Problem dieser Zweiteilung ernsthaft an, obwohl es sehr viel wichtiger ist, als es zunächst scheint: All diese Bilder sind Teil einer beispiellosen Offensive, der es um die Thematisierung des ›Sehens‹ geht, um die Inszenierung des ›Bildes‹, um die Darstellung der ›Darstellung‹.[6]

Ich werde im folgenden einige Aspekte betrachten, die mit dieser ›Verdoppelung‹ im speziellen Fall der spanischen Malerei verbunden sind. Vorher aber muß noch einmal die Frage nach den Ursprüngen dieses neuen Bildtyps gestellt werden. Da es eine umfassende Studie zu diesem Thema bislang nicht gibt, werde ich nur skizzenhaft einige wichtige Stationen angeben.

Es ist sehr schwierig, wenn nicht unmöglich, für die Darstellung von Visionen eine kontinuierliche Entwicklungslinie vom Mittelalter bis zur Gegenreformation nachzuzeichnen. Die frühen Flamen zum Beispiel versuchen das Problem so zu lösen, daß sie das Übernatürliche *in* das Reale einfügen, und ziehen der vertikalen Trennung der Realitätsebenen ein horizontales Nebeneinander vor.[7] Die italienische Frührenaissance bewegt sich hingegen schon auf eine Anordnung in der Vertikalen zu, ohne jedoch eine deutliche Trennung der Realitätsebenen vorzunehmen.[8]

Die Wurzeln der Visionsgemälde der Gegenreformation muß man daher woanders suchen. Die neue Bildform hat, wie mir scheint, zwei unmittelbare Vorläufer: der eine ist ikonischer, der andere narrativer Natur. Der Ursprung des Visionsgemäldes der

5. Raffael, *Die Madonna von Foligno,* 1511-1512, Öl auf Leinwand, 320 x 194 cm, Vatikanstadt, Pinacoteca Vaticana.

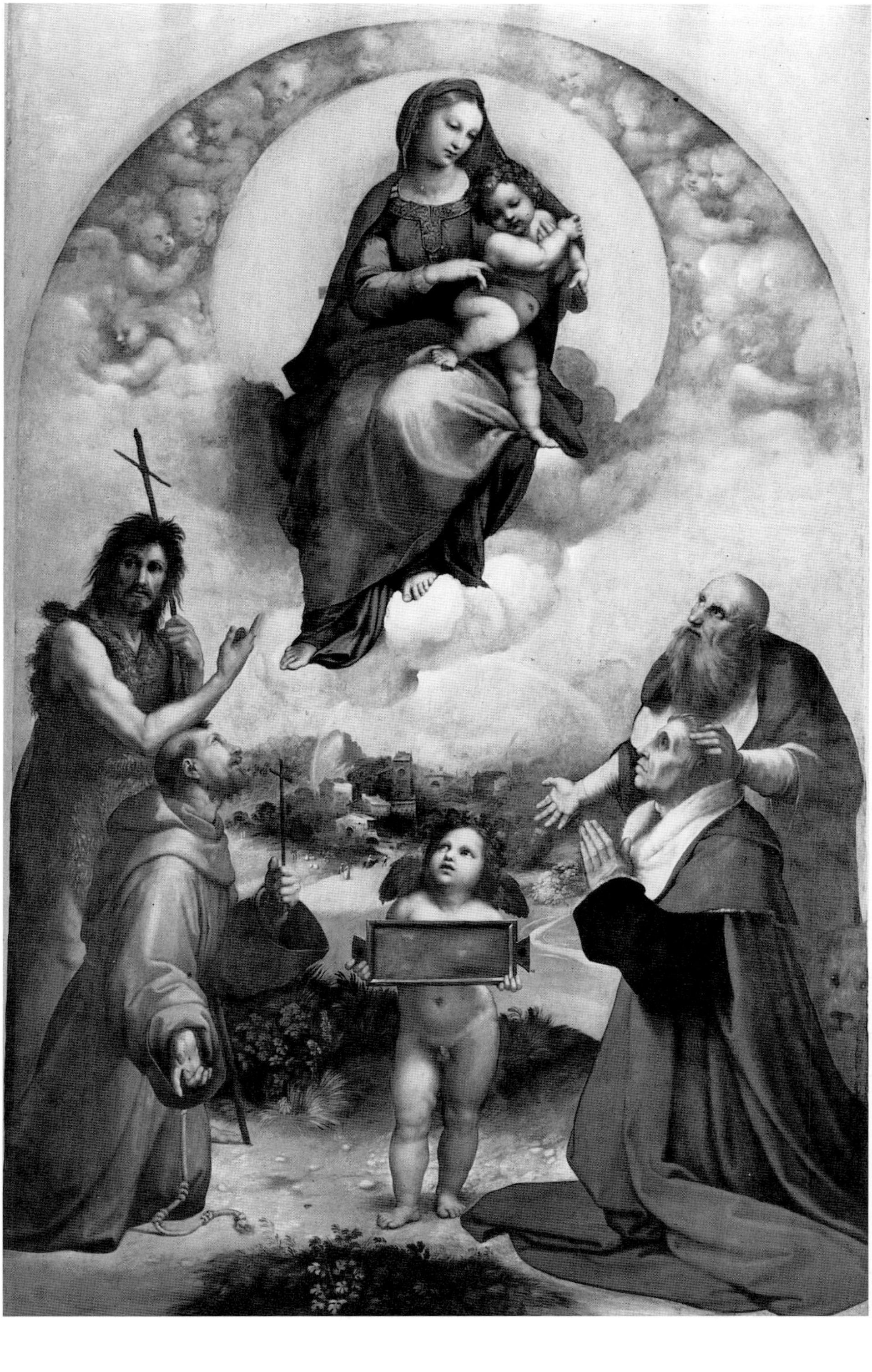

Gegenreformation liegt gewissermaßen am Kreuzungspunkt dieser beiden Bildtypen.

Zu der ikonischen Wurzel gelangt man, wenn man die Entwicklung der Altartafel oder ›Pala‹ in Italien verfolgt.[9] Denn hier findet um 1500 ein eminent wichtiger Schritt statt, als man sich in mehreren künstlerischen Zentren gleichzeitig daranmacht, das Bildformat zu vertikalisieren und die Ebenen innerhalb der Darstellung zu trennen. Um es kurz zu machen: Die Madonna, die bislang in einer ›Sacra Conversazione‹, umgeben von Engeln oder Heiligen, ruhig auf einem Thron saß, wird plötzlich nach oben katapultiert, wo man sie zuweilen auf eine Wolke plaziert und sie oft mit einer strahlenden Glorie umrahmt.

In Raffaels *Madonna von Foligno* (um 1511-12; Abb. 5) liegt eines der ersten klar ausgeprägten Resultate dieses Prozesses vor. Das Gemälde ist deutlich in zwei Ebenen unterteilt: in die der Erscheinung und die der Heiligen, unter denen sich auch der Auftraggeber befindet. Ein ganzes System von Haltungen und Gesten der Bitte und Fürbitte bestimmt die Komposition: Der Auftraggeber (Sigismondo de' Conti) kniet betend vor der Erscheinung; der heilige Hieronymus stellt ihn mit einer beredten Gebärde der Jungfrau vor; die Jungfrau (und das Kind) nehmen die Ehrung huldvoll entgegen; Johannes der Täufer wendet sich in seiner Eigenschaft als ›Vorläufer‹ an den Betrachter und lenkt die Aufmerksamkeit auf die Vision; der heilige Franziskus schließlich empfiehlt uns der göttlichen Barmherzigkeit. Und doch ist dieses Bild keine ›Illustration‹ einer Visionserfahrung, sondern nur die glänzende Verwirklichung einer Pala *in Gestalt* einer Vision.[10]

2. Narrative Verdoppelungen

Die zweite Wurzel der Visionsgemälde, die ich die ›narrative‹ genannt habe, wird von der Ikonographie (und den Kompositionslösungen) biblischer Visionsszenen gebildet. Man könnte hier an ein Bild wie das oben analysierte von Juan de Juanes oder ähnliche denken, doch das würde uns auf eine falsche Fährte führen, da die Vision in diesem Fall als Gegenstand eines Streits betrachtet wird. Die wichtigsten Präzedentien sind vielmehr Szenen, bei denen das Heilige im Zentrum einer Erzählung steht, in der es allein um ›das Sehen‹ geht. Meines Erachtens ist dies bei Darstellungen der Auferstehung, der Verklärung, der Himmelfahrt Christi oder Mariens der Fall. Diese Szenen nämlich liefern im Rahmen der traditionellen christlichen Ikonographie die interessantesten Lösungen für die narrative Inszenierung einer Theophanie.

Im Kontext der Veränderungen, die die Pala um 1500 in Italien durchmacht, ist es zweifellos bedeutsam, daß diese Themen jetzt auf eine nie dagewesene Weise einander angeglichen werden. Tizians *Himmelfahrt Mariens* (1516-18) oder Raffaels *Verklärung* (1518-20) sind hierfür vielleicht die berühmtesten Beispiele. Die Angleichung erklärt sich aus einer gewissen Verwischung der Grenzen zwischen der ikonischen Darstellung des Göttlichen (welche die Tradition zur Schmückung des Altars gewöhnlich vorzog) und seiner narrativen Darstellung. Oder, genauer gesagt, aus einer Inszenierung des Göttlichen als Hierophanie. Die Altarzone ist nicht mehr nur der Raum, in dem das Heilige seine ›Realpräsenz‹ manifestiert (in den Sakramenten), sondern zugleich der Ort, an dem es ›sich zeigt‹, auf dramatische Weise sichtbar wird.

Zweifellos muß man die Tatsache berücksichtigen, daß nur zwei dieser Szenen (die Himmelfahrt Christi und die Verklärung) über eine Grundlage in der Schrift verfügten – eine insofern wichtige Tatsache, als diese Texte Hinweise enthalten, die sowohl den visuellen Aspekt des manifestierten Göttlichen betreffen als auch die Reaktion der Augenzeugen auf diese Manifestation.

So wird in dem Abschnitt über die Verklärung genauer angegeben, wie Christus auf dem Berg Tabor aussah (»sein Gesicht leuchtete wie die Sonne, und seine Kleider wurden blendend weiß wie das Licht«), und auch die Wahrnehmungssituation der drei Jünger, die die Theophanie erlebten, wird geschildert (»eine leuchtende Wolke warf ihren Schatten auf sie [...]; sie bekamen große Angst und warfen sich mit dem Gesicht zu Boden«).[11] Desgleichen hat der Bericht über die Himmelfahrt Jesu in der *Apostelgeschichte,* obgleich er lückenhaft ist, fraglos die Ikonographie der Vision stark geprägt:

> [Da] wurde er vor ihren Augen emporgehoben, und eine Wolke nahm ihn auf und entzog ihn ihren Blicken. Während sie unverwandt ihm nach zum Himmel emporschauten, standen plötzlich zwei Männer in weißen Gewändern bei ihnen und sagten: Ihr Männer von Galiläa, was steht ihr da und schaut zum Himmel empor? Dieser Jesus, der von euch ging und in den Himmel aufgenommen wurde, wird ebenso wiederkommen, wie ihr ihn habt zum Himmel hingehen sehen.[12]

Betrachtet man die Kunst aus der Zeit vor der Gegenreformation, stellt man fest, daß die *Verklärung* und die *Himmelfahrt Christi* die beiden Themen sind, bei denen die Visionserfahrung bereits eine Rolle spielt, auch wenn diese narrativen Szenen zu größeren Zyklen gehören. Wenn, um ein Beispiel zu geben, ein Juan de Borgoña auf dem Retabel der Kathedrale von Avila die *Verklärung* darstellte (Abb. 6), mußte er ein ähnlich schwieriges Darstellungsproblem lösen wie das, das seine Malerkollegen hundert Jahre später so sehr beschäftigte, und er hat es mit Hilfe der figurativen Sprache seiner Zeit gelöst. Der verklärte Leib ist von einer Mandorla umgeben, die die visuelle ›Differenz‹ des zentralen Teils der oberen Bildzone markiert. Die Wolke, von der im Text die Rede ist, ist nur angedeutet, und das, so denke ich, um die Narration ganz den Aposteln zu überlassen, die das Geschehen bezeugen. Tatsächlich hat der Maler in der Gebärdensprache im unteren Teil dieses Bildes sein Bestes gegeben: Überraschung (Petrus), Blendung (Jakobus) und Anbetung (Johannes) sind allesamt Kontemplationshaltungen, die für die Maler von Visionsszenen von Interesse sein werden. Festzuhalten ist, daß diese Gesten nicht bloß ›expressiv‹ sind, sondern auch – und fast auf körperliche Weise – den ›Kontakt‹ zwischen der Ebene der Schauenden und der Ebene der Theophanie andeuten: Eine der Hände des Petrus ›berührt‹ beinahe die Mandorla, die Christus umgibt, und dasselbe gilt auch für die zusammengelegten Hände des Johannes. Doch der, der die Erfahrung des offenbarten Lichts wirklich ›erleidet‹, ist der Apostel in der Mitte, Jakobus (Abb. 7). Dieser nimmt eine Haltung ein, die von einer ganzen Tradition kodifiziert wurde, die des *aposkopein* (›von einem Ort weg wohin sehen‹).[13] Diese Spähgebärde ist zugleich Ergebnis der ›Blendung‹ und des Wunsches, ›besser zu sehen‹. Sie schützt die Augen vor der zu großen visuellen Konzentration des Heiligen und ermöglicht zugleich seine Wahrnehmung; sie verbirgt und zeigt, vereint und trennt. Es ist gewiß kein Zufall, daß gerade dieser erhobene Arm tief ins Innere der Mandorla eindringt. Fast hat es den Anschein, als sollte diese Geste soweit wie möglich die Dialektik und die Funktion der »leuchtenden Wolke« ersetzen, von der der Text spricht, die im Gemälde aber fehlt.

Die Szene der *Himmelfahrt Christi,* wie sie Juan de Flandes gemalt hat (Abb. 8), gibt recht getreu den bereits zitierten Text aus der *Apostelgeschichte* wieder. Der Künstler hat sich für eine dynamische Darstellung der Episode entschieden. Die Himmelfahrt findet vor unseren Augen und den Augen der Apostel statt (»[da] wurde er vor ihren Augen emporgehoben«). Es gibt hier freilich einen prinzipiellen Unterschied gegenüber der vorhin besprochenen Szene der *Verklärung* (Abb. 6). Die Apostel bei Juan de Borgoña vermittelten den Eindruck, in die Betrachtung des bereits geschehenen Ereignisses versunken zu sein, sie wohnten nicht dem ›Akt‹ der Verklärung bei, sondern betrachteten die ›Ikone‹ Christi, seine transfigurierte Gestalt.

In dem Himmelfahrtsbild von Juan de Flandes (Abb. 8), obgleich es an eine viel ältere Ikonographie anknüpft, spielt die

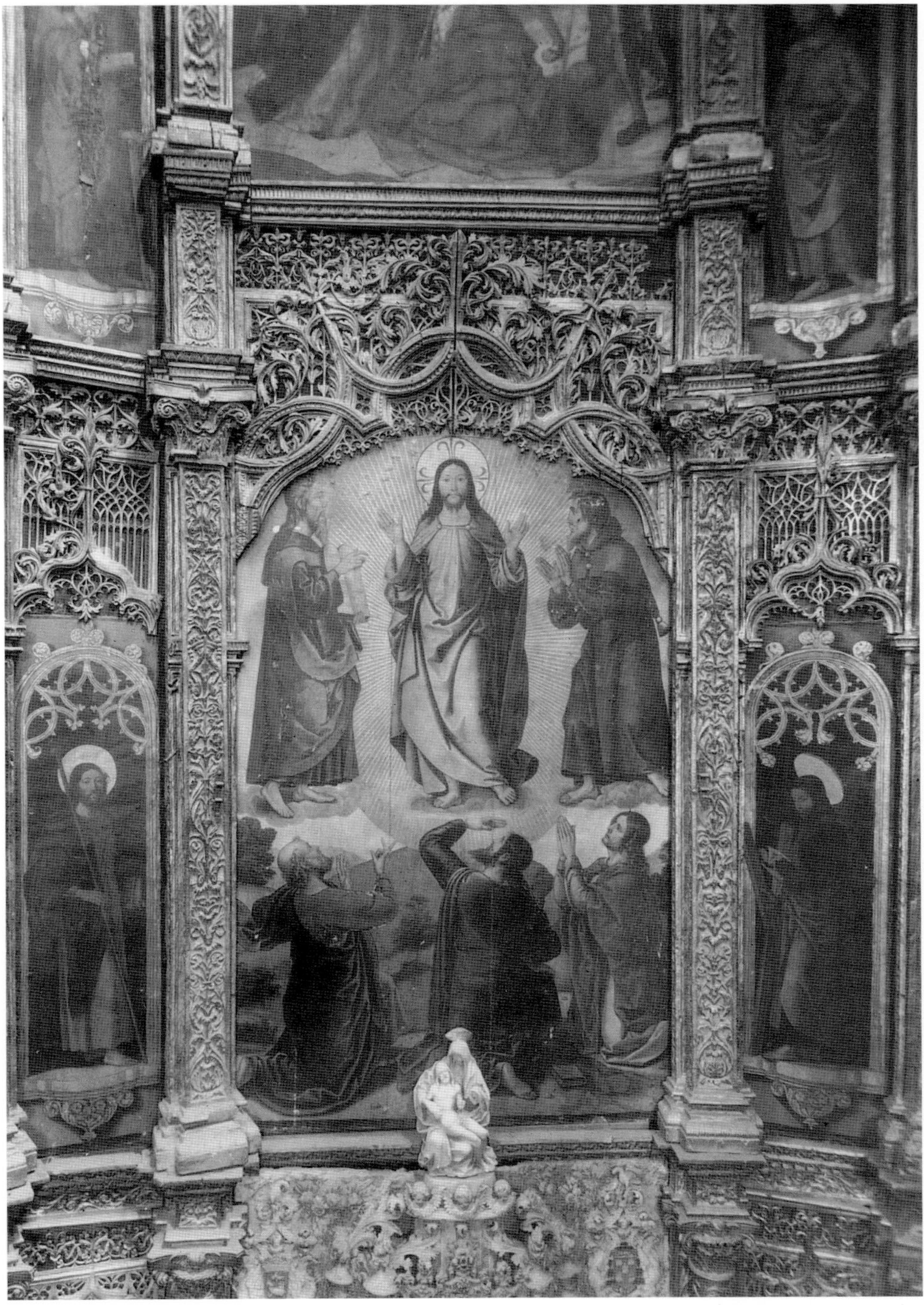

6. Juan de Borgoña, *Die Verklärung,* nach 1508, Tempera auf Holz, Avila, Kathedrale.

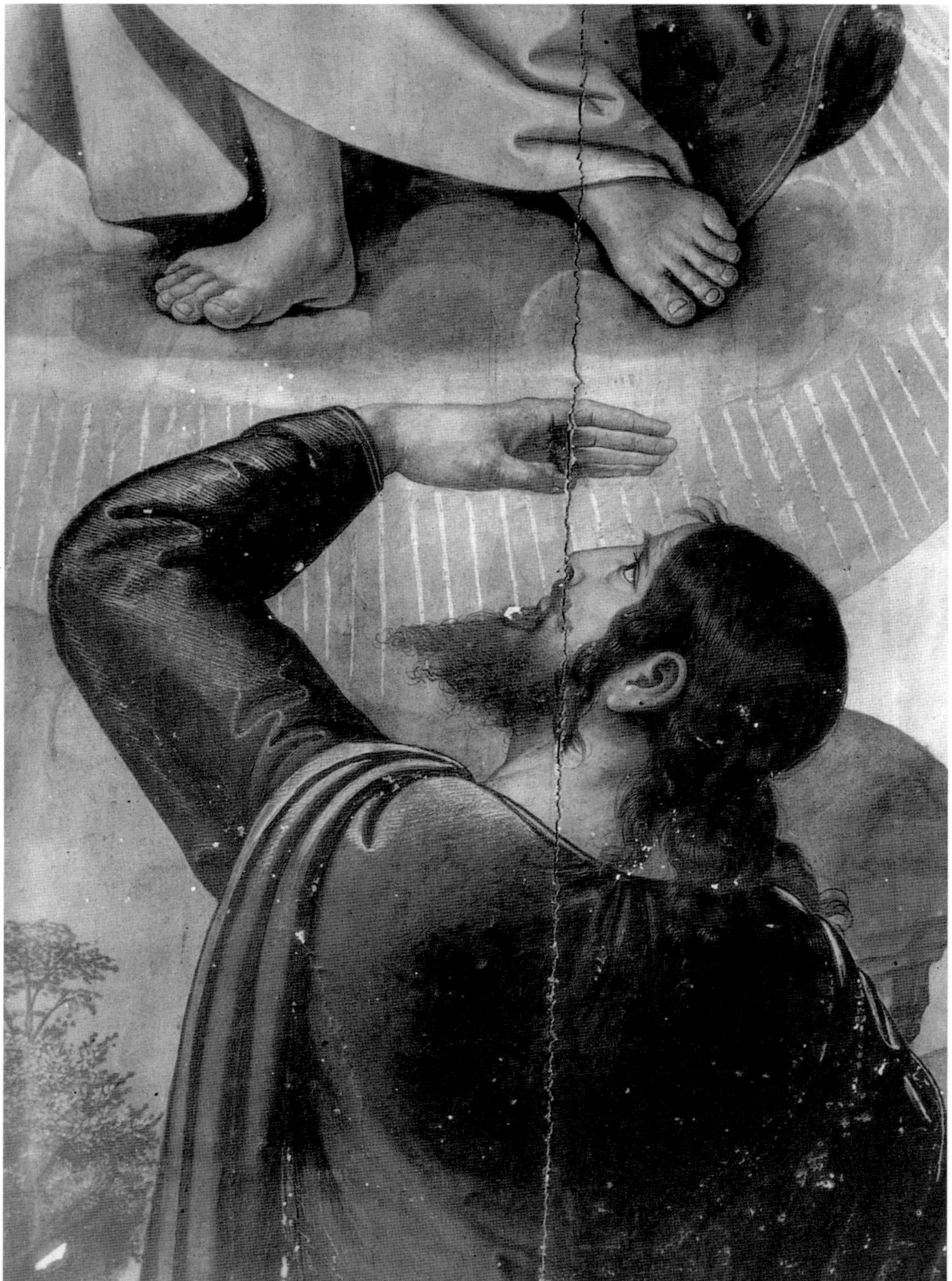

7. Juan de Borgoña, *Die Verklärung*, Ausschnitt aus Abb. 6.

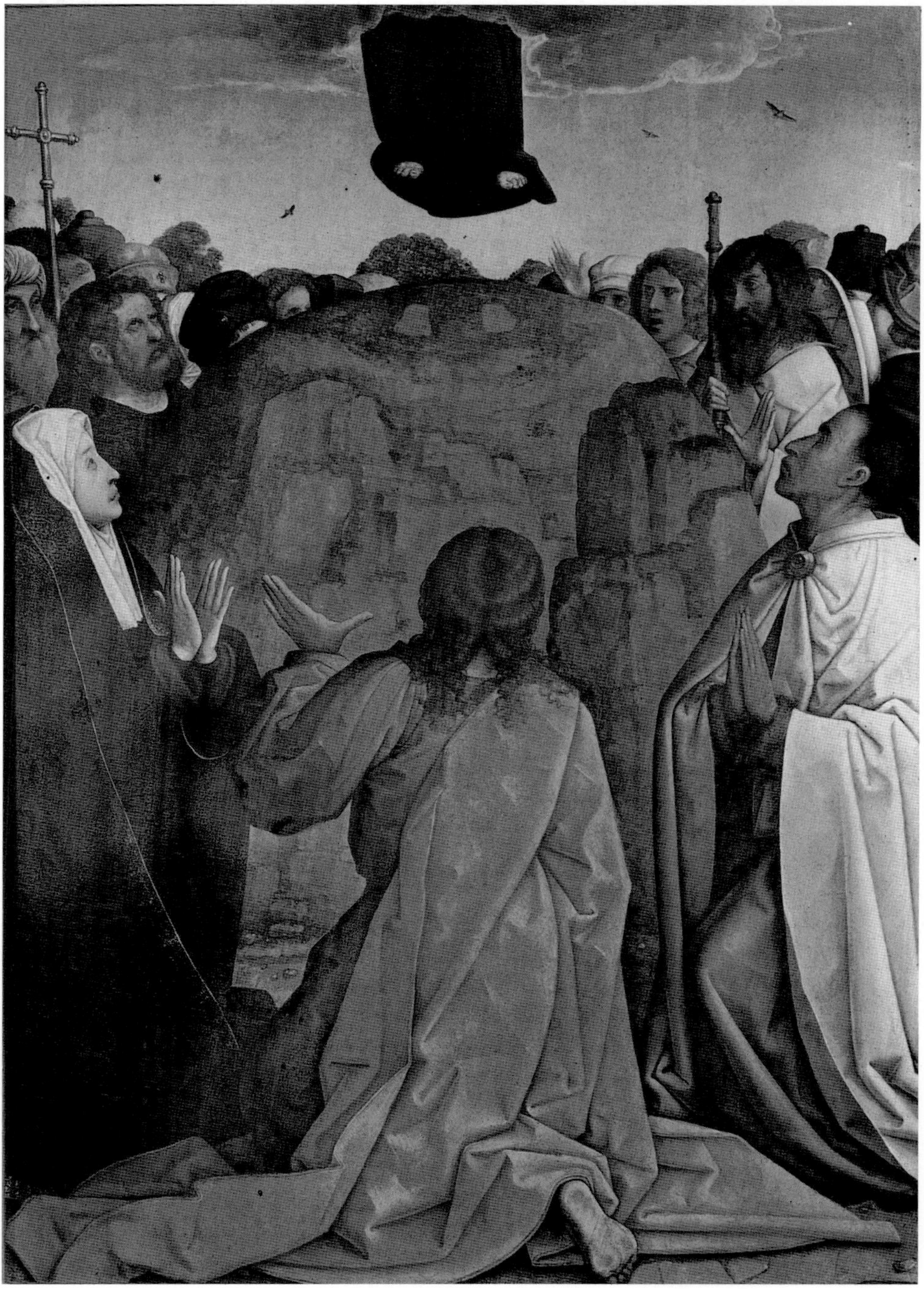

8. Juan de Flandes, *Christi Himmelfahrt,* um 1500, Tempera auf Holz, 110 x 84 cm, Madrid, Museo del Prado.

›Ikone‹ Christi keine Rolle. Das Antlitz des Heilands und die ganze obere Partie seines Körpers sind nicht sichtbar, oder genauer, nicht *mehr* sichtbar: »eine Wolke nahm ihn auf und entzog ihn ihren Blicken«.

Wie Meyer Schapiro betont hat, stellt die Ikonographie der Himmelfahrt mit dem in den Wolken verschwindenden Christus »den transitorischen Charakter dieser Episode, den letzten Moment der menschlichen Inkarnation Christi, so gut dar, wie es eben geht«.[14] Während uns also die Verklärung durch ein Übermaß an ›Erscheinung‹ blendet, verblüfft uns die Himmelfahrt durch die Inszenzierung eines ›Verschwindens‹. Und wenn man das Gemälde von Juan de Flandes betrachtet, sieht man in der Tat, daß alle Augenzeugen vom Ereignis überrascht sind, nicht aber visuell traumatisiert werden, wie es bei der Verklärung der Fall war. Es geht um ein Ereignis, das in dem Moment dargestellt wird, in dem es sich vor unseren Augen abspielt; dies wird auch durch die dynamische Funktion der drei Vögel angedeutet, die um den Leib Christi herumfliegen, oder genauer: um das herum, was von diesem Leib noch sichtbar ist. Die Abdrücke der Füße Christi auf dem heiligen Berg sind ein letztes Zeichen, das geschickt in die Mitte des Bildes plaziert wurde: sie sind das Zeichen eines ›Übergangs‹ und einer noch wirksamen Dialektik zwischen Anwesenheit und Abwesenheit. Dieser Abdruck kontrastiert mit der Fußsohle des Apostels, die sich, gut sichtbar, ganz nah an der ›ästhetischen Grenze‹ des Bildes befindet. Dieser Fuß hier ist da, um die Welt zu durchwandern und die ›Botschaft Christi‹ in alle Himmelsrichtungen zu tragen.

Die Ikonographie der Himmelfahrt ist für die Entstehung derjenigen der Visionen insofern von Bedeutung, als diese Szene des Verschwindens gewissermaßen den negativen Prolog zu jeder Erscheinungsszene darstellt. Lesen wir hier noch einmal die letzten Zeilen des Berichts der *Apostelgeschichte:*

> Ihr Männer von Galiläa, was steht ihr da und schaut zum Himmel empor? Dieser Jesus, der von euch ging und in den Himmel aufgenommen wurde, wird ebenso wiederkommen, wie ihr ihn habt zum Himmel hingehen sehen.[15]

Der Himmelfahrtstext endet also mit einer Verkündigung der »Wiederkunft« des Herrn. Sowohl das Alte Testament *(Daniel,* 7, 13) wie das Neue Testament *(Matthäus,* 24, 30, *Markus,* 13, 26-28, *Offenbarung,* 1, 7) sprechen von der Parusie als einer sichtbaren Manifestation des Menschensohns auf (oder in) den Wolken: »sie werden den Menschensohn mit großer Macht und Herrlichkeit auf den Wolken des Himmels kommen sehen«.[16]

Die Auferstehung Christi wird uns in keinem der Evangelien näher geschildert. Es ist zweifellos bedeutsam, daß sich dieses entscheidende Ereignis der christlichen Religion von Anfang an der Darstellung entzog und das Feld einem Symbol überließ: dem leeren Grab. Ich will hier nicht noch einmal die komplizierte Geschichte der Entstehung und Entwicklung einer Ikonographie der Auferstehung aufrollen. Ich werde nur ein einziges Werk behandeln, und wie bei den zuvor besprochenen geht es mir nur darum zu zeigen, inwiefern diese Szene für die Visionsbilder eine Vorläuferfunktion hatte.

Hierfür dürfte es kein besseres Beispiel geben als die *Auferstehung*, die El Greco zu Beginn des 17. Jahrhunderts gemalt hat (Abb. 15). Es handelt sich um ein Bild, dessen extremes Hochformat perfekt zu dem behandelten Sujet paßt. In der oberen Hälfte sieht man Christus in der Luft schweben, den Kopf von einem rautenförmigen Nimbus umgeben und den Blick auf den Betrachter gerichtet. Dieser Christus schaut *uns* an und bezieht uns so in die Darstellung ein.

Doch was genau ist unsere Rolle vor diesem Gemälde? Beschränkt sie sich auf den unmittelbaren visuellen Kontakt mit der Gestalt des Auferstandenen? Wozu dient dann aber der ganze untere Bereich der Darstellung, diese Ausdehnung des figurativen Raums in der Vertikalen und diese Inszenierung der Blicke *im* Bild? Stehen wir hier nicht vielleicht bereits (und vor allem) vor einer Darstellung der Darstellung?

Die untere Ebene zeigt nicht, wie die Tradition es eigentlich verlangt, das leere Grab, vielmehr drängen sich hier Personen, die kein Text zu identifizieren erlaubt. El Greco verzichtet also auf das, was in jeder Auferstehungsszene der obligatorische Symbolgegenstand war, um eine dramatische Erzählung zu erfinden, deren wahrer Held der Blick ist, oder genauer: die aposkopische Gebärde. Deshalb kann dieses Gemälde als die deutlichste Manifestation jener Aposkopie betrachtet werden, die für das damals gerade im Entstehen begriffene Visionsszenario zu einem wesentlichen Bestimmungsmerkmal werden sollte. Das Gemälde verwandelt die Auferstehungsszene in eine Szene, deren Thema die visuelle Konfrontation mit dem Heiligen ist. Der dramatische Charakter dieser Konfrontation wird durch mehrere Elemente betont, vor allem durch die rücklings hingestürzte Gestalt im Vordergrund.[17] Es handelt sich zweifellos um eine negative Figur, denn in der rechten Hand hält der Gestürzte noch das Schwert, mit dem er das töten wollte, was sich nicht töten läßt. Ich denke, ich täusche mich nicht, wenn ich in dieser Figur eine Reminiszenz an das Johannesevangelium sehe, oder genauer, das Resultat der Übertragung einer Situation, die dort im Verlauf einer Szene beschrieben wird, die jener der Auferstehung vorhergeht. Bei diesem Übertragungsvorgang dürfte sich El Greco auf die Theologen seiner Zeit gestützt haben, die das Motiv des Falls oder Sturzes bereits zum Topos gemacht hatten:

> Als der Heiland im Garten sagte: »Ich bin es« (Johannes, 18, 5), wichen alle seine Feinde zurück und stürzten rücklings zu Boden.[18]

Aus der Zeit, in der El Greco in Italien war, stammen mehrere bedeutende Interpretationen dieses Topos, von denen der Maler Kenntnis genommen haben könnte. Eine venezianische Predigt sei hier als Beispiel zitiert:

> Diese zwei Vokabeln, EGO SUM, haben eine so große Wirkung *(tanta virtù)*, daß die Anwesenden im selben Augenblick ihre Waffen fallen lassen und mit ausgespreizten Armen zu Boden stürzen. Es ist, als hätte es einen Donnerschlag gegeben, eine große Explosion, einen Blitz oder ein Erdbeben. Schau, wie sie umstürzen! Ihr Gesicht weist gen Himmel und ihr Rücken gen Erde *(la faccia al Cielo, le spalle in terra)*, obwohl sie die große Macht unseres Herrn nicht sehen wollten. Nun aber müssen sie zum Himmel blicken und erkennen, daß nicht die Macht der Erde sie zu Fall gebracht hat, sondern die des Himmels ...[19]

Die zu Boden gestürzte Person wird von El Greco in Gestalt eines nackten Helden dargestellt, und zwar in starker Verkürzung. Zwischen diesem gesichtslosen Kopf (dessen entsetzten Blick sich der Betrachter aber leicht vorstellen kann) und dem nimbierten Antlitz Christi, das uns anschaut, erstreckt sich der Raum des Bildes und eben hier manifestiert sich auch seine fundamentale Spannung. Eine Spannung, die das Tiefe und das Hohe, das Irdische und das Himmlische, das Profane und das Heilige, den Menschen, der fällt, und Gott, der emporsteigt, verbindet – und trennt.

Der zentrale Konflikt, der (im eigentlichen und figuralen Sinn) die Achse des Gemäldes bildet, wird von den Seitenfiguren aufgenommen und weiterentwickelt. Der blau gekleidete Mann ganz rechts ist ein wahrer Riese, der mit den Füßen zwar auf dem Boden steht, mit der Hand aber den Himmel berührt. Die drei Personen am linken Bildrand sind, wie Rudolf Wittkower bemerkt hat, verschiedene Ausprägungen ein und desselben Kontemplationsbestrebens, das in die Höhe zielt: angefangen mit der Blendung des Mannes ganz unten, über das ›Erwachen‹ der Person in der

Mitte, bis hin zum Begeisterungstaumel dessen, der den auferstandenen Christus erkennt und begrüßt.[20]

Die Darstellung der Himmelfahrt Mariens erweist sich vom doktrinalen Standpunkt aus als noch schwieriger. Die Evangelien schweigen zu diesem Thema natürlich, und der Text, der diesen Autoritätsmangel beheben soll, stammt aus recht später Zeit. Es handelt sich um die *Legenda aurea* des Jacobus de Voragine vom Ende des 13. Jahrhunderts:

> Hier sollen wir merken, daß die heilige Jungfrau gen Himmel geführt und erhöht worden ist unversehrt, fröhlich, mit großen Ehren und mit sonderlicher Herrlichkeit. Sie ist, wie die Kirche glaubt, aufgefahren unversehrt an Leib und Seele.[21]

Trotz dieses Textes blieb die Ikonographie der Himmelfahrt Mariens lange Zeit ein umstrittenes Thema. Der schwierigste Punkt betraf den Zweifel an der nicht nur ›seelischen‹, sondern auch ›leiblichen‹ Auferstehung der Jungfrau. Obwohl die *Legenda aurea* versucht hatte, diesen Zweifel zu zerstreuen, gab es im 16. Jahrhundert immer noch Maler, die lieber vorsichtig und zweideutig blieben, um der Gefahr eines Irrtums auszuweichen.

Juan Correa de Vivar zum Beispiel (Abb. 9) fand eine ingeniöse Lösung. Im Rückgriff auf eine alte Darstellungsmethode plazierte er die Himmelfahrt Mariens in den Rahmen eines Fensters jenes Raums, in dem die sterbende Jungfrau lag. So konnte er von ihrer Himmelfahrt ein visuelles Zeugnis ablegen und ließ doch dem Betrachter alle Freiheit, es zu interpretieren. Die Apostel am Bett der Jungfrau kümmert die Erscheinung im Fenster offenbar wenig, was den Schluß nahelegt, daß diese nur für den Bildbetrachter da ist.

Man kann die Szene auf zweierlei Weise deuten. Im ersten Fall begreift man die Himmelfahrt als ein Ereignis, das im selben Moment wie der Tod Mariens eintritt, und dann stellt das Fenster nicht wirklich eine Himmelfahrt »an Leib und Seele« dar, sondern nur die der Seele der Jungfrau. Diese Lösung wählte übrigens etwas später Hieronymus Wiericx in seinen Illustrationen für die *Evangelicae Historiae Imagines* von Hieronymus Nadal (Antwerpen 1607, siehe dort die Abbildung 150).

Eine zweite Deutung könnte das ›Gemälde‹ im Fenster als die Darstellung eines Geschehens betrachten, das später als der Tod stattfindet. Dann hätte man es wirklich mit einer Himmelfahrt »an Leib und Seele« zu tun. Durch einen ›Rahmungs‹-Fehler könnte der Betrachter weder das Grab noch die Apostel sehen, sondern nur den auferstandenen Leib der Jungfrau, emporgeführt von den Engeln. Die Disposition der drei Fenster in diesem Gemälde

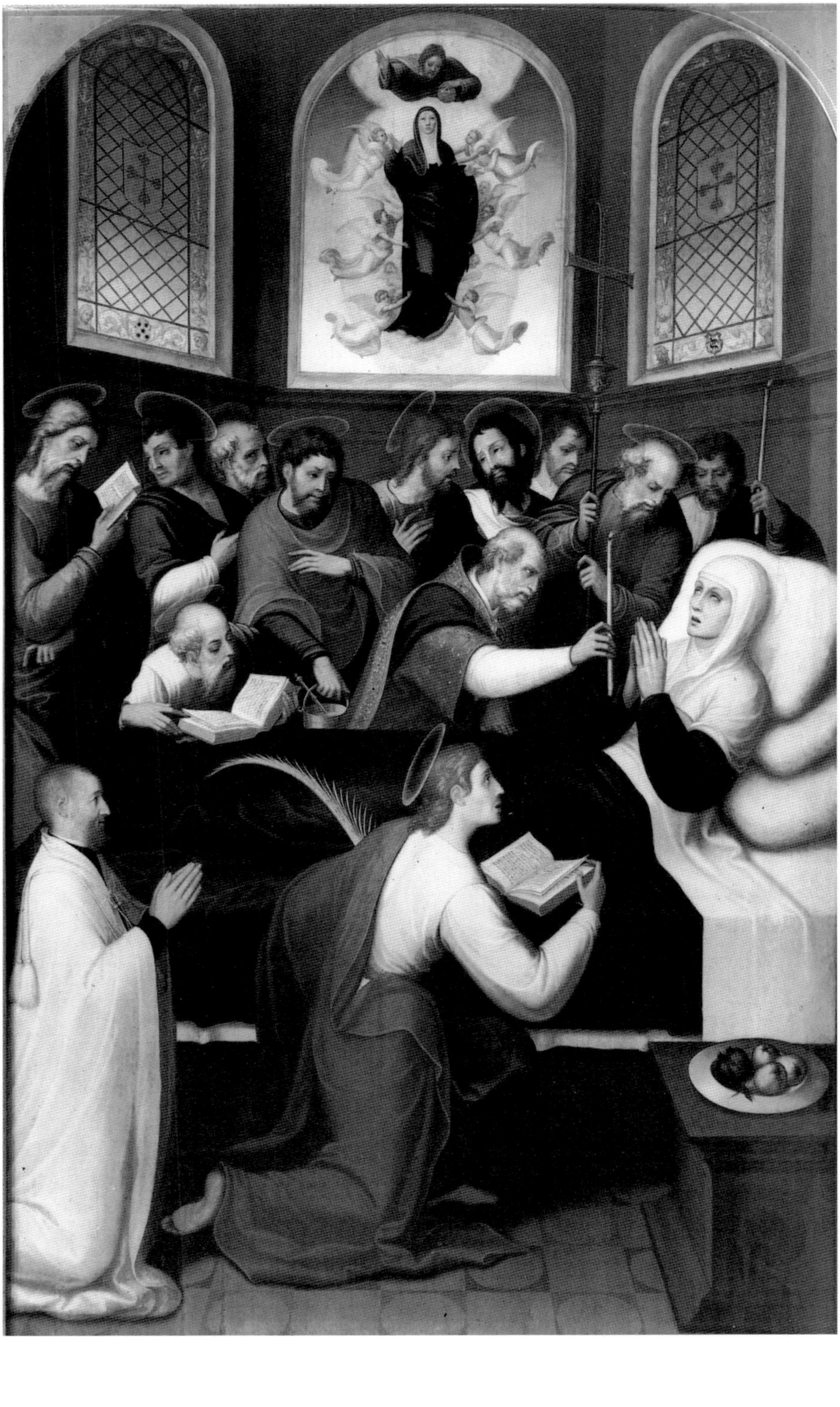

9. Juan Correa de Vivar, *Der Tod Mariens,* 16. Jahrhundert, Tempera auf Holz, 254 x 147 cm, Madrid, Museo del Prado.

gleicht der Struktur eines Altarbilds, vergleichbar beispielsweise dem von Juan de Borgoña (Abb. 6).

Viele Maler der Renaissance scheinen diese Zweideutigkeit für überflüssig zu halten, doch sie wird wieder aktuell, als die Gegenreformation erneut nach der ikonographischen und doktrinalen Korrektheit der Bilder fragt. Für Pacheco etwa ist die Himmelfahrt Mariens ein »Triumph, den man unmöglich erzählen kann« *(triunfo inenarrabile).*[22] Das Problem war jedoch früher schon in Italien aufgetreten. Vor allem dank der Untersuchungen Paolo Prodis weiß man nämlich, daß der Kardinal Gabriele Paleotti, ein großer Theoretiker des katholischen Bildes, 1583, das heißt ein Jahr nach der Veröffentlichung seines *Discorso,* speziell in Fragen konsultiert wurde, die die Ikonographie der Himmelfahrt Mariens betrafen. Auf seine Ansicht legte man eben deshalb so viel Wert, weil es sich hier um eines jener »ungewissen Dinge« handelte, über die sich der Kardinal in seinen Schriften bereits ganz allgemein und prinzipiell geäußert hatte. Ein vorsichtiger Auftraggeber wollte also wissen, ob es vom doktrinalen Gesichtspunkt her erlaubt sei, im selben Bild oben die Himmelfahrt Mariens darzustellen und unten – obwohl die beiden Szenen zeitlich klar getrennt sind – die Apostel, die verwundert auf das leere Grab schauen, oder ob man sich, wie in einer gewissen Tradition bereits geschehen, die Freiheit nehmen dürfe,

> die Apostel [darzustellen], wie sie die auffahrende Madonna betrachten, was doch eigentlich nicht möglich ist, da es keine Quellen gibt, die sagen, daß ihre Himmelfahrt sichtbar war, so daß es sich eher um einen Irrtum der Maler zu handeln scheint, die sich die Himmelfahrt des Heilands zum Vorbild nahmen.[23]

Paleotti empfahl folgende Lösung:

> Ich habe über das Motiv der Himmelfahrt Mariens nachgedacht und auch andere Personen um Rat gefragt, die sich auf diesem Gebiet auskennen, und gemeinsam sind wir zu dem Schluß gekommen, daß man von der alten Gewohnheit der Heiligen Kirche nicht abweichen sollte, da es weder eine kanonische Schrift noch sonst einen zwingenden Grund gibt, die eine andere Lösung nahelegen würden. Vor allem auch, weil es nach wie vor Leute gibt, die zweifeln, ob die Himmelfahrt Mariens tatsächlich stattgefunden hat, müssen wir uns hüten, irgendwelche wesentlichen Änderungen vorzunehmen. Einige erinnern jedoch daran, daß das Gesicht der seligen Jungfrau ungefähr das einer siebzigjährigen Frau sein müsse, ein Antlitz freilich, das leuchtet.

> Ihr verherrlichter Leib darf nicht mit starken Farben dargestellt werden, und ihre Kleider müssen, wie sie es in der Verklärung des Herrn zu sein pflegen, weiß sein wie das Licht; ihre Haare müssen frei herabfallen, ohne kunstvoll geflochten zu sein, und als Himmelskönigin muß sie die Krone auf dem Haupt tragen [...].
> Die Apostel am Grab soll man so darstellen, daß einige nach oben, andere auf das Grab schauen, zum einen weil diese Handlung wahrscheinlich ist und zum anderen weil die Apostel, ob die Himmelfahrt nun sichtbar oder unsichtbar war, durch Eingebung des Heiligen Geistes sehen konnten, was andere nicht sahen, weshalb sie voller Ehrfurcht das wunderbare Geschehen betrachten.[24]

Paleotti akzeptiert also im wesentlichen die traditionelle Darstellung der Himmelfahrt Mariens, wie sie sich im Lauf der Jahrhunderte herausgebildet hat. Er betont die narrative Verbindungsfunktion der Apostel (»einige schauen nach oben, andere auf das Grab«) und erklärt die Tatsache, daß sie »sehen konnten, was andere nicht sahen«, durch die »Eingebung des Heiligen Geistes«, das heißt durch die *gratia infusa,* durch die letztlich auch die Visionen im allgemeinen ermöglicht und gerechtfertigt wurden. Interessant ist schließlich die Beschreibung des »verherrlichten Leibs« der Jungfrau und der Hinweis auf denjenigen des verklärten Christus, der hier den Charakter eines obligatorischen Bezugspunkts für jede Theophanie bekommt.

Berücksichtigt man diese Debatten, begreift man besser die Vorgehensweise einiger spanischer Maler, auch wenn ein direkter Einfluß des soeben zitierten Textes auf ihre Bilder nicht nachgewiesen werden kann. Pedro de Orrente, um ein konkretes Beispiel zu geben (Abb. 10), stellt das Wunder ganz im Geiste Paleottis dar, betont aber durch einige persönliche Erfindungen den Visionsaspekt. Im Vordergrund sieht man in starker Verkürzung das Grab. Eines seiner Ränder verläuft parallel zum Bildrand, so daß der Betrachter sich fast ›hineinbeugen‹ kann, um wie die Apostel festzustellen, daß es leer ist. Die Vereinfachungen, die der Maler vorgenommen hat, um dieses Resultat zu erzielen, sind evident und bedeutsam zugleich: er hat die Standlinie der Apostel aus dem Bildfeld entfernt und den unteren Teil ihrer Körper weggelassen.

Man weiß nicht, wo das Bild ursprünglich hing, doch ich bin mir fast sicher, daß es so angebracht war, daß sich der untere Rand in Brusthöhe des Betrachters befand. So konnte er den leer gebliebenen Platz vor dem Grab ausfüllen. Denn wenn man nachzählt, bemerkt man, daß es *im Bild* nur elf Apostel gibt. Die Tatsache verdankt sich wahrscheinlich der Legende, wonach Thomas bei

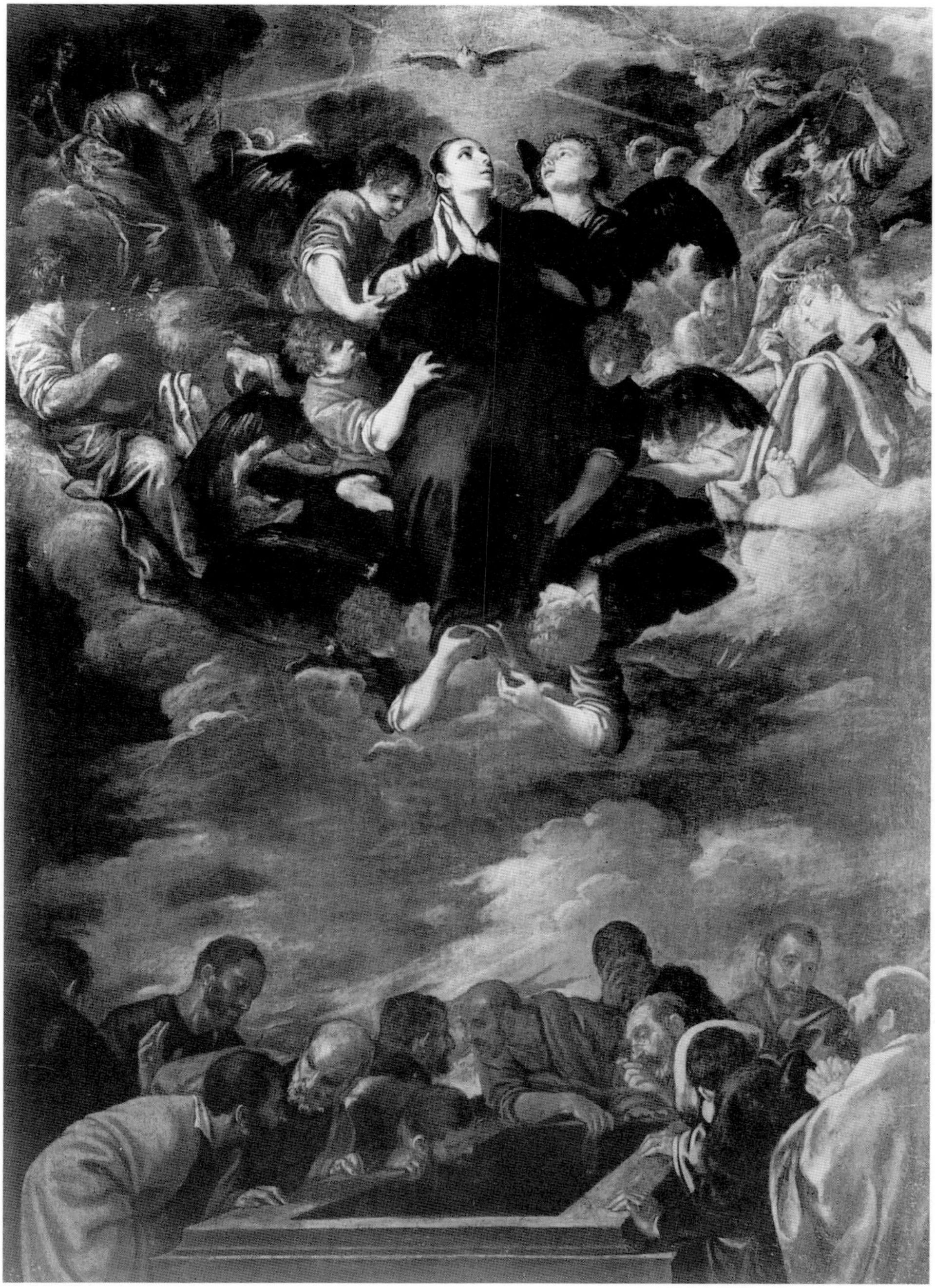

10. Pedro de Orrente, *Mariä Himmelfahrt,* erstes Drittel des 17. Jahrhunderts, Öl auf Leinwand, 123 x 91 cm, Madrid, Privatsammlung.

dem Ereignis nicht zugegen war, woraus sich seine späteren Zweifel ergaben. Diese Abwesenheit wird in gewisser Weise durch die Anwesenheit des Betrachters vor dem Bild supplementiert. Dieser ersetzt sozusagen den ungläubigen Thomas und kann das Ereignis bezeugen, das vor seinen Augen stattfindet.

Schließlich ist noch festzuhalten, daß Paleotti nicht genau sagt, wieviele Apostel nach oben und wieviele nach unten blicken sollen, was einen Spielraum läßt, den Orrente dergestalt nutzt, daß bei ihm nur eine Person das Wunder der Himmelfahrt ›sieht‹. Sie befindet sich ganz rechts im Bild und stellt so – im Rahmen einer linearen Lektüre von links nach rechts – die letzte der Haltungen dar, die von denen eingenommen werden, die das Ereignis miterleben: dieser Apostel ist der, ›der die Anwesenheit sieht‹, während seine Gefährten im Moment nur die ›Abwesenheit‹ bemerken. Was den Betrachter betrifft, so sieht er sich narrativ in die Darstellung einbezogen, denn er kann (und soll) abwechselnd in das schwarze Loch des Grabes und zum Himmel schauen, wo, durch »den Willen des Heiligen Geistes«, die Madonna auffährt – unversehrt »an Leib und Seele«.

III. VISIONEN UND BILDER

1. Visionen

Über ihre erste vollständige Vision berichtet Teresa von Avila (1515-1582) folgendes:

> Als ich an einem Feste des heiligen Paulus der Messe anwohnte, zeigte sich mir die ganze heiligste Menschheit Christi, so wie sie in der Auferstehung gemalt wird, mit einer unaussprechlichen Schönheit und Majestät [...]. Weder diese, obwohl einbildliche Vision [*visión imaginaria*], noch irgendeine andere habe ich mit leiblichen Augen geschaut, sondern mit den Augen der Seele. [...] Denn wenn ich auch viele Jahre lang bemüht gewesen wäre, mir mit meiner Einbildungskraft etwas so Schönes vorzustellen, so hätte ich es nicht vermocht. Schon allein die Weiße und der Glanz einer solchen Vision übertrifft alles, was man sich auf Erden vorstellen kann. Es ist dies kein Glanz, der blendet, sondern eine liebliche Weiße, ein eingegossener Glanz, der dem Schauenden nicht wehe tut, sondern ihm das höchste Ergötzen bereitet. Auch die Lichthelle, die hier leuchtet, um eine so göttliche Schönheit schauen zu können, blendet nicht. Es ist dies ein Licht, das von dem hier auf Erden ganz verschieden ist. Im Vergleiche mit diesem Lichte erscheint selbst die Klarheit der Sonne, die wir sehen, so dunkel, daß man ihretwegen nicht einmal die Augen mehr öffnen möchte. [...] Je nach der Klarheit, in der der Herr sich mir zeigen wollte, schien mir bisweilen das, was ich schaute, nur ein Bild zu sein; öfters aber war dies nicht der Fall, sondern Christus selbst schien sich mir zu zeigen. Manchmal nämlich war die Erscheinung so undeutlich, daß ich nur ein Bild zu sehen meinte; es war aber von den gewöhnlichen Bildern, auch den vortrefflichsten, deren ich schon viele gesehen, verschieden, und es wäre töricht, zu glauben, daß zwischen beiden Arten von Bildern irgendwie eine Ähnlichkeit bestehe. Der Unterschied ist gerade so, wie zwischen einer lebenden Person und ihrem Porträt; denn so gut dieses immerhin gemacht ist, so kann es doch nicht so natürlich sein, daß man nicht sähe, es sei etwas Lebloses.[1]

Bemerkenswerterweise stützt sich diese Beschreibung gleich zu Beginn auf einen Vergleich, der die Malerei ins Spiel bringt. Das Bild des »auferstandenen Christus« spielt bei der heiligen Teresa

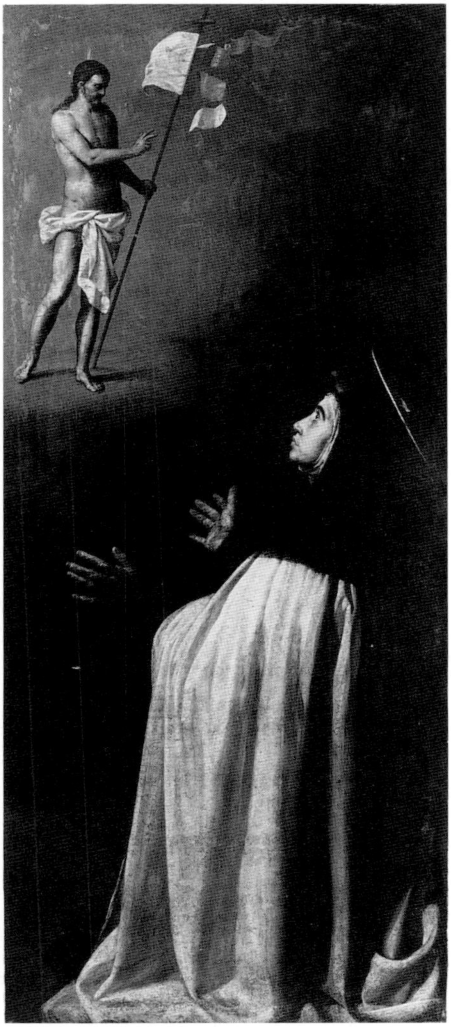

11. Alonso Cano, *Die Vision der heiligen Teresa,* um 1629, Öl auf Leinwand, 98 x 42 cm, Barcelona, Sammlung J. Gudiol.

die Rolle des *terminus proximus.* Doch wie bei jeder Definition ist die spezifische Differenz das Wichtigere.

Was also unterscheidet die ›Vision‹ vom ›Gemälde‹? Letzten Endes alles. Diese so entschieden vorgetragene Schlußfolgerung (»es wäre töricht, zu glauben, daß zwischen beiden Arten von Bildern irgendwie eine Ähnlichkeit bestehe«) mag einem widersprüchlich vorkommen. Wozu Vision und Malerei erst vergleichen, wenn beide letztlich nichts miteinander zu tun haben? Die Antwort lautet: Das an sich Unvergleichbare zu vergleichen, ist ein Weg, das nicht Ausdrückbare auszudrücken. Man muß diesen Erlebnisbericht Teresas von Avila demnach als ein rhetorisches

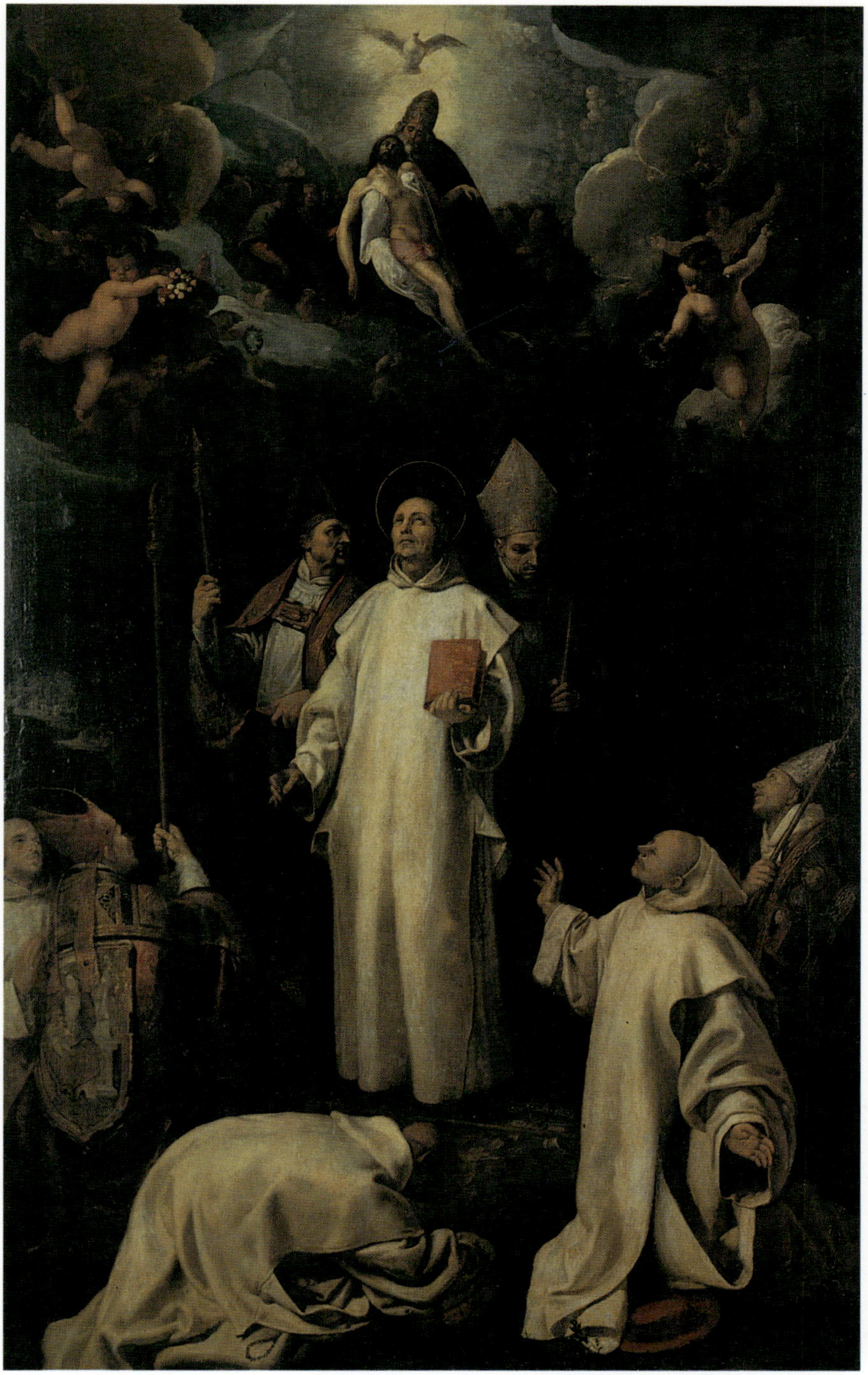

12. Juan Ribalta, *Die Vision des heiligen Bruno,* um 1621-1622, Öl auf Leinwand, 183 x 106 cm, Castellón de la Plana, Museo de Bellas Artes.

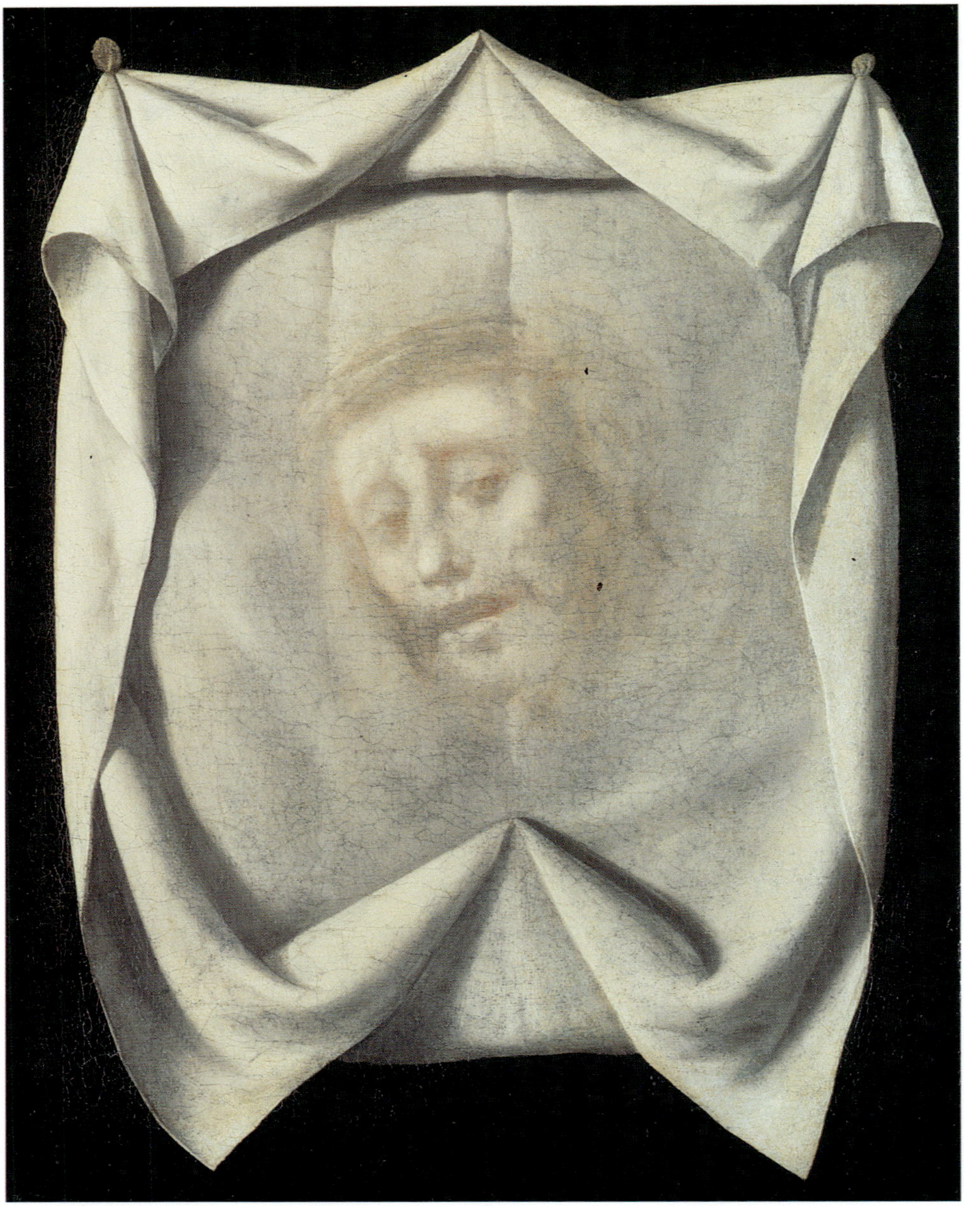

13. Francisco de Zurbarán, *Das Schweißtuch der Veronika,* um 1631, Öl auf Leinwand, 70 x 51,5 cm, Stockholm, Nationalmuseum.

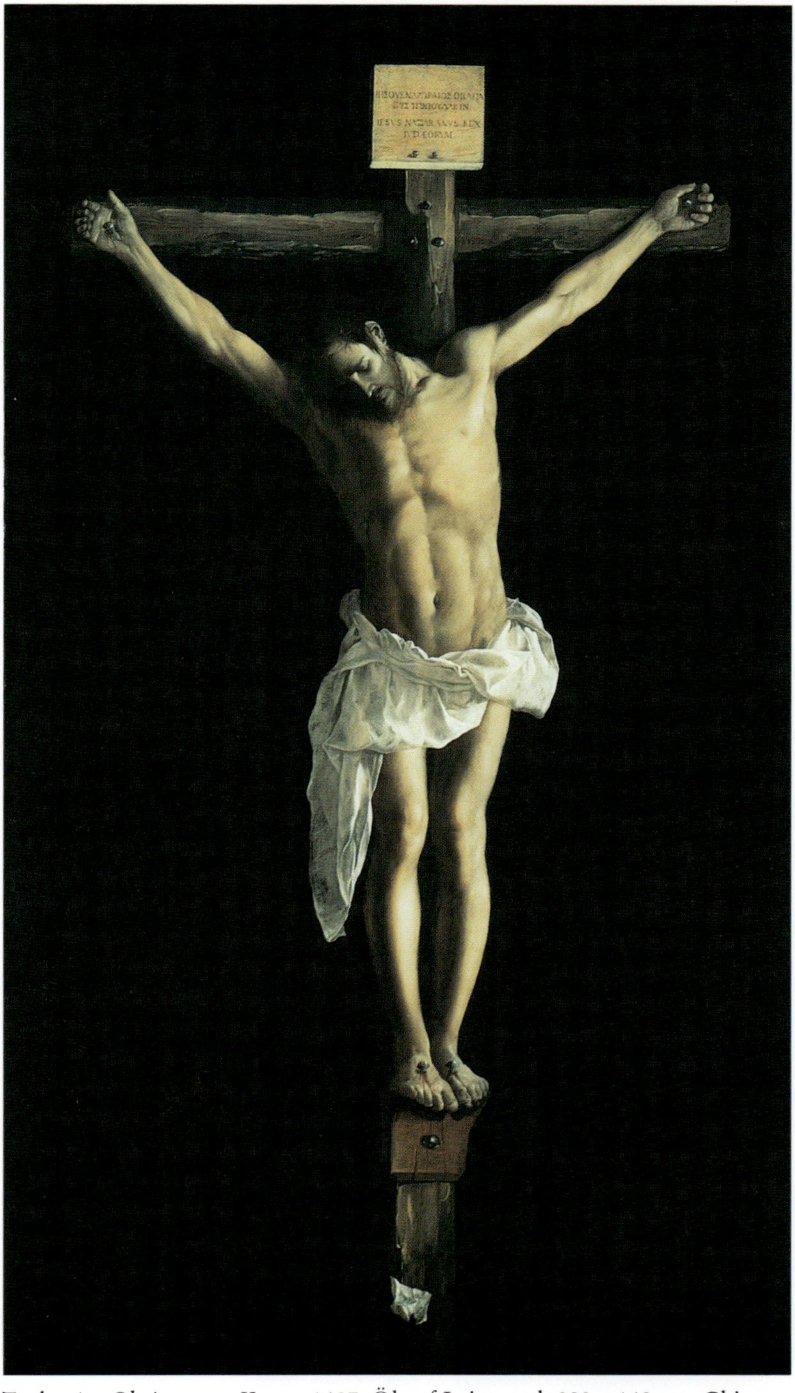

14. Franciso de Zurbarán, *Christus am Kreuz,* 1627, Öl auf Leinwand, 290 x 168 cm, Chicago, Art Institute.

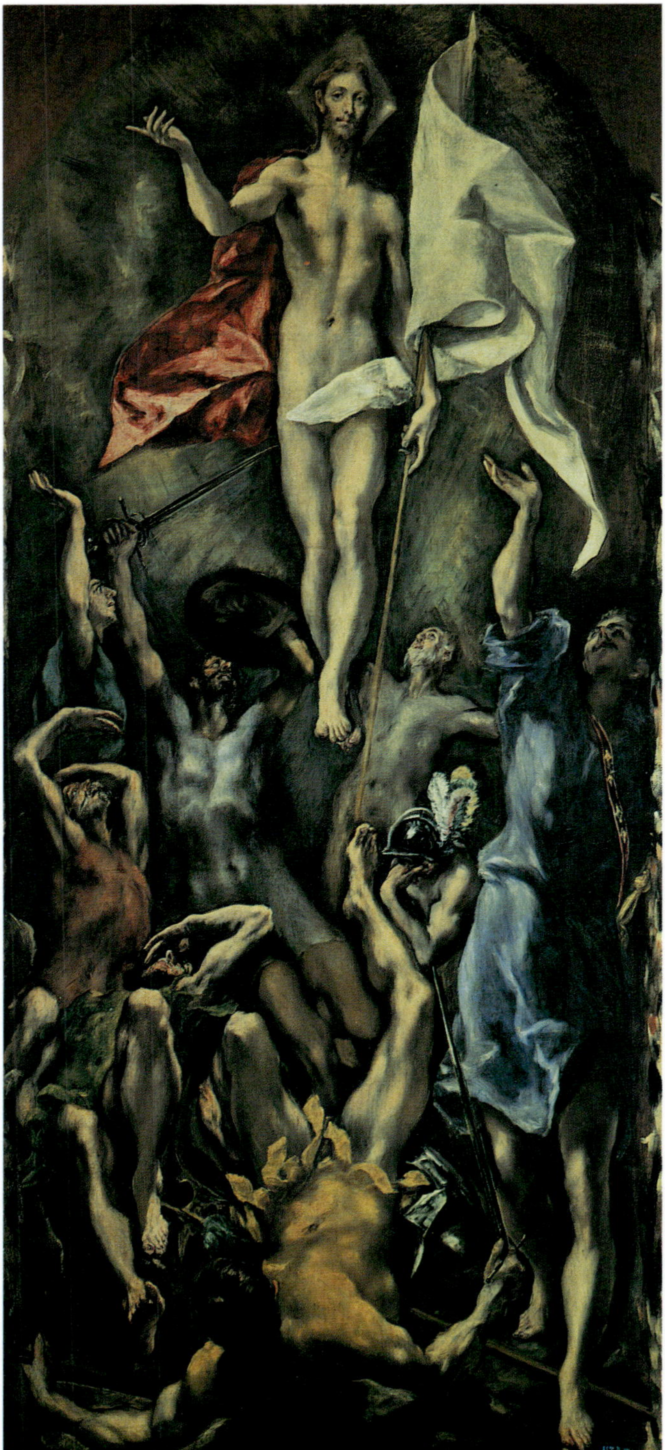

15. El Greco, *Die Auferstehung,* zwischen 1584 und 1610, Öl auf Leinwand, 275 x 127 cm, Madrid, Museo del Prado.

16. Bartolomé Esteban Murillo, *Die Vision des heiligen Antonius von Padua,* 1656, Öl auf Leinwand, 550 x 330 cm, Sevilla, Kathedrale.

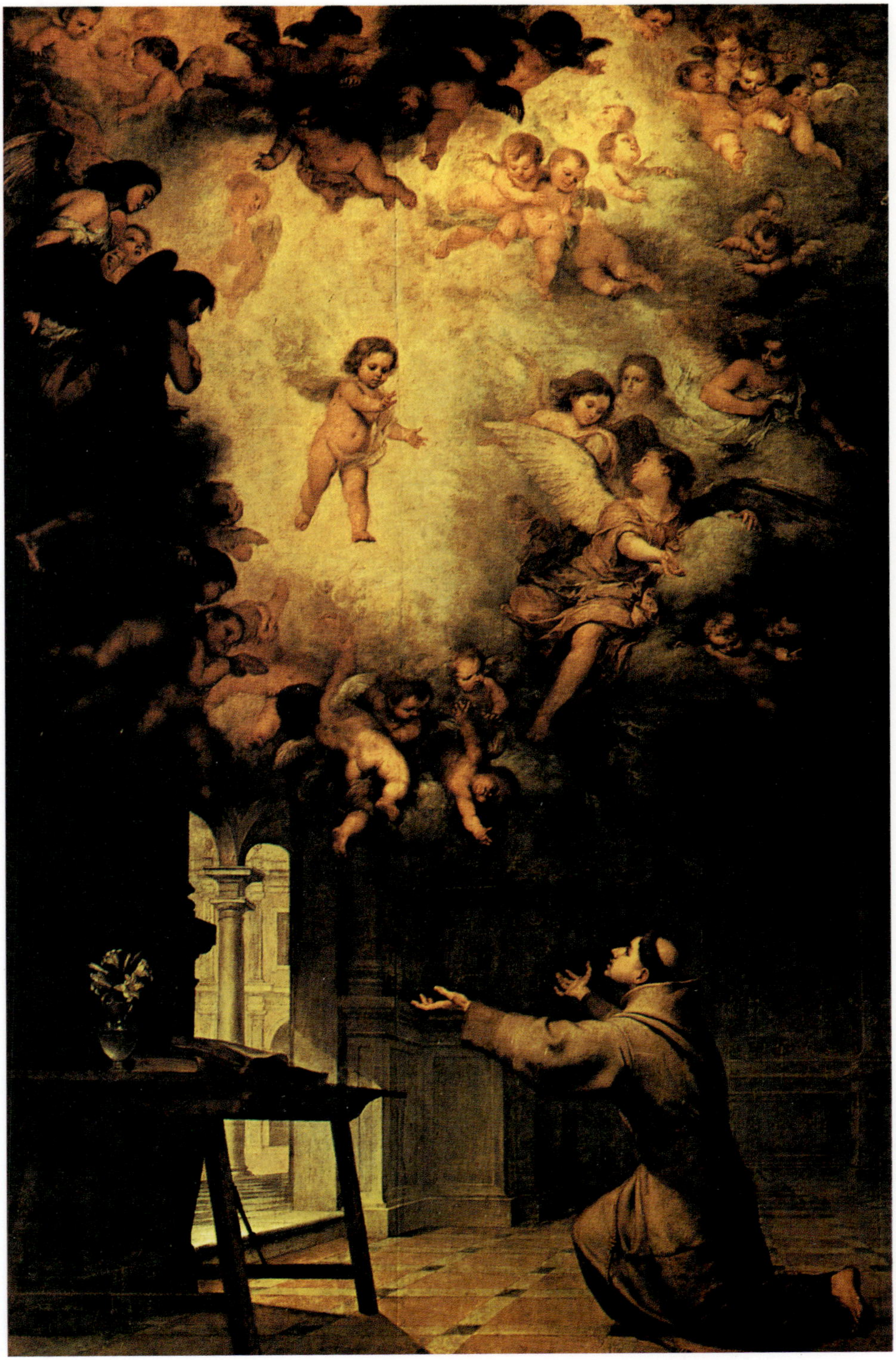

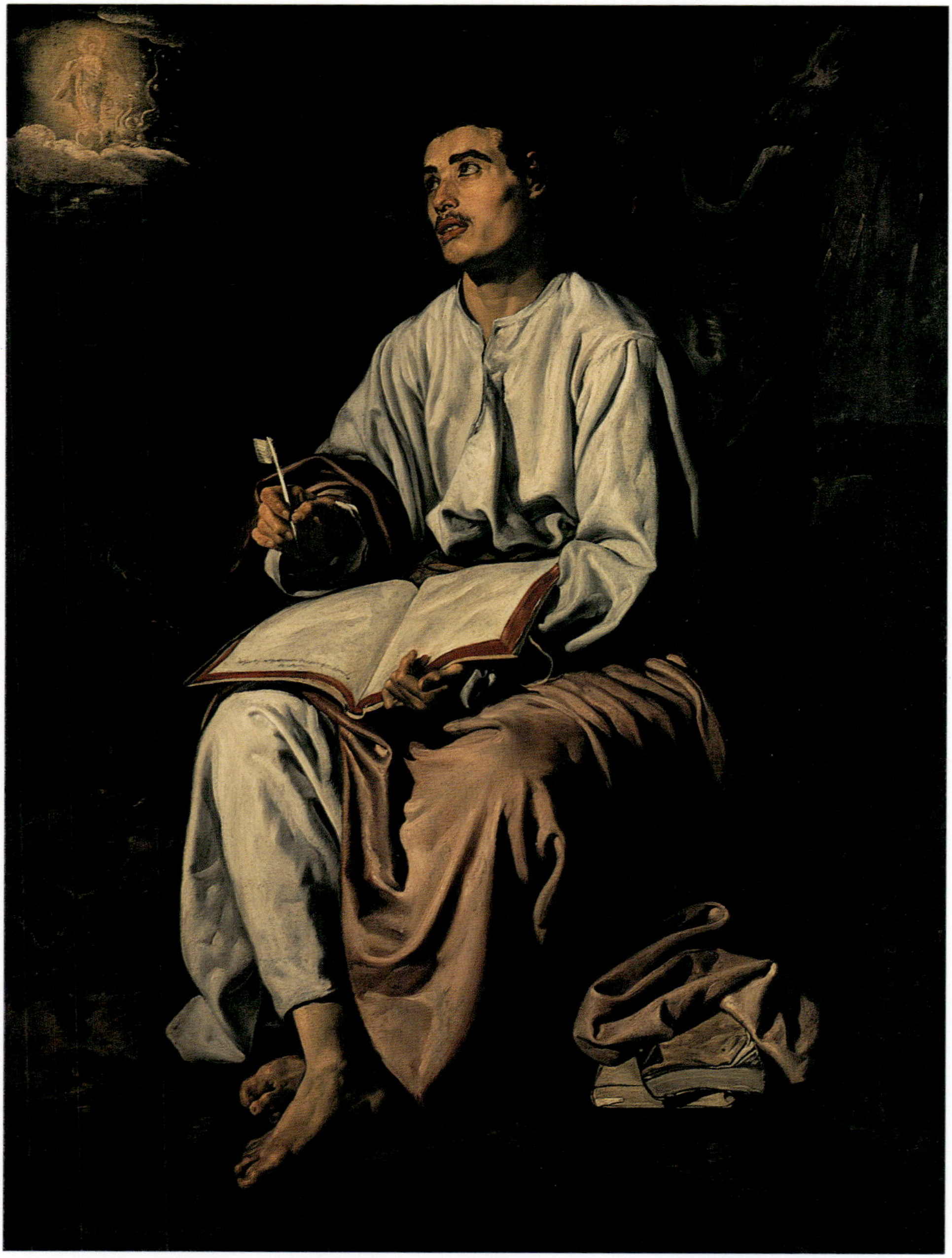

17. Diego Velázquez, *Die Vision des heiligen Johannes auf Patmos,* um 1618, Öl auf Leinwand, 135 x 102 cm, London, National Gallery.

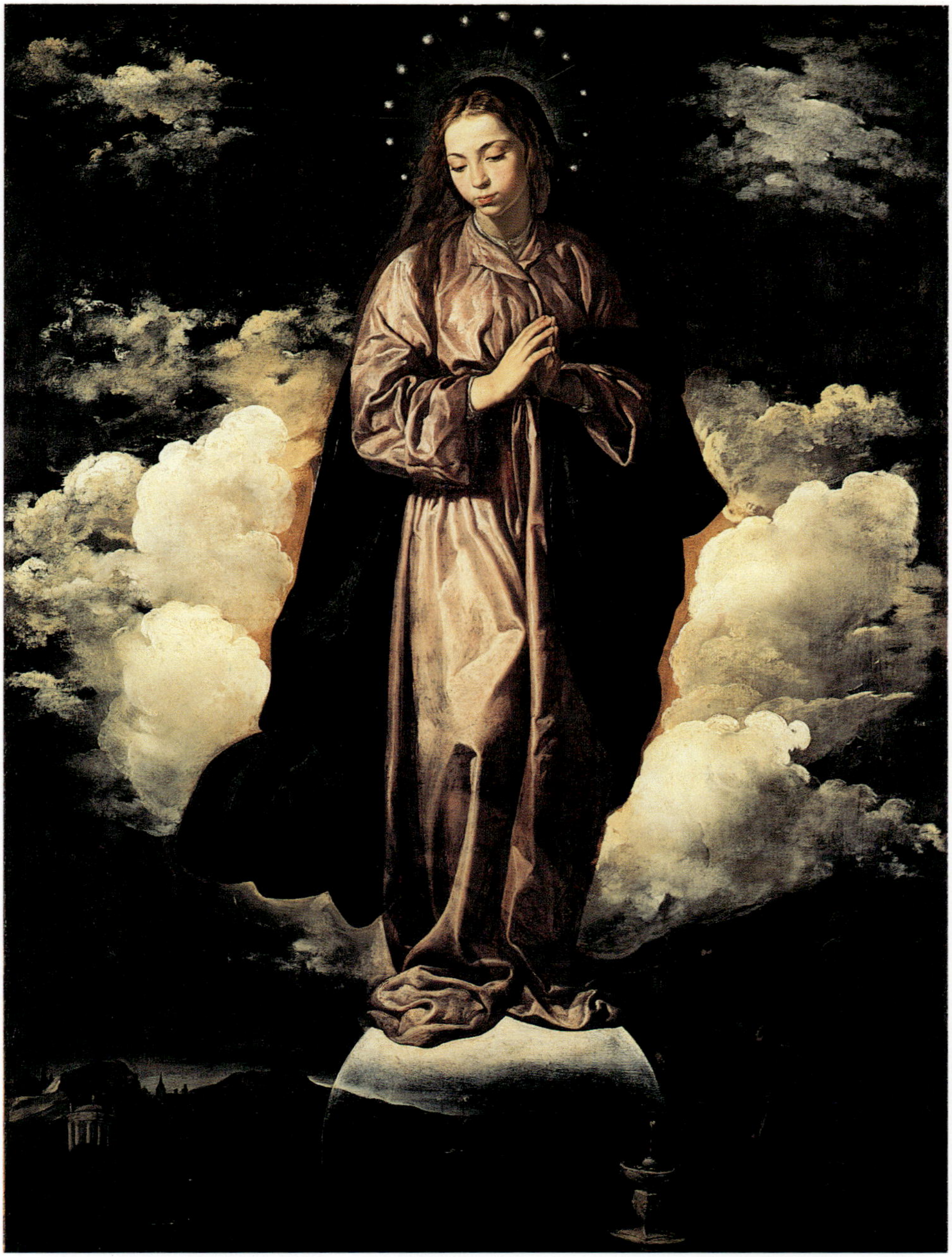

18. Diego Velázquez, *Die Unbefleckte Empfängnis,* um 1618, Öl auf Leinwand, 135 x 102 cm, London, National Gallery.

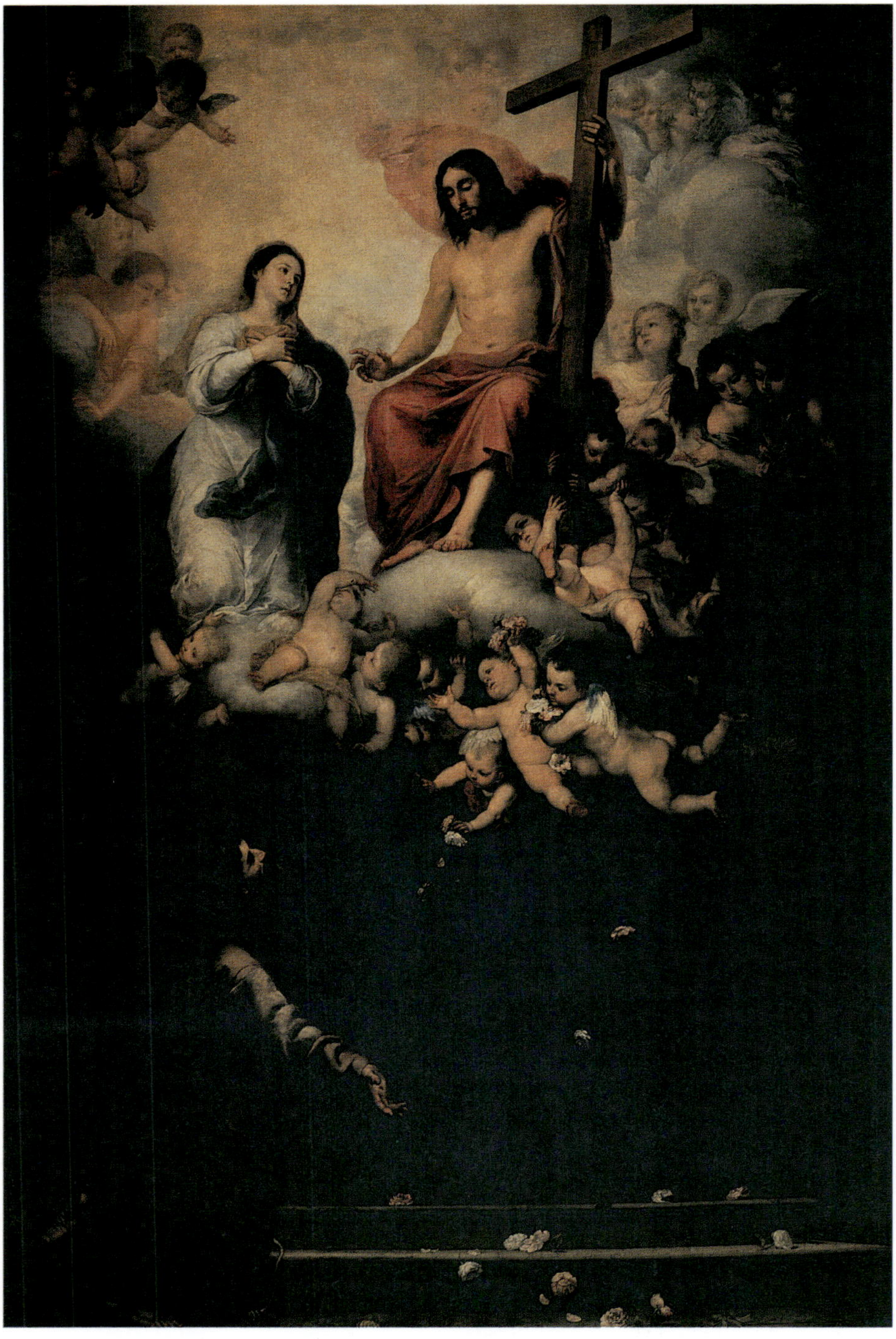

19. Bartolomé Esteban Murillo, *Der heilige Franziskus in der Portiunkula,* um 1665-1666, Öl auf Leinwand, 430 x 295 cm, Köln, Wallraf-Richartz-Museum.

Kunststück betrachten, durch das eine Erfahrung mitgeteilt werden soll, die über den Bereich des Diskursiven hinausgeht.

Der Tag, an dem Teresa ihre erste vollständige Vision hat (das Fest des heiligen Paulus), ist nicht ohne Bedeutung. Der Apostel Paulus war der erste, der ein solches Visionserlebnis hatte, und er prägte auch *(1. Korinther,* 12, 10) den Begriff »Unterscheidung der Geister« *(discretio spiritum),* den Teresa im Lauf ihrer Beschreibung anwenden zu wollen scheint. Doch mehr noch: Der heilige Augustinus hatte seine grundlegende Erörterung der Visionserfahrung als einen Kommentar zum Erlebnis des heiligen Paulus angelegt.[2]

Im Rahmen dieser Tradition muß man also Teresas erstes großes Visionserlebnis zu begreifen versuchen. Sie sagt auch, und das ist wichtig, daß der Christus, der ihr am Fest des heiligen Paulus erschien, demjenigen glich, den man auf Bildern der Auferstehung sieht. Man kann also eines dieser Gemälde betrachten, zum Beispiel El Grecos *Auferstehung* (Abb. 10), um eine ungefähre Vorstellung von dem zu gewinnen, was Teresa sah. Man kann zudem ein ikonographisches Handbuch wie das von Pacheco heranziehen, in dem sprachlich kodifiziert ist, wie solche Bilder auszusehen haben:

> Man muß den auferstandenen Christus mit aller Schönheit und Majestät malen, das heißt mit seinem roten Umhang und dem weißen Leinentuch, mit seinen sichtbaren Wunden, die im hellsten Licht erglänzen ...[3]

Teresa sagt jedoch nicht, daß sie den auferstandenen Christus oder gar die Auferstehungsszene gesehen hat. Sie benennt nur eine Ähnlichkeit und gibt einen *terminus proximus* für den »verherrlichten Leib« der Vision an, der auch der gewöhnlichen Erfahrung zugänglich ist. Die weitere Beschreibung bestätigt dies durchgehend.

Insbesondere betont Teresa, daß sich ihr Erlebnis in seinen Wirkungen deutlich vom Ereignis der Auferstehung abhebt. Der entscheidende Punkt betrifft das Licht, das vom »verherrlichten Leib« ausgeht: Dieses Licht blendet nicht, und die Rezeptionsbedingungen sind für Teresa also ganz andere als für die Personen im Gemälde El Grecos.

Als Alonso Cano diese Episode aus dem *Leben* Teresas darstellte (1629; Abb. 11), versuchte er, sich so genau wie möglich an ihren Bericht zu halten. Da Teresa ihre eigene Reaktion auf die Erscheinung nicht ausdrücklich erwähnt, mußte Cano sie selbst erfinden. Er tat es, nachdem er den Text gewiß sehr aufmerksam gelesen hatte und indem er eine Rhetorik des Körpers benutzte, die auf eine ganze Tradition zurückblicken konnte. Die Haltung der

›schauenden‹ Heiligen unterscheidet sich sehr vom aposkopischen Pathos der Figuren in der *Auferstehung* El Grecos und knüpft eher an eine gemäßigtere Tradition der Gebärdensprache an, wie man ihr zum Beispiel in den Himmelfahrtsszenen (Abb. 15) oder in denen der Verklärung (Abb. 6) begegnet.

Was die Darstellung Christi betrifft, hält sich Cano lieber an den literalen und nicht an den figuralen Sinn der Beschreibung, die Teresa gibt. Man sieht also einen Christus, der über den Tod triumphiert, einen Christus mit dem Banner der Auferstehung. Der Maler geht jedoch ziemlich vorsichtig zu Werke, da er diesen Leib der Auferstehung ohne jeden narrativen Kontext darstellt. Und durch seine reduzierten Dimensionen gehört diese Erscheinung Christi zudem einer anderen Realitätsebene an als der Körper Teresas. Die Sprache Canos ist durch und durch augustinisch: Der Maßstabsunterschied zwischen Christus und Teresa entspricht dem Unterschied zwischen *imago* und *aequalitas.* Der Maler hat eine der Darstellungsmöglichkeiten gewählt, die der Text Teresas selber nahelegt, dessen Schlüsselbegriffe »Bild« *(imágen/imago),* »Ähnlichkeit« *(semejanza/similitudo)* und »Gleichheit« (»Jesus Christus selbst«/*el mesmo Cristo)* sind. Doch während Teresa den wahren Status der Erscheinung in der Schwebe lassen konnte, mußte sich Cano notgedrungen entscheiden. Sein Christus ist eine *imago,* die dem Heiland »ähnelt«, aber nicht »er selbst« ist.[4]

In allen Schriften der großen spanischen Mystiker des 16. Jahrhunderts wimmelt es von Hinweisen auf die grundsätzliche Andersheit des Heiligen, auf den ontologischen Bruch zwischen dem ›hier‹ *(acá)* der Erfahrung und dem ›dort‹ *(allí)* der Vision. Trotz dieses Abstands gibt es zwischen mystischer und künstlerischer Bildwelt einen ständigen Austausch. Es gibt ein Hin und Her zwischen Vision und Malerei, das man sowohl bei den großen Mystikern wie in der Volksfrömmigkeit beobachten kann. Es ist lehrreich, die Hauptformen dieses Austausches näher zu betrachten. Lesen wir noch einmal Teresa von Avila:

> Im ersten Jahre meines Priorates im Kloster der Menschwerdung sah ich am Vorabend des Festes des heiligen Sebastian, während man das Salve Regina anstimmte, daß die Mutter Gottes, umgeben von einer großen Engelsschar, auf den Betstuhl der Priorin, auf dem ihr Bild stand, sich hernierderließ und, wie mir schien, sich daselbst setzte. Das Bild schien mir damals unsichtbar, und an Stelle dessen gewahrte ich nur Unsere Liebe Frau. Ich fand sie einigermaßen mit dem Bilde ähnlich, das mir die Gräfin geschenkt hatte; doch hatte ich nicht Zeit genug, diese Ähnlichkeit aufzufassen, weil ich sofort in

> eine hohe Verzückung fiel. Auf den Spitzen der Chorstühle und auf den Vorderbänken schienen mir viele Engel zu sein, aber nicht in leiblicher Gestalt; denn es war eine Verstandesvision. So blieb die Heilige Jungfrau während des ganzen Salve Regina und sagte zu mir: »Du hast gut getan, daß du mich hierher gesetzt; ich werde dem Lobe, das man meinem Sohne zu Ehren singen wird, beiwohnen und es ihm darbringen.[5]

Dieser Bericht ist insofern interessant, als er zeigt, wie wichtig der Gesang und der Figurenschmuck der heiligen Stätten für die Visionserfahrung ist. *Während* das Salve Regina anhebt, findet *in* einem Kultbild die Erscheinung statt. Die Jungfrau »steigt« in einem Altarbild »hernieder«, das sie darstellt, und dieses Retabel spielt für die Theophanie sowohl die Rolle eines ›Katalysators‹ wie eines ›Rezeptakels‹. Die erscheinende Jungfrau löscht durch ihre starke Präsenz das ursprüngliche Bild fast aus, aber – und dieses Detail ist bedeutsam – sie ähnelt ihm nicht. Teresa betont vielmehr ausdrücklich die Ähnlichkeit ihrer Vision mit einem anderen Gemälde, dem mysteriösen »Bild der Gräfin«.[6]

Noch bedeutsamer wird der Bericht, wenn man die Tatsache berücksichtigt, daß er eine Situation beschreibt, die bereits durch ein Gemälde illustriert worden war, das Teresa wohl gesehen haben dürfte, da es sich damals im benachbarten Sankt-Thomas-Kloster zu Avila befand, das sie oft besuchte.[7] Es handelt sich um das Bild *Die Heilige Jungfrau erscheint einer Dominikanergemeinschaft* von Pedro Berruguete, das sich heute im Prado befindet (Abb. 20). Die von Berruguete illustrierte Geschichte ist eine Dominikanerlegende:

> Der Feind alles Guten, der Teufel, der sich nicht gescheut hat, den Herrn der Welt herauszufordern, fühlte sich von den Dominikanern in Bologna und Paris mehr als anderswo angegriffen und wählte daher diese Städte, um ihnen gleich nach der Gründung des Ordens entgegenzutreten [...]. Die Brüder setzten ihre letzte Hoffnung auf die allmächtige Jungfrau, und sie faßten den Entschluß, nach Completorium einen feierlichen Umzug zu ihren Ehren zu veranstalten, bei dem das Salve Regina gesungen werden sollte. Maria erhörte ihr Gebet, und mit den Erscheinungen hatte es sogleich ein Ende. [...] Daß eine solche Prozession Gott und seiner Mutter wohlgefällig war, das beweisen der Eifer des Volks, die fromme Inbrunst des Klerus, die süßen Tränen, die frommen Seufzer und die herrlichen Visionen zur Genüge. Tatsächlich waren viele Menschen zugegen und berichteten, daß die Jungfrau, als die Brüder gerade ihren Altar verlassen wollten, mit einer Engelsschar vom Him-

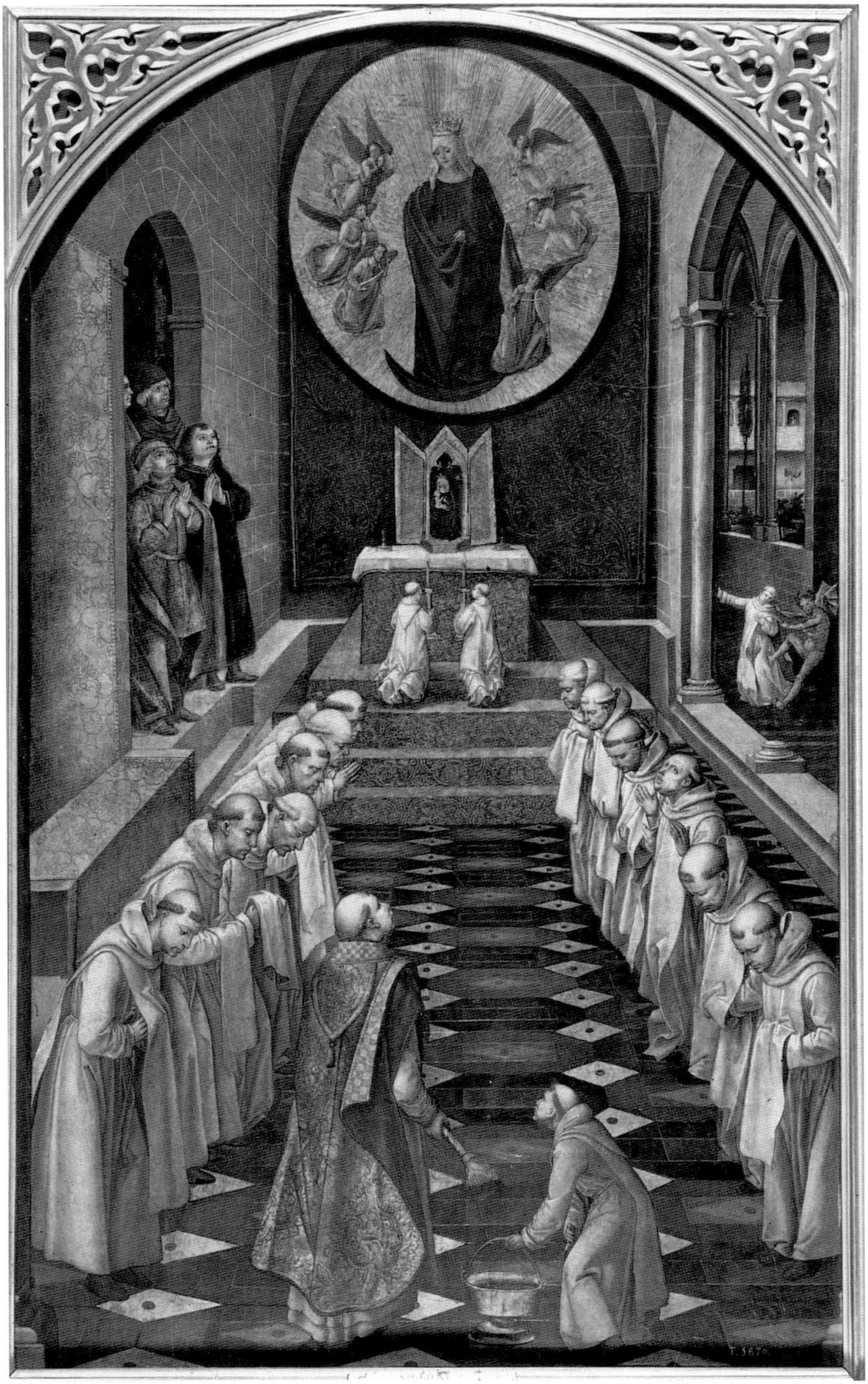

20. Pedro Berruguete, *Die Heilige Jungfrau erscheint einer Dominikanergemeinschaft,* Ende des 15. Jahrhunderts, Tempera auf Holz, 130 x 86 cm, Madrid, Museo del Prado.

mel herabstieg. Als die Brüder bei dem Bittgesang »O dulce Maria« angelangt waren, neigte sie sich ihnen zu, segnete sie und stieg mit ihrem Gefolge wieder zum Himmel empor.[8]

Die Art, wie Berruguete diesen Text visualisiert hat, ist klar und originell zugleich. In dem Kreuzgang zur Rechten sieht man den ersten Akt der Erzählung: Der Teufel bedrängt einen Mönch. In der Mitte dagegen kann man den glücklichen Ausgang betrachten, der sich der ›Gegen-Erscheinung‹ der Jungfrau verdankt.

Gegenüber dem Text nimmt sich Berruguete zumindest eine bedeutende Freiheit: er plaziert die Erscheinung der Jungfrau über einem Retabel. Zwischen diesem Altarbild und der Erscheinung gibt es eine Nachbarschaftsbeziehung, die sich nicht dem bloßen Zufall verdanken kann: Das Göttliche scheint von seinem Bild angezogen zu werden. Das Retabel ist ein Triptychon, auf dessen Mitteltafel die auf einem Thron sitzende Madonna mit dem Kind dargestellt ist, während die Vision, die so groß ist, das sie das ganze Kirchengewölbe ausfüllt, nur Maria allein darstellt: Wie in der Hymne Salve Regina ist sie gekrönt und steht, umgeben von der Sonne und musizierenden Engeln, auf einer Mondsichel. Der räumliche Aufbau des Bildes von Berruguete macht es schwer, genau den Ort anzugeben, an dem sich die Vision befindet. Die meisten Mönche achten gar nicht auf die Gegenwart der Jungfrau, und die Personen, die in Verzückung geraten zu sein scheinen, fixieren einen unbestimmten Punkt, der irgendwo unter der Kirchenkuppel liegt. Die Vision ist gleichzeitig verräumlicht und unräumlich, so wie sie auch gleichzeitig innerlich und äußerlich, real und imaginär ist.

Wenn Teresa von Avila, wie ich es für wahrscheinlich halte, von diesem Bild beeinflußt worden ist, so hat sie auch dessen tiefgründige Botschaft verstanden. Die Dominikanerlegende ist eine Stiftungslegende. Die Vision exorziert das Böse aus der Gemeinschaft, die Theophanie reinigt die Stätte der Erscheinung.

Berücksichtigen muß man auch, daß Teresa zur Zeit ihrer Vision – und mit der ausschlaggebenden Unterstützung der Dominikaner – soeben Priorin des Klosters der Menschwerdung geworden war, unter dramatischen Umständen, von denen uns ihre *Klosterstiftungen* eine Vorstellung vermitteln.[9] Das Gemälde von Berruguete bot ihr das Schema einer mystischen Erfahrung, die gleichzeitig Wiederholung eines Archetyps und eine besondere Huldigung an ihre getreuen Verbündeten war.

2. Bilder

Im Gegensatz zu Teresa von Avila, die mit Visionen so reich beschenkt wurde und ohne Scheu auf das gemalte oder skulptierte Bild zurückgriff, wenn dies für ihre Zwecke dienlich war, stellt Johannes vom Kreuz den anikonischen Pol der spanischen Mystik dar: »... all das, was die Phantasie zu ersinnen und der Verstand in diesem Leben zu erfassen vermag, kann kein direktes Verbindungsmittel zur Vereinigung mit Gott sein.«[10] Demgemäß werden sowohl die Visionen wie die Bilder von Anfang an von den Kontemplationsübungen ausgeschlossen.

Diese extreme Position des Johannes vom Kreuz scheint den Karmeliterorden nicht nachhaltig beeinflußt zu haben.[11] Nur wenige Jahrzehnte nach seinem Tod wurde zum Beispiel ein Stich verbreitet, den Johannes sicherlich nicht geschätzt hätte (Abb. 21)[12]: Man sieht darauf einen knienden Karmeliter in freier Landschaft. Er betrachtet ein eingerahmtes Bild der Jungfrau mit dem Kind, das sich wie eine Vision oder ein Gemälde vom Hintergrund des bewölkten Himmels abhebt. Dieses ›Gemälde‹ ist zugleich ein auf das Jenseits hin offenes ›Fenster‹: Die Wolken weichen zur Seite, und alles Licht strahlt von dieser riesigen ›Taschenlampe‹ aus, als würde es durch den Rahmen hindurchgehen. Der Text unter dem Stich hebt nun aber gerade das hervor, was Johannes bestritt: die Vermittlungsfunktion der Vision.

Einige Episoden aus der Überlieferung der Karmeliter versuchen die ablehnende Einstellung des Johannes vom Kreuz den Bildern gegenüber abzumildern. Die wichtigste dieser Episoden ist allgemein unter dem Namen ›Wunder von Segovia‹ bekannt. Eines Tages im Jahre 1588, berichtet ein Schriftstück aus dem Karmeliterarchiv von Segovia, bemerkt Johannes auf dem Gang, der zur Treppe im Patio führt, zum ersten Mal ein Gemälde, das den von der Last des Kreuzes gebeugten Christus darstellt, und sogleich fühlt er sich in Liebe entflammt und gerät in Verzükkung.[13] Später soll er Francisco de Yepes erzählt haben, »daß ihm mit Unserem Herrn etwas Merkwürdiges widerfahren sei«: Nachdem man den Platz des Gemäldes geändert und es in die Kirche gebracht hatte, damit nicht nur die Mönche, sondern auch andere es verehren könnten, soll das Bild, als er eines Tages vor ihm im Gebet versunken war, zu ihm gesprochen haben: »Bruder Johannes, bitte mich, um was du willst, und ich werde es dir um des Dienstes willen, den du mir geleistet hast, gewähren«. Johannes soll geantwortet haben: »Herr, schenke mir Leiden, die ich für dich erdulden darf, und lasse die anderen mich herabsetzen und verachten.«[14]

Der Christus, der zu Johannes gesprochen haben soll, wird

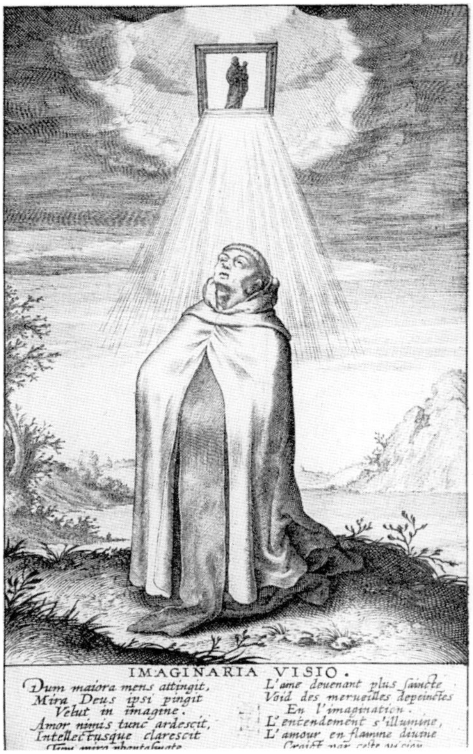
IMAGINARIA VISIO.
Dum maiora mens attingit,
Mira Deus ipsi pingit
Velut in imagine.
Amor nimis tunc ardescit,
Intellectusque clarescit
L'ame deuenant plus saincte
Void des merueilles depeinctes
En l'imagination.
L'entendement s'illumine,
L'amour en flamme diuine

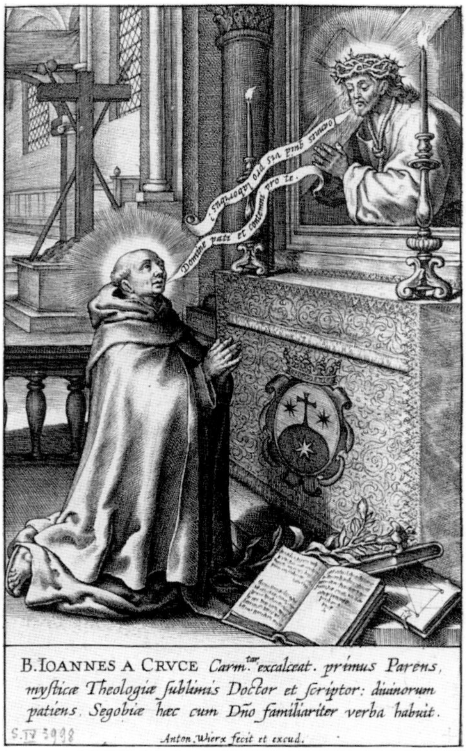
B. IOANNES A CRVCE Carm.tar. excalceat. primus Parens, mysticæ Theologiæ sublimis Doctor et scriptor: diuinorum patiens. Segobiæ hæc cum Dño familiariter verba habuit.
Anton. Wierx fecit et excud.

21. Antoine Wiericx, *Einbildliche Vision,* nach 1591, Kupferstich, Brüssel, Cabinet des Estampes.

22. Antoine Wiericx, *Das Wunder von Segovia,* 1591, Kupferstich, Brüssel, Cabinet des Estampes.

heute noch im Kloster von Segovia aufbewahrt, doch der schlechte Zustand und die Übermalungen lassen nicht mehr viel erkennen. Das bringt uns freilich nicht in Wissensnot, da zahlreiche Stiche, die meist als Frontispiz für die Werke des Johannes vom Kreuz dienten, das Wunder von Segovia darstellen und über den ursprünglichen Zustand dieses Gemäldes Aufschluß geben (Abb. 22).

Es handelt sich um das Halbfigurenbild eines kreuztragenden Christus mit gesenktem Blick. Auf den uns bekannten Stichen sieht man jeweils zwei Spruchbänder, eins für den Heiland, eins für Johannes, die ihren wunderbaren Dialog visualisieren.

Prinzipiell gibt es nichts, was diese im Karmeliterorden überlieferte Episode von den vielen anderen Wundern unterscheidet, die in der frommen Literatur seit dem Mittelalter so häufig geschildert werden. Der einzige bemerkenswerte Umstand in dieser Geschichte betrifft ein Detail, dieses aber ist von einiger Bedeutung.

Der Bildtyp, der den Dialog verursacht haben soll, gehorcht einer im Spätmittelalter sehr verbreiteten Kompositionsmethode, die unter dem Namen ›dramatischer Vordergrund‹[15] geläufig ist: sie sorgt für die erforderliche Nähe zwischen Betrachter und Bild

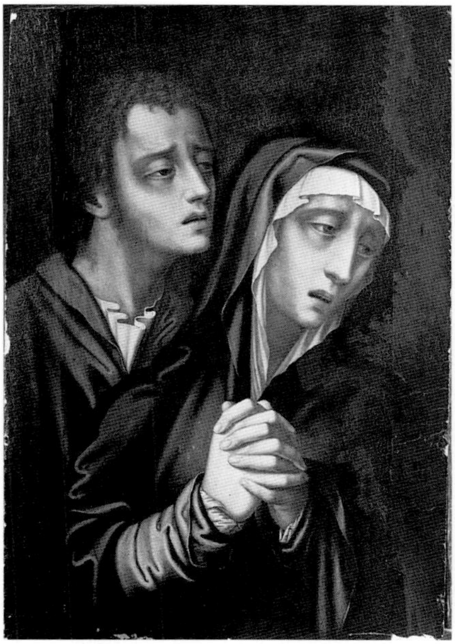
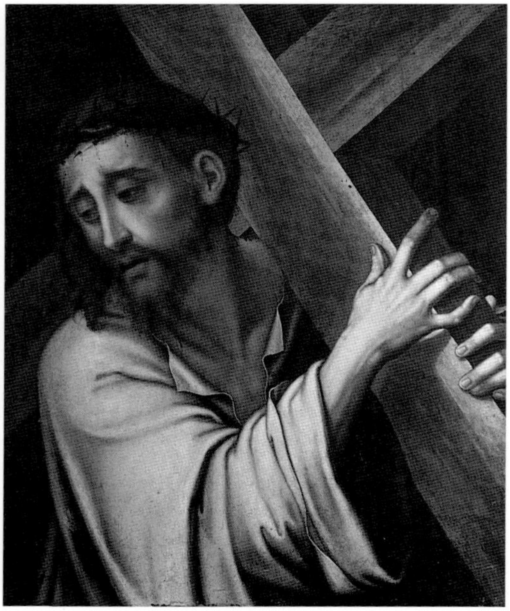

23., 24. Luis de Morales (genannt El Divino, 1547-1586), *Die Jungfrau Maria und Johannes* und *Die Kreuztragung,* Flügel eines Diptychons, links: 61 x 41,5 cm, rechts: 60 x 52 cm, Basel, Kunstmuseum.

und ermöglicht auf diese Weise die *compassio* oder provoziert sie gar. Man muß sich also nicht wundern, daß, wie die Tradition meint, *ein solches* Bild zum heiligen Johannes ›gesprochen‹ haben soll.

Ein zweites Element kommt hinzu. Es handelt sich um die Weise, in der die spanische Kunst des 16. Jahrhunderts, also die aus der Zeit des Johannes vom Kreuz, den kreuztragenden Christus im narrativen Vordergrund behandelte.

Dieses spezifische Merkmal könnte durchaus das auslösende Moment für die Visionserfahrung des Karmeliters gewesen sein, denn wie viele Werke zeigen (Abb. 23, 24), gab es eine gewisse Vorliebe für eine echte Inszenierung des kompassionellen Dialogs. Luis de Morales (El Divino) zum Beispiel gibt die Szene auf einem ›Diptychon‹ wieder: Der eine ›Flügel‹ zeigt einen von der Last des Kreuzes gebeugten Christus, der andere Maria und Johannes den Evangelisten, die der Schmerz der *compassio* niederdrückt, in Halbfigur. Die Beziehung zwischen den beiden ›Flügeln‹ ist eine dialogische, und ich denke, man geht nicht zu weit, wenn man sagt, daß ein solches ›Diptychon‹ das grundlegende Schema, dem das Wundererlebnis des Johannes vom Kreuz entspricht, bereits *in nuce* enthält. Überhaupt ist dieses Wundererlebnis dem Geist des dramatischen *close-up* und insbesondere dessen spanischen Lösungen nicht völlig fremd. Durch einen Einfühlungs- und Ersetzungsprozeß schlüpft Johannes vom Kreuz sozusagen in die Rolle, die ihm durch seinen Namen von Anfang an vorherbestimmt war. Dank dieser doppelten Operation wird er voll und ganz »Johannes vom Kreuz«.

Im geistlichen Leben des gegenreformatorischen Spaniens begegnet man mehreren vergleichbaren Episoden, die von der ständigen Wechselwirkung zwischen Bild- und Visionserfahrung zeugen. Ich zitiere nur zwei davon.

Die Geschichte, deren Held der heilige Johannes von Gott war (geboren 1495 in Portugal, gestorben 1550 in Granada), ist insofern interessant, als dieser darin eine Erfahrung macht, die der seines Fast-Namensvetters Johannes vom Kreuz entspricht. Wie die Dokumente zeigen, aber auch die Bilder, die sein Leben illustrieren (Abb. 25), wurde Johannes von Gott mehrmals mit Visionen bedacht, die einen Bezug auf gemalte Bilder haben. Die berühmteste ereignete sich in der Kirche Unserer Lieben Frau in Granada. Als er eines Tages vor dem Kruzifix betete, schien es ihm, als sähe er den heiligen Johannes und die Jungfrau Maria aus dem Gemälde herabsteigen. Die Jungfrau kam auf ihn zu, setzte ihm die Dornenkrone, die sie bei sich trug, fest aufs Haupt und sprach: »Johannes, nur durch Dornen und Leiden verdienst du dir die Krone, die mein Sohn im Himmel für dich bereithält«.[16]

Das Bild von Francisco Camillo, entstanden 1653, stellt diese Szene dar und fügt ihr einige weitere Elemente hinzu. Im Hintergrund sieht man ein Altarbild, das Christus auf dem Kalvarienberg darstellt. Das Bild ist zum Teil von einem Vorhang verdeckt, man sieht jedoch, daß zwei seiner Personen darauf fehlen: Johannes der Evangelist und Maria haben den Gekreuzigten für einen Augenblick verlassen, um ins Irdische hinabzusteigen. Die Rolle, die der Evangelist auf diesem Gemälde spielt, ist nun aber bedeutender als die, die ihm die Texte gewöhnlich zuweisen. Er ist an der Krönung seines Namensvetters beteiligt und reicht ihm die Hand, wodurch diese Szene die ›Macht des Namens‹ um so nachdrücklicher illustriert.

Ein zweites Beispiel ist noch aufschlußreicher, da es uns erlaubt, die Verbindungen zu erkennen, die in einigen Kunstwerken des 16. und vor allem des 17. Jahrhunderts zwischen der Visionserfahrung und dem optischen Illusionismus hergestellt wurden.

Juan Acuña de Adarve, der im 17. Jahrhundert das umfassendste Werk über die »wahren Bilder Christi« schrieb, berichtet vom Erlebnis einer Ordensschwester vor einer ›Veronika‹, das heißt vor einem Gemälde, welches das *Heilige Antlitz* darstellt (Abb. 13, 26):

> Eines Tages, in der Karwoche, nachdem sie sich wie gewöhnlich mit Eisenketten gegeißelt hatte, warf sie sich vor einer Veronika nieder und sprach: »O mein süßer Jesus Christus, im Namen

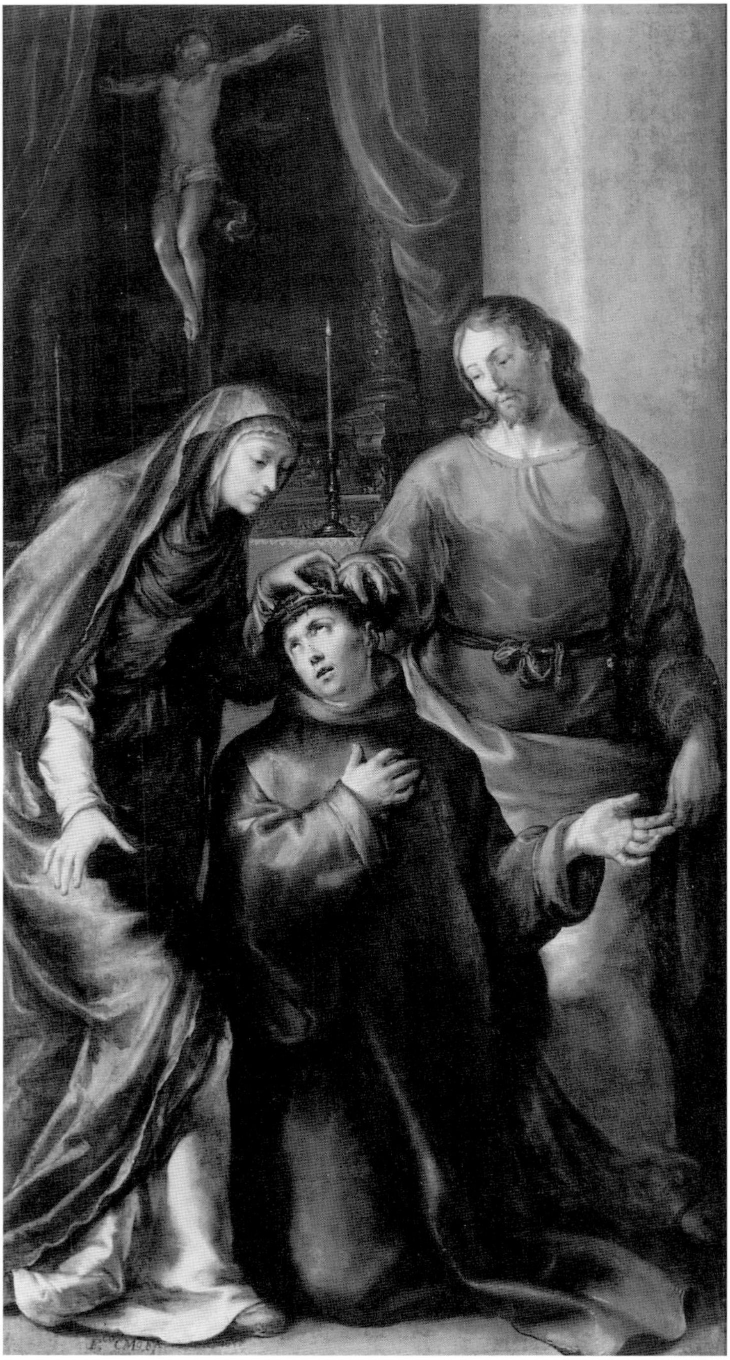

25. Francisco Camillo, *Johannes der Evangelist und die Jungfrau Maria krönen den heiligen Johannes von Gott,* 1650, Öl auf Leinwand, 236,6 x 127 cm, Barnard Castle (Durham), The Bowes Museum.

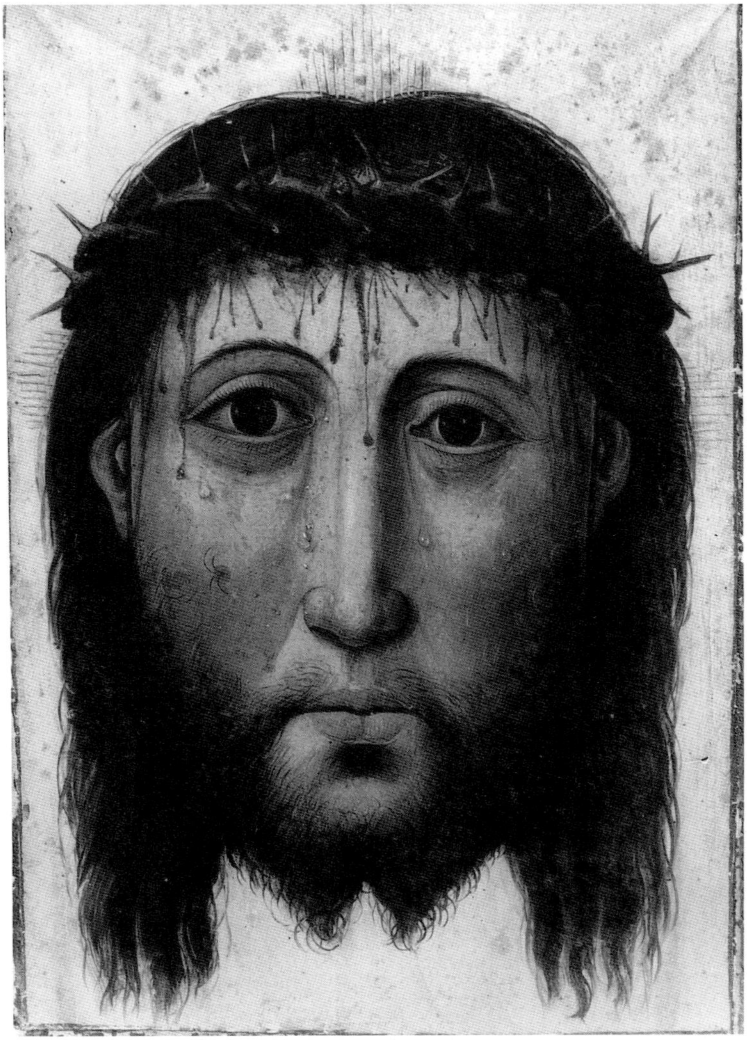

26. Unbekannter Künstler, *Das Schweißtuch der Veronika,* 16. Jahrhundert, Tempera auf Holz, Kloster der Menschwerdung, Avila.

deiner heiligen Passion flehe ich dich an Herr, laß mich durch Ablegen der Gelübde deine Braut werden, damit ich von allem Irdischen befreit werde und mich allein dir, dem Erlöser meiner Seele, widmen kann.«
Nachdem sie dies gesagt hatte, veränderte die Veronika ihr Aussehen und verwandelte sich in das schöne Gesicht Unseres Herrn Jesus Christus, so lebendig, als wäre es aus verweslichem und sterblichem Fleisch. Ihre Tränen, Klagen und Ängste aber, die einer übergroßen Liebe entströmten, waren so erschütternd, daß der Herr selbst sie tröstete und ihr versprach, sie zur Braut zu nehmen. [...] Nachdem er so gesprochen hatte, nahm die Veronika wieder ihr früheres Aussehen an.[17]

Bemerkenswert an diesem Bericht ist nicht so sehr, daß ein Gemälde als Träger für eine Vision gedient haben soll. Das ist nicht mehr als eine neue Variante eines alten Topos. Die wahre Bedeutung dieses Textes liegt, denke ich, in der Tatsache, daß die mystische Erfahrung hier mit den illusionistischen Bestrebungen der damaligen Malerei strikt parallelisiert wird. Um es deutlicher zu sagen: Die Heldin dieses Berichts hatte ein Erlebnis, das man ›mystisches Trompe-l'œil‹ nennen könnte. Nun gibt es aber aus derselben Zeit eine umfangreiche Reihe von Veronikabildern, die alle darin übereinstimmen, daß das Trompe-l'œil in ihnen einen Gipfel des Raffinements erreicht hat. Zweifellos nehmen die ›Veroniken‹ Zurbaráns (Abb. 13) ihrer Qualität wegen einen bevorzugten Platz in dieser Reihe ein. Die Stofflichkeit des Schweißtuchs, seine Falten und seine Textur sind darin mit unvergleichlicher Sorgfalt wiedergegeben. Das Antlitz Christi dagegen wirkt so, als sei es von der Zeit fast ausgelöscht worden. Der Betrachter muß sich wirklich Mühe geben, wenn er in diesem verschwommenen, beinahe schon verschwundenen Bild etwas erkennen will. Doch gerade diese Anstrengung knüpft im Rahmen der Kontemplation ein enges Band zwischen Betrachter und Bild.

Daneben gab es eine alte Tradition der Darstellung der ›Veronika‹, die ihre Wurzeln in der niederländischen Kunst des 15. Jahrhunderts hatte, aber im Spanien des 16. und teilweise auch des 17. Jahrhunderts noch lebendig war. Hier wurde dasselbe Bild ganz anders gestaltet (Abb. 26): Das Gesicht Christi scheint sich vom Tuch zu lösen und im Raum zwischen dem Betrachter und dem Sudarium zu schweben.

Das Erlebnis der Novizin vor der Veronika, wie Acuña de Adarve es uns mitteilt, faßt offensichtlich auf der Ebene der mystischen Kontemplation eine Dialektik des Trompe-l'œil zusammen, die für die spanische Kunst jener Zeit bestimmend war.

Auf die Frage, ob das Trompe-l'œil in diesem Fall ein künstlerisches Ausdrucksmittel oder ein mystisches Anregungsmittel bildet, kann man mit einem Satz Francisco Pachecos antworten, der auf dem Gebiet der religiösen Kunst des 17. Jahrhunderts zweifellos die höchste Autorität war: »Durch fortschrittliche künstlerische Mittel«, schreibt er, »kann man die alte Frömmigkeit wiederherstellen und erneuern«.[18]

3. Visionen/Bilder

Es ist lehrreich, zu verfolgen, wie sich diese »neuen künstlerischen Mittel« in der Kunstpraxis des 17. Jahrhunderts bemerkbar machen und wie die zeitgenössische Kunstliteratur die Beziehung zwischen pikturaler Bildwelt und visionärer Erfahrung behandelt.

Wenn etwa ein Jusepe Martínez (1602-1682) die Verdienste der Malerei aufzählt, vergißt er nicht zu erwähnen, daß die christliche Frömmigkeit durch ein gut gemaltes Bild beflügelt werden kann.[19] Diese Behauptung scheint nicht sonderlich originell zu sein, denn auf den ersten Blick wiederholt sie nur, was in allen katholischen Ländern einmütig akzeptiert wurde, seit auf dem Tridentiner Konzil 1563 eine Reaktivierung der persuasiven Komponente des Bildes gefordert worden war. Paleotti zum Beispiel schreibt:

> Das Hauptziel der Bilder ist es, die Leute zur Frömmigkeit zu überreden und sie Gott zu unterwerfen; die Bilder sollen die Menschen dazu bewegen, Gott den schuldigen Gehorsam und die nötige Ehrerbietung zu erweisen.[20]

Dennoch verdient die Bemerkung von Martínez aus zwei Gründen unsere Aufmerksamkeit. Zum einen, weil das ergreifendste Bild für ihn das »gut gemalte« ist. Dies steht in einem gewissen Gegensatz zu dem, was man in den kirchlichen Schriften liest, wonach es nicht so sehr auf die künstlerische *Qualität* ankommt, da die ›Macht des Bildes‹ wichtiger sei als seine ›Schönheit‹. Die These steht auch quer zur negativen Mystik, die das allzu vollendete künstlerische Bild ablehnt, weil es den Glauben gefährde, denn »es gibt viele Menschen, die mehr auf die Seltenheit und den künstlerischen Wert des Bildes sehen als auf das, was es darstellt«.[21]

Doch auch aus einem zweiten Grund verdient die Bemerkung von Martínez, daß man näher hinsieht: Liest man die ganze Stelle, so wird einem klar, daß die wichtigste Wirkung des »gut gemalten« Bildes darin besteht, einen Zustand visionärer Ekstase herbeizuführen:

> ... all das vermag die Malerei: Die christliche Frömmigkeit wird angestachelt durch die vielen Gläubigen, die ein gut gemaltes Kruzifix erschüttert. Eine *Verkündigung* versetzt den heiligen Filippo Neri in Ekstase, und fast könnte man meinen, daß die anderen sie nur nicht aufmerksam genug betrachtet haben.[22]

In *Bild und Kult. Eine Geschichte des Bildes vor dem Zeitalter der Kunst* hat Hans Belting mit einleuchtenden Argumenten dargelegt, daß das Erscheinen des modernen Begriffs ›Kunst‹ (im 16. und 17. Jahrhundert) den Begriff des ›Bildes‹, so wie er traditionell verstanden und gebraucht wurde, in eine Krise gestürzt hat.[23] Man kann Beltings Gedanken weiterführen, indem man sich den Problemen des ›gut gemalten Bildes‹ widmet, das heißt den Problemen des ›Andachtsbilds‹ im ›Zeitalter der Kunst‹.

Unter diesem Blickwinkel stellt der Satz von Martínez eine Art Synthese dar, denn er faßt zwei Bildbegriffe zusammen, den funktionalen der Gegenreformation und denjenigen der sogenannten ›barocken‹ Malerei, die auf Illusion zielt: »Die Malerei erzeugt im Geiste eine angenehme Täuschung und ein täuschendes Entzükken, da sie uns glauben läßt, das Fingierte sei wahr«[24], schreibt Tesauro.

Die doppelte Wurzel dessen, was man als eine regelrechte ›Poetik des sakralen Trompe-l'œil‹ betrachten könnte, läßt sich in der spanischen Kunst des 17. Jahrhunderts mühelos aufspüren.[25] Man muß nur das Buch von Antonio Palomino über das Leben der spanischen Maler aufschlagen, und schon stößt man auf eine Vielzahl aussagekräftiger Beispiele. Auf einer einzigen Seite, die dem Leben von Juan Sánchez Cotán gewidmet ist, werden etwa folgende Werke beschrieben und gepriesen:

1. – Ein gemaltes Kruzifix [Abb. 27], das seinen Goldrahmen zu verlassen scheint, als wäre es skulptiert.
2. – Ein fingiertes Retabel, das ein gemaltes Bild einrahmt.
3. – Ein großes Gemälde des *Abendmahls,* auf dem man zwei Fenster sieht, die so dargestellt sind, daß man meinen könnte, es scheine wirklich Licht durch sie hindurch.
4. – Ein Kreuzigungsbild, dessen Perspektive so täuschend echt ist, daß die Vögel schon mehrmals versucht haben, sich auf die vorstehenden Nägel zu setzen.
5. – Das Bild *Der heilige Ildefonso und die Jungfrau,* für das die Heilige Jungfrau selbst dem Maler erschienen sein soll, damit er sie porträtiere.[26]

Liest man aufmerksam diese Seite, stellt man fest, daß sie in der Tat einen kleinen Katalog der illusionistischen Möglichkeiten der Malerei enthält: Die Malerei als Skulptur (1), die Malerei als Fortsetzung des realen Raums (2) oder der realen Beleuchtung (3), die Malerei als täuschender Gegenstand (4), die Malerei als Resultat einer Vision (5).

Lange vor Palomino hatte Francisco Pacheco erklärt, daß »die Malerei mit dem Schein spielt und täuscht«.[27] Was sowohl bei Pacheco wie später bei Palomino hervorgehoben werden muß, ist die Tatsache, daß die Erzeugung der Illusion von einer besonderen

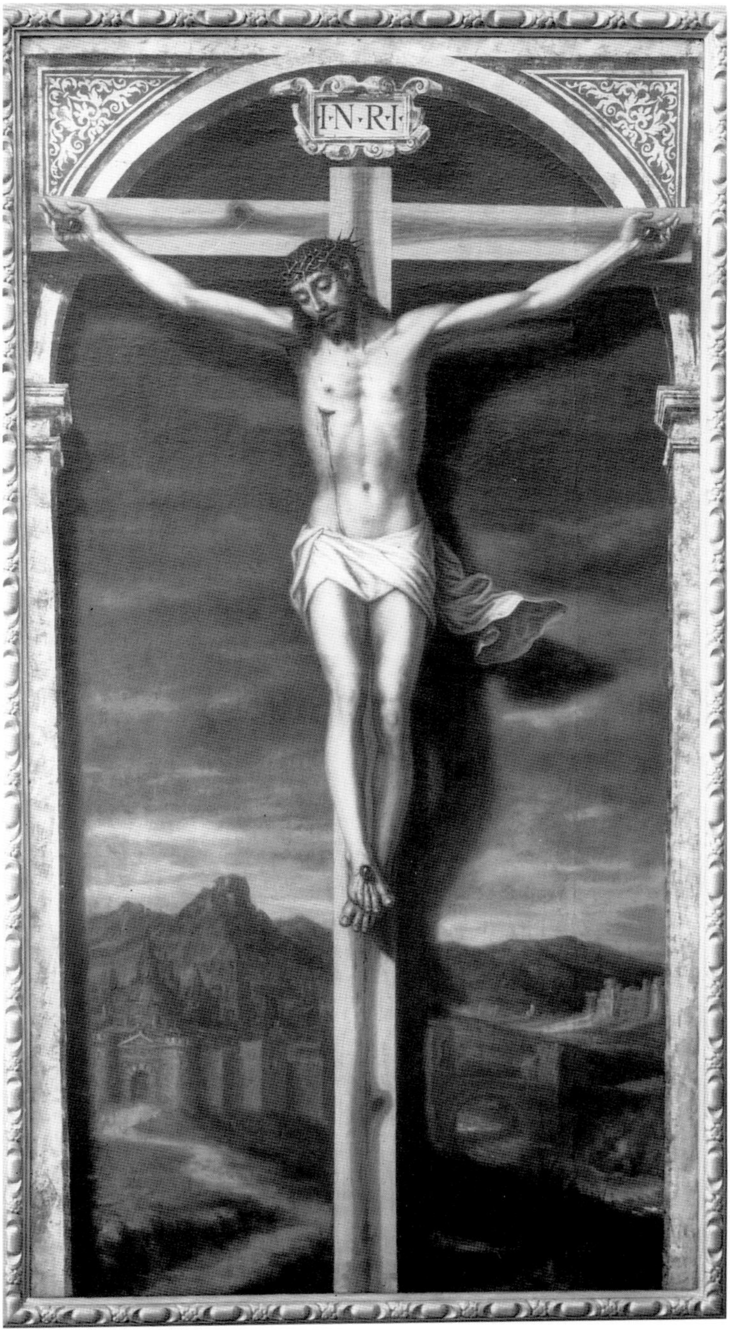

27. Juan Sánchez Cotán, *Christus am Kreuz,* nach 1603, Öl auf Leinwand, 220 x 120 cm, Granada, Museo de Bellas Artes.

28. Juan Martínez Montañés, *Christus am Kreuz (Cristo de la Clemencia),* nach 1603, geschnitztes Holz, Sevilla, Kathedrale.

Rezeptionssituation abhängig ist. Die manipulierte Beleuchtung des Werks und/oder der dem Betrachter aufgezwungene nötige Abstand scheinen deren Bedingungen a priori zu sein. So erwähnt Pacheco die starke Beklommenheit, die man in einer dunklen Kapelle der Kathedrale von Sevilla empfindet, wenn man dort die 1548 von Pedro de Campaña (Peter von Kempeneer) gemalte *Kreuzabnahme* betrachtet[28], und Palomino beschreibt, wie der *Christus am Kreuz* von Zurbarán, der einst in der Sakristei des Sankt-Pauls-Klosters in derselben Stadt hing, auf den Betrachter wirkte:

> Das Bild befindet sich hinter dem verschlossenen Gitter der Kapelle, in die nur wenig Licht fällt: Alle, die das Kruzifix sehen und nicht wissen, daß es gemalt ist, halten es für eine Skulptur.[29]

Offenkundig beruht die ›Täuschung‹ Zurbaráns nicht nur auf der Virtuosität des Malers, sondern auch auf der adäquaten Zurschaustellung des Bildes (entsprechende Beleuchtung, nötiger Betrachterabstand). Sein *Christus am Kreuz* löst keine ›echte Vision‹ aus, sondern erzielt mit den Mitteln der Malerei die Wirkung der Skulptur. Was hier in die Praxis umgesetzt wird, scheint also eher eine Poetik der Auslöschung der Grenzen zwischen verschiedenen Darstellungstechniken zu sein. Doch zu Recht darf man sich fragen, ob diese Poetik, die das Zweidimensionale ins Dreidimensionale verwandeln will, nicht bloß eine Etappe auf jenem Weg ist, der zur Visionswirkung der Darstellung führt.

Die Antwort muß Ja lauten, weil es Dokumente gibt, die belegen, daß man – und zwar in Sevilla und genau zur fraglichen Zeit – zuweilen der Plastik explizit die Aufgabe zuwies, einen noch direkteren Kontakt zum Betrachter herzustellen. In dem Vertrag, der mit Juan Martínez Montañés über seinen berühmten *Cristo de la Clemencia* (Abb. 28) geschlossen wurde, fordern die Besteller ausdrücklich, daß der Gekreuzigte »so dargestellt wird, daß er auf jeden blickt, der zu seinen Füßen betet, so als spräche er wehklagend zu ihm über das, was er gerade für ihn erleidet«.[30]

Aufschlußreich ist, daß Zurbarán den Umstand betont hat, daß sein *Christus am Kreuz* (Abb. 14) mitsamt seinem Trompe-l'œil-Effekt die Frucht einer persönlichen pikturalen Arbeit ist, einer geheimnisvollen Kunst, die er beherrscht. In dem Bild gibt es nämlich ein Detail, das uns deutlich sagt, daß der Maler seine Spur darin hinterlassen wollte, um so den Kunstcharakter der ›Erscheinung‹ herauszustellen. Es ist die Signatur des Malers. Diese Inschrift *(Franco Dezur fa 1627),* die einen Cartellino ziert, der am Kreuzstamm angebracht ist, ist ein raffiniertes rhetorisches Mittel (nämlich eine Art ›Autorenmetalepse‹[31]), und man kann sich zu

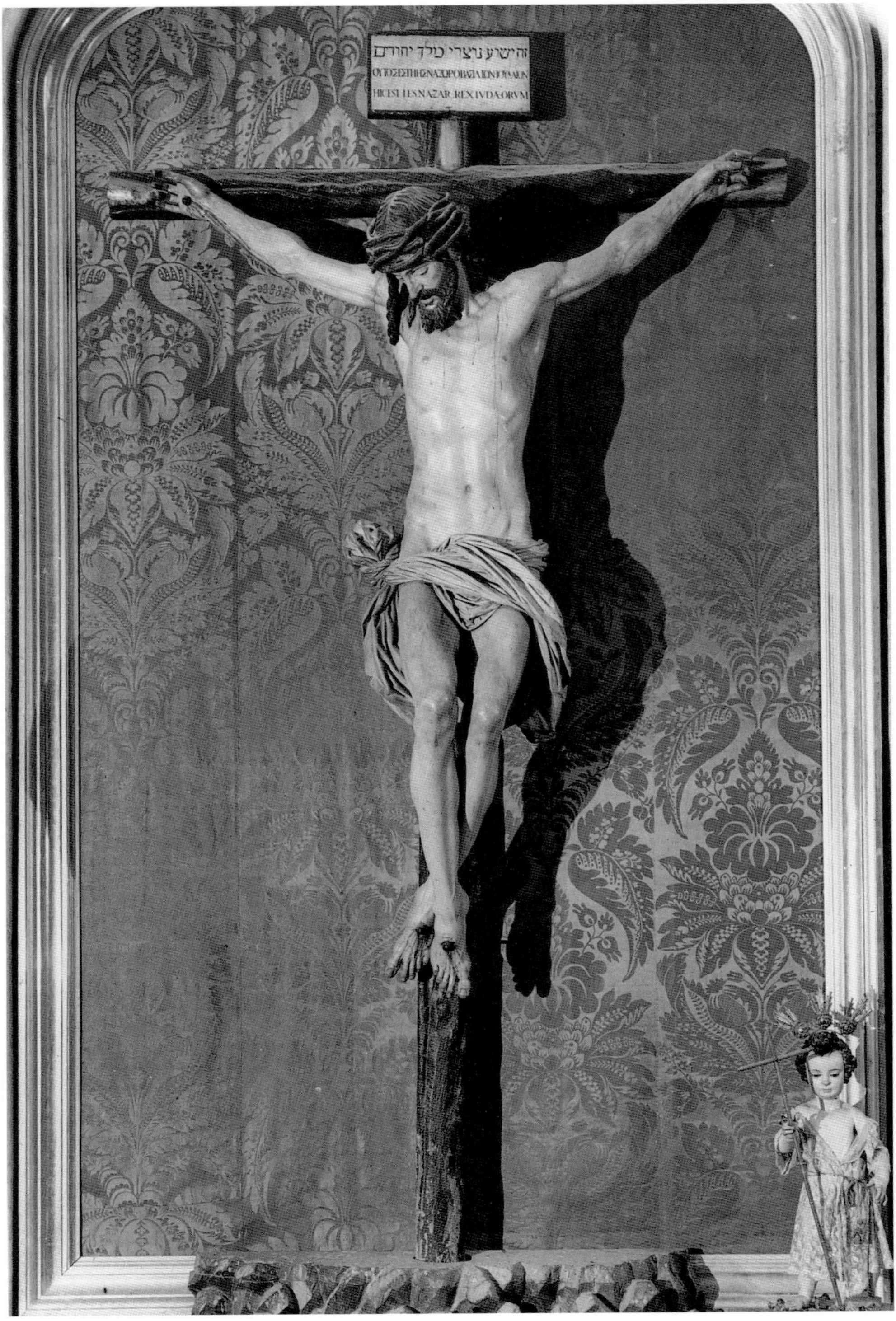

Recht fragen, ob es opportun ist, so etwas in ein religiöses Gemälde einzufügen, das öffentlich gezeigt wird. Bei der Antwort muß man, denke ich, die besondere Rezeptionssituation dieses Werks berücksichtigen, von der in den Quellen die Rede ist: Erzielt wird die Täuschung, das heißt die dreidimensionale Wirkung, nur in einem bestimmten Umfeld (Halbdunkel, Gitter).

29. Francisco de Zurbarán, *Christus am Kreuz mit einem Maler*, um 1635-1640, Öl auf Leinwand, 105 x 84 cm, Madrid, Museo del Prado.

Die Entdeckung der Täuschung und der deutliche Hinweis auf ihren ›Kunst‹-Charakter gehören zu einer zweiten Situation, in der man näher herantritt und das Werk aufmerksam analysiert. Dieses *Kruzifix* setzt also zwei Rezeptionssituationen voraus: Von weitem scheint es eine Skulptur zu sein, und niemand kann dort den kleinen Zettel entziffern (der diesen Schein beseitigen würde); wer jedoch hinter das Gitter treten darf, um dort das Werk aus der Nähe zu betrachten, entdeckt sofort, daß dessen Dreidimensionalität nur vorgetäuscht ist, und kann dort zugleich den Zettel lesen, der ihm mitteilt, welcher Künstler es geschaffen hat. Es gibt also eine Dialektik zwischen *engaño* (Täuschung) und *desengaño* (Entdeckung der Täuschung), die Zurbarán auf exemplarische Weise auf dem Gebiet der religiösen Kunst eingesetzt hat.[32]

Unter diesem Gesichtspunkt, denke ich, muß man eines seiner mysteriösesten Werke betrachten, den *Christus am Kreuz mit einem Maler* (um 1635-1640, Abb. 29). Es handelt sich in der Tat um ein Unikum in der gesamten religiösen Malerei des Abendlands. Man sieht darauf einen Maler in vorgerücktem Alter, der zu Füßen eines Kruzifixes in andächtige Betrachtung versunken ist. Er blickt zum Gekreuzigten empor, legt in einer vielsagenden Gebärde der Lauterkeit und Ergebenheit die rechte Hand auf sein Herz, während er in seiner linken Palette und Pinsel hält. Der halboffene Mund läßt darauf schließen, daß er leise ein Gebet spricht. Der Gekreuzigte, eine völlig ausgemergelte Gestalt, neigt seinen Kopf auf die Brust. Handelt es sich um ein Zeichen, das uns bedeuten will »es ist vollbracht« oder haben wir es mit einem imaginären Dialog zu tun, jener Situation vergleichbar, die im Vertrag von Montañéz für den *Cristo de la Clemencia* erwähnt wurde?

Ich neige zu der zweiten Deutung, auch wenn damit eine ganze Reihe von Fragen auftaucht. Welche Situation wird von diesem Gemälde wirklich dargestellt? Hat sich der Maler – wie in einer ›geistlichen Übung‹ – in die Passionsgeschichte hineinversetzt und befindet er sich nun zur Stunde der Kreuzigung auf dem Kalvarienberg? Hat er eine Vision?[33] Ist er *im* Gemälde? Befindet er sich *vor* einem eben erst vollendeten Werk?

All diese Fragen bleiben in der Schwebe und müssen es bleiben. Zurbarán wollte seinem Werk durchaus eine gewisse Zweideutigkeit lassen, da er sorgfältig alles vermieden hat, was eine endgültige

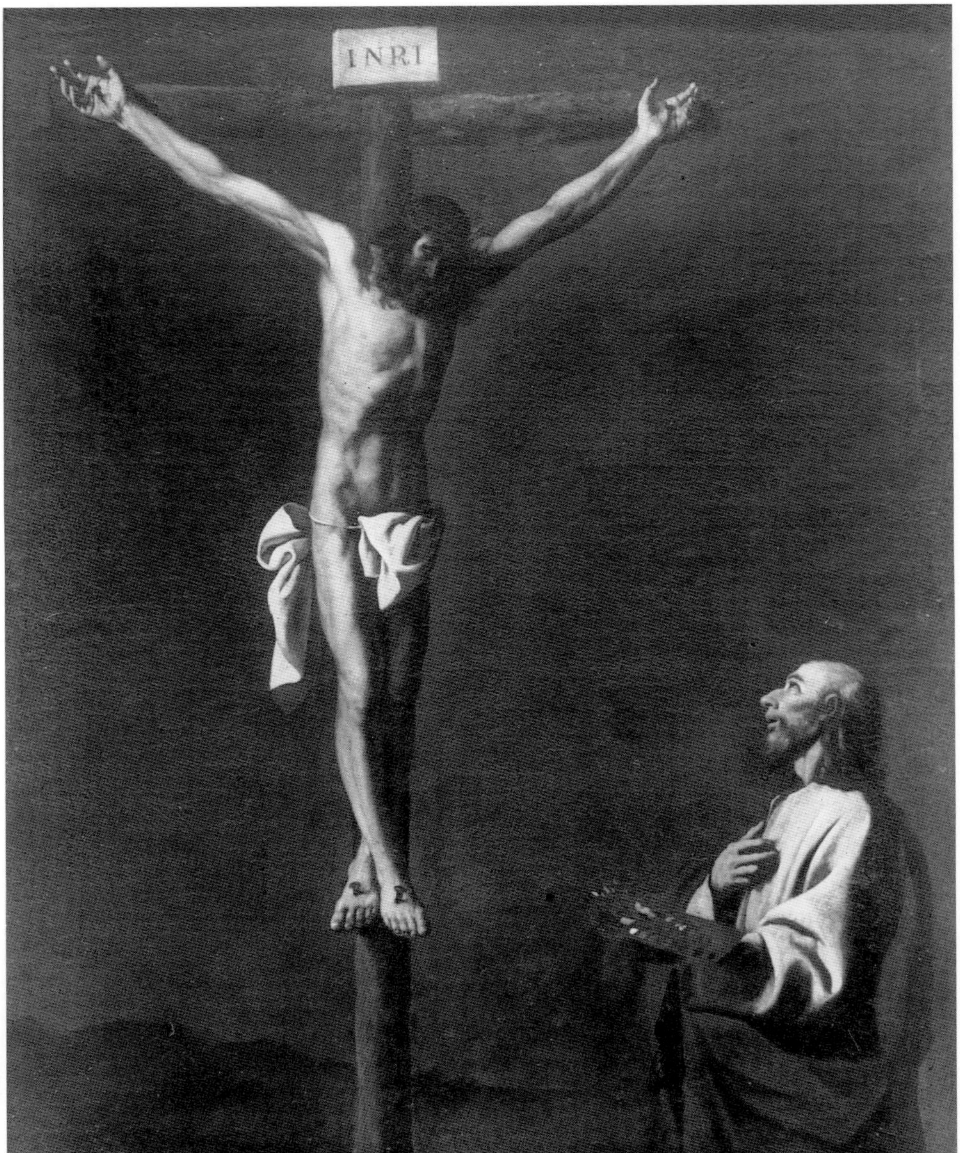

Antwort erlauben würde: Das Bild hat keine Standebene, man weiß nicht, worauf der Maler mit seinen Füßen ›wirklich‹ steht, das ›Realitätsprinzip‹ wird von einer Rahmung außer Kraft gesetzt, die feste Erwartungen absichtlich enttäuscht.

Das Problem des ›Wirklichkeitseffekts‹[34] in seiner mystischen Variante wird noch dringlicher in Werken, die eindeutig Visionen darstellen. Zwei Bilder Murillos können uns hier als Leitfaden dienen. Dank Palomino wissen wir in etwa, wie die Zeitgenossen sie aufnahmen. Ich gebe hier die Bemerkungen des Biographen wieder, um diese dann mit den Bildern, denen sie gelten, zu vergleichen. Das erste Bild ist *Die Vision des heiligen Antonius von Padua* (1656, Abb. 16):

> In Sevilla gibt es viele exzellente Gemälde von seiner Hand, so etwa in der Taufkapelle der Kathedrale das großartige und berühmte Bild des Heiligen von Padua, wie ihn das von der himmlischen Glorie umgebene Christuskind mit seinem Segen überschüttet. Man sieht auch einen Teil der Kirche, in vollendeter Perspektive wiedergegeben, sowie einen kleinen Tisch, der mit solcher Kunstfertigkeit ausgeführt ist, daß einige erzählen, sie hätten einen kleinen Vogel gesehen, der versucht habe, sich dort niederzulassen, um an den Lilien in der Vase zu picken.[35]

Die zweite Stelle aus Palomino betrifft das Bild *Der heilige Franziskus in der Portiunkula* (1665-1666, Abb. 19), das Murillo ursprünglich für die Kapuzinerkirche von Sevilla schuf:

> Über dem Hauptaltar befindet sich das Gemälde *Das Wunder der Portiunkula.* Es ist mehr als sechs Ellen [*varas*] hoch, und die Glorie scheint wirklich da zu sein. Jesus Christus hält das Kreuz und betrachtet seine Allerheiligste Mutter, die zu seiner Rechten steht und Fürbitte für die Sterblichen einlegt. Die Darstellung der Engel ist von solcher Vielfalt und Schönheit, daß die Maler, als sie das Werk sahen, sagten, sie hätten bis dahin nicht gewußt, was Malerei sei und auch nicht in welcher Entfernung man ein solches Gemälde zu plazieren habe.[36]

Man könnte die beiden Stellen als erste Ansätze zu einer ›Künstlerlegende‹ betrachten[37], sie sind aber gleichwohl bedeutsam.

Bei seiner Beschreibung der *Vision des heiligen Antonius* folgt Palomino einem genauen Plan: er nennt zunächst das Thema des Bildes, spricht dann von der Glorie (das heißt vom eigentlich ›visionären‹ Teil des Bildes), lobt die Perspektive des Kirchenraums, rühmt die Ausführung des Tisches und erzählt schließlich die an Plinius den Älteren gemahnende Anekdote von den Vögeln, um die Aufmerksamkeit auf die täuschend wirklichkeitsecht gemalten Lilien in der Vase zu lenken. Es mag befremden, daß der Kommentar fast kein Wort über die Figur des heiligen Visionärs verliert, die doch einen wichtigen Platz im Gemälde einnimmt und in der dargestellten Geschichte zweifellos eine wesentliche Rolle spielt. Dieses Schweigen ist kein Zufall. Palomino will, daß wir das Bild gleichsam gegen den Strich lesen. Die ›richtige‹ Lektüre hätte uns über die ›einführende Person‹ des Heiligen allmählich zum oberen Teil der Darstellung, das heißt zur Glorie geleiten müssen, ist doch das ganze Bild letztlich nichts anderes als der Versuch, dem gläubigen Betrachter ein Visionserlebnis mitzuteilen und vor Augen zu führen. Doch die Wahl Palominos ist strategisch bestimmt: er legt den Weg der Lektüre in der Gegenrichtung zurück, indem er von der entferntesten Wirklichkeitsebene (der Engelsglorie) ausgeht, um dann die in einem intermediären Raum befindliche perspektivische Architektur zu durchlaufen und schließlich bei dem ›vorspringenden‹ Punkt im Vordergrund der Darstellung anzulangen, bei dem Tisch und dem Stilleben darauf.

Ich werde später noch einmal auf dieses Bild zurückkommen und zeigen, daß Palominos Beschreibung ein wichtiges Detail der ikonographischen Botschaft unterschlägt. Gleichwohl scheint mir seine Lektüre insofern höchst interessant und bedeutsam zu sein, als sie versucht, den Leser das Bild über das hervorstechende Trompe-l'œil im Vordergrund ›betreten‹ zu lassen, über diesen illusionären ›Punkt‹, an dem der Vogel des Zeuxis vergeblich versucht hat, sich niederzulassen. Dieser ›Punkt‹ ist ein Gipfel der ›Ähnlichkeit‹ und gehört also, wie Paleotti oder Pacheco gesagt hätten, zur »puren Kunst«.[38] Palomino sieht dabei zweifellos ganz richtig, daß Murillos Gemälde so konzipiert ist, daß dem Betrachter durch den ›Wirklichkeitseffekt‹ des Stillebens und des Tisches ein Zugang zum Bildraum gewährt wird, in dem er dann wieder zur höheren Ebene der Theophanie emporsteigen kann.

Das zweite von Palomino gepriesene Visionsbild, das für den Altar der Kapuzinerkirche von Sevilla gemalt wurde (Abb. 19), stellt eine der im 17. Jahrhundert ganz besonders beliebten Episoden aus dem Leben des Franziskus dar: Als sich der Heilige eines Tages in ein Dornengestrüpp warf, um sich gegen die Versuchungen des Fleisches zu wehren, erschien ein himmlisches Licht und zugleich erblühten weiße und rote Rosen an der Stelle der heutigen ›Capella delle Rose‹ in Assisi. Kurz darauf begab er sich zur Portiunkula-Kapelle, wo ihm Jesus Christus und die Jungfrau Maria erschienen und zu ihm sprachen: »Verlange, was du für das Heil der Seelen wünscht.«

Das Gemälde Murillos kombiniert also zwei Momente aus der Franziskanerlegende: das Rosenwunder und die Erscheinung in der Portiunkula. Das Bild ist über zwei Ebenen aufgebaut: oben die Erscheinung, unten der kniende Heilige. Die beiden Zonen sind deutlich unterschieden, sowohl dem Realitätsgrad wie der Malweise nach: Die Glorie entspricht der *maniera vaporosa* Murillos (seiner ›rauchig-wolkigen Manier‹), während der heilige

Franziskus, mit seiner gut sichtbaren Fußsohle, in der sogenannten ›realistischen‹ Manier à la Caravaggio gemalt ist.

In seiner Beschreibung geht Palomino nicht auf den ›Wirklichkeitseffekt‹ im Vordergrund der Darstellung ein, obgleich er hier nicht unwichtiger ist als in der *Vision des heiligen Antonius:* Die Stufen, die bis an die Bildgrenze führen, mit den Rosen, die diese Grenze sogar zu überschreiten scheinen, aber auch der rechte Arm des Franziskus, der in den Raum des Betrachters hineinzuragen scheint, sind ebensoviele ›Verbindungselemente‹ zwischen Bild und Betrachter.[39] Doch das ›realistischste‹ Element des ganzen Gemäldes ist zweifellos die Fußsohle, die Murillo so geschickt in der linken Ecke seiner Leinwand exponiert hat. Deren Symbolik ist alt und für das Verständnis der Botschaft dieses Werks wesentlich.[40]

Man muß nur die Darstellung des *Wunders der Portiunkula* mit Kompositionen vergleichen, die dem Visionsgemälde als einer eigenständigen Gattung vorhergehen, wie etwa die *Himmelfahrt Christi* (Abb. 8) oder die *Verklärung* (Abb. 6), um zu bemerken, daß es sich um einen Topos mit einer langen Geschichte handelt. Wenn man sehr weit zurückgeht, stellt man sogar fest, daß der nackte Fuß des Schauenden ein Rest jener heiligen Nacktheit ist, die jede Theophanie ursprünglich voraussetzte.[41] Die äußerst direkte Inszenierung des Fußes, wie sie Juan de Flandes etwa in seiner *Himmelfahrt* (Abb. 8) ausführt, enthüllt die ganze Komplexität dieses Motivs im Rahmen der christlichen Theophanie. Beim Verlassen der Erde hinterläßt Christus als Zeichen für seine Menschwerdung nur die Abdrücke seiner Füße, während sein Kopf bereits die Wolkendecke durchbrochen hat. Und die Apostel, die allein und ohne ihren ›Kopf‹ auf Erden zurückbleiben, werden von nun an symbolisch ›die Füße Christi‹ genannt: derart bilden sie einen Teil eines gewaltigen ›Körpers‹, dessen »Füße auf Erden und dessen Kopf im Himmel ist« *(pedes in terra, caput in coelo).*[42] Für Murillo ist die Fußsohle, die noch mit Staubresten bedeckt ist, einerseits das Attribut eines »neuen Christus« (Franziskus) und andererseits das stärkste Symbol eines Gemäldes, das ›Himmel‹ und ›Erde‹ gewissermaßen in einem einzigen Bild vereint.

Der Kommentar Palominos geht über all diese Details hinweg und zielt doch in die richtige Richtung, weil er ausdrücklich betont, wie wichtig die geschickte Hängung des Bildes und insbesondere der wohlkalkulierte Abstand zwischen ihm und dem Betrachter ist. Worauf es ankommt, ist der Effekt dieser Präsentation: »die Glorie scheint wirklich da zu sein«.

Dem Betrachter sollten beim Anblick des Gemäldes also Zweifel kommen: Sehe ich ein Stück Malerei, ein Altarbild, oder habe ich eine Vision? Diese Situation erinnert stark an eine andere, die die Mystiker schon lange zuvor beschrieben hatten: »Bisweilen schien mir das, was ich schaute, nur ein Bild zu sein; öfters aber war dies nicht der Fall, sondern Christus selbst schien sich mir zu zeigen ...«. Der einzige – aber wesentliche – Unterschied ist, daß ein Jahrhundert später die Zielpunkte der Alternative vertauscht worden sind. Man fragt sich, ob ein Gemälde eine Vision ist, und nicht mehr, ob eine Vision ein Gemälde ist.

Bedeutsam ist, was die Wirkung dieses Bildes betrifft, schließlich noch, daß die Neuheit seiner Inszenierung, glaubt man Palomino, zuerst von den Malerkollegen Murillos wahrgenommen wurde. Das positive Urteil dieser Spezialisten des ›Imaginären‹, das Loblied, das sie singen, bedeutet, daß sie einer ›Kunst‹ Anerkennung zollten, die es versteht, das Heilige und seine Darstellung zu manipulieren: Murillo hat demnach wirklich gewußt, was Malerei ist.

IV. EIN FERNER BLICK

1. Rhetorik des Undarstellbaren

> Von Dingen, die wir nicht sehen, wird wohl keiner behaupten, daß sie auf den Maler irgendwelchen Bezug haben. Der Maler geht einzig darauf aus, das nachzubilden, was man sieht.[1]

Diese Aussage Albertis bildet den Kernpunkt jenes Textes, der für die neuzeitliche Theorie der Malerei grundlegend war. Von Anfang an wird die Möglichkeit, eine übersinnliche Erfahrung wie die der Mystiker darzustellen, mit einem großen Fragezeichen versehen. Für die, welche später das Visionsgemälde theoretisch fundieren wollten, ohne doch gänzlich auf die klassische Sprache der Malerei zu verzichten, gab es nur eine einzige Lösung: Man mußte nach der Verbindungsstelle suchen, an der sich ›Sehen‹ und ›Vision‹ begegnen.

Genau das geschah im 17. Jahrhundert in den spanischen Schriften über die Malerei. Verfolgen wir die Entstehung dieses versöhnenden Diskurses bei Pacheco:

> Die Malerei ist eine Kunst, die durch die Mannigfaltigkeit der Linien und Farben dem Auge das, was es von den Körpern wahrzunehmen vermag, perfekt darstellt. [...] Die Körper, wie die Malerei sie darstellt, fallen unter drei Gattungen: es gibt natürliche, künstliche und solche, die sich dem Denken und Betrachtungen der Seele verdanken. [...] Die Körper, die auf das Denken zurückgehen, sind die, die von der Einbildungskraft hervorgebracht werden. [...] Zu diesem letzten Typ gehören die einbildlichen oder Verstandesvisionen der Propheten, welche die Maler darzustellen pflegen.[2]

Trotz der scheinbaren Kohärenz dieser Argumentation, der es darum zu tun ist, die Vision dem Bereich der pikturalen Darstellung zuzuschlagen, wird der Widerspruch zwischen den beiden ersten zitierten Aussagen niemandem entgehen. So als könnte die Vision nur durch eine Täuschung oder einen ›Fehlschluß‹ einen Platz in der klassischen Repräsentation finden.

Pacheco, der in dem zitierten Passus an den quasi-legendären Francisco de Medina anknüpft, scheint den theoretischen Ausrutscher nicht zu bemerken, betont dafür aber an einer anderen Stelle seines Traktats die praktischen Hindernisse, denen man bei der pikturalen Verwirklichung der oberen Zone eines Visionsgemäldes begegnet: »die Schwierigkeit der Verkürzungen, der Luftgestalten und Luftszenen [*figuras e historias de aire*], die schweben, aufsteigen und niedersinken [...], ist fürchterlich.«[3] In seinen *Dialogen über die Malerei* (1633) formuliert Vicente Carducho dasselbe Problem mit anderen Worten:

> Alle Dinge, die der Maler nachahmen will, sind körperlich und sichtbar oder müssen es doch sein können. Sie besitzen eine je eigene reale Form, Farbe und Größe, wodurch sie Lichtreflexe und Schatten hervorbringen, die von ihnen nicht zu trennen und gleichen Wesens sind wie sie.[4]

Auch wenn diese Lösung nicht völlig eigenständig ist[5], so ist sie doch genial: Durch die Relativierung des zu malenden Gegenstands (der sichtbar »ist« oder »sein können muß«) scheint die Debatte beendet zu sein. Doch in Wahrheit bleibt eine Frage offen: *Wie* sollen die unsichtbaren Dinge sichtbar gemacht werden[6]? Diese Frage, die die *Möglichkeit* von Visionsgemälden voraussetzt, betrifft jetzt direkt die pikturalen *Darstellungsmittel,* und Carducho wird eine sehr eingehende Debatte darüber führen, wie sich die Kompositionsprobleme beim Visionsgemälde praktisch lösen lassen.

Ich werde diese Debatte später darstellen und kommentieren, zunächst aber möchte ich ihren theoretischen Kontext beleuchten. Zu diesem Zweck sei daran erinnert, daß sich die Frage nach der Darstellbarkeit des Heiligen zu jener Zeit unter zwei wichtigen Aspekten darbot. Der erste betraf das alte Verbot, sich von Gott ein Bildnis zu machen, der zweite die ›Unaussprechlichkeit‹ des mystischen Erlebnisses.

Man darf die beiden Aspekte nicht vermengen. Beim ersten geht es um eine Frage, die vom Tridentinischen Dekret und nachfolgenden Schriften wie etwa Paleottis *Discorso* behandelt und, wenn man so will, gelöst wurde, während es beim zweiten – der uns hier interessiert – um eine Frage der Rhetorik geht, das heißt um ein Problem, das die Kunst der Kommunikation und der Überredung betrifft.

Es gibt eine ›Rhetorik des Unsagbaren‹, die so alt ist, daß es vergeblich wäre, nach ihren Anfängen zu suchen. Sie taucht immer dann auf, wenn Menschen, die die Erfahrung des Heiligen gemacht haben, trotz des Grenzcharakters dieser Erfahrung das ›Schweigen‹ brechen und sich für die ›Rede‹ entscheiden. Relativ neue Untersuchungen, darunter vor allem die von Michel de Certeau, haben gezeigt, daß die Sprache der religiösen Erfahrung von einer Spannung erfüllt ist, die sich daraus ergibt, daß hier nach

Mitteln gesucht wird, mit denen man zu sagen versucht, ›was sich nicht sagen läßt‹.[7] Dem 17. Jahrhundert ist ein sogenannter ›mystischer Stil‹ bekannt, den unter anderen M. Sandaeus beschrieben hat. Er meint, daß die Mystiker einen eigenen Stil haben, mit eigentümlichen Wendungen, einer spezifischen Diktion und einer besonderen Art, die Sätze zu konstruieren *(Mystici suum habent stylum, ut quaelibet curia, suas loquendi formulas, dictionem propriam, et phrasim).*[8] Ihnen allen sind, fährt derselbe Autor fort, gewisse Merkmale im Ausdruck gemeinsam, so etwa die Dunkelheit, die starke Abstraktheit, die Neigung zu Hyperbeln, die Erfindung erhaben klingender Worte, die Affektiertheit.[9] Der Mangel an Klarheit, die »Nebulosität« des mystischen Stils ist jedoch nur die Folge einer Anpassung der Rede an ihren Gegenstand: Es handelt sich um eine ›andere‹ Sprache, die von einer ›anderen‹ Wirklichkeit spricht.[10]

30. El Greco, *Die Vision des heiligen Franziskus,* Cádiz, Hospital de Mujeres.

Die ganze Bedeutung dieser Tatsache wird einem klar, wenn man sich ansieht, wie die visuelle Erfahrung des Heiligen ausgedrückt wird: das ›dunkle Licht‹, die ›helle Finsternis‹, der ›düstere Strahl‹ sind Oxymorons, in denen sich nur die Paradoxe des sichtbar gewordenen Heiligen widerspiegeln[11], Paradoxe, die vielleicht am besten von der Formel zusammengefaßt werden: »Ich sehe alles, und ich sehe nichts«[12].

Im Rahmen der pikturalen Darstellung bekundet sich die Rhetorik des Undarstellbaren auf zwei verschiedenen Ebenen, die letztlich nur die beiden Ebenen der Darstellung selber sind. Die wichtigere ist zweifellos die der Visualisierung einer ›anderen‹ Wirklichkeit, die gewöhnlich im oberen Register des Bildes stattfindet. Auf der zweiten, unteren Ebene geht es um den Ursprung und die Wirkung dieses dargestellten ›Anderen‹, das heißt um den Visionsakt und seinen Helden. Das vorliegende Kapitel wird sich vorrangig mit dem ersten Aspekt befassen, ohne den zweiten jedoch völlig zu ignorieren.

Es gibt verschiedene Visualisierungsgrade der heiligen Andersheit. Als El Greco *Die Vision des heiligen Franziskus* malte (ca. 1600-1605; Abb. 30), schöpfte er zweifellos aus den *Fioretti,* die berichten, wie Franziskus heimlich von einem jungen Novizen beobachtet wurde, der seinen nächtlichen Gebeten beiwohnen wollte:

> Als [der Novize] der Stelle nahe kam, da St. Franciscus betete, ward es ihm, als vernähme er ein mächtiges Sprechen, und, da er sich noch mehr näherte, um das, was er hörte, zu sehen und zu verstehen, erschien ihm ein wunderbares Licht, das um St. Franciscum war, und in demselben sah er Christum und die Jungfrau Maria und Johannes den Täufer und den Evangelisten

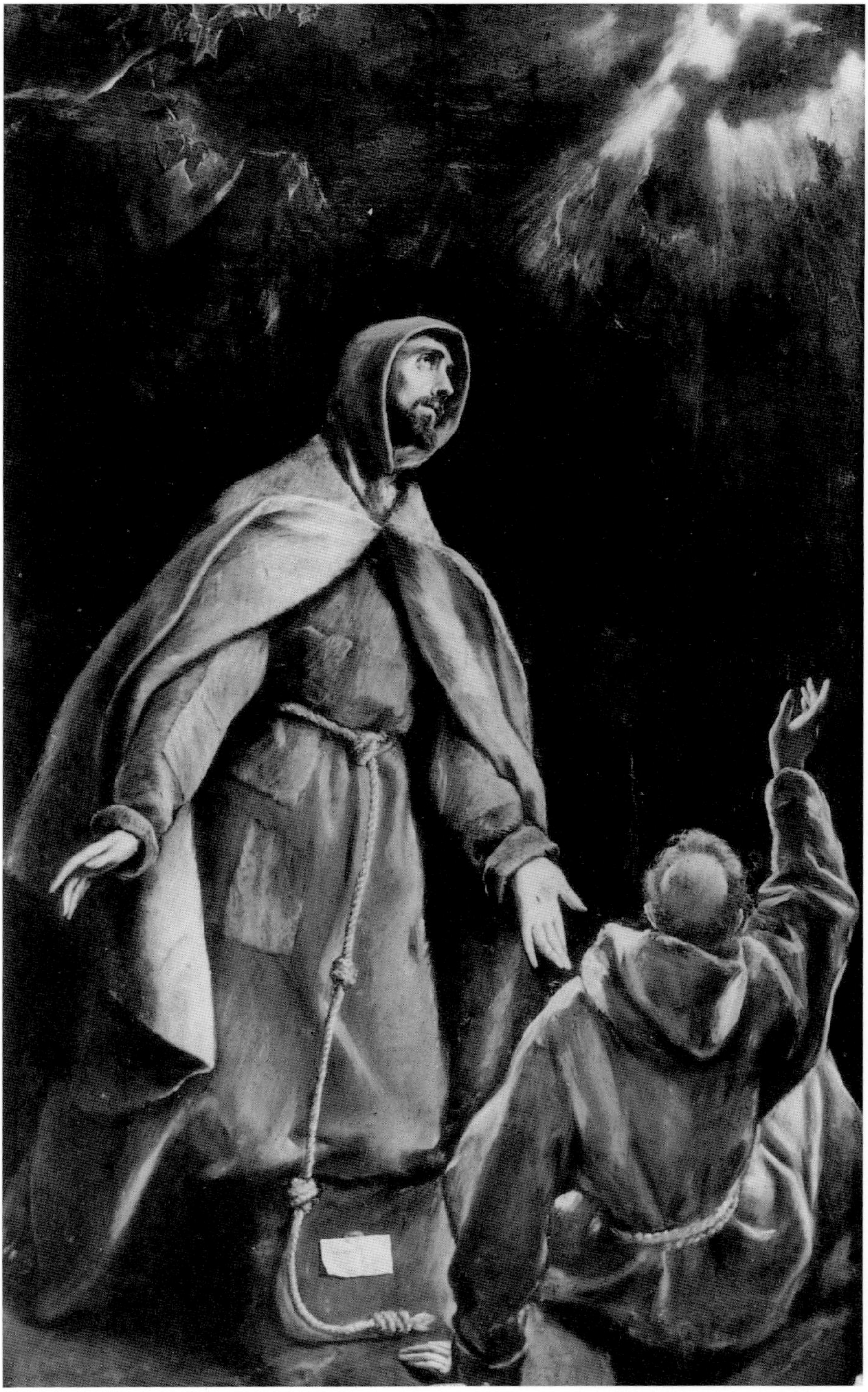

und eine große Schar von Engeln, die mit St. Francisco beteten. Wie das der Knabe sah und hörte, fiel er ohnmächtig zur Erde.[13]

In seiner Wiedergabe dieser Szene hat El Greco die Vorlage offenkundig stark gerafft: er läßt die einzelnen Figuren der Vision beiseite und stellt diese in der rechten oberen Ecke nur als ein »wunderbares Licht« *(luce mirabile)* dar. Das mirakulöse Phänomen manifestiert sich als ein helles Aufleuchten, das einen finsteren Himmel zerreißt. Auf diese Weise gelingt es El Greco mit einem Minimum an figurativen Mitteln ein Maximum an ›Präsenz‹ darzustellen. Man wüßte gar nicht, daß dieser Gewitterhimmel eine Theophanie ›bedeutet‹, wenn die Personen des Bildes es uns nicht durch eine geschickt arrangierte Körpersprache sagen würden. Der heilige Franziskus kniet, seine Arme, obwohl leicht ausgebreitet, hängen herab, und man sieht die Innenseiten der nach unten weisenden Hände, während das in Dreiviertelansicht gegebene Gesicht nach oben blickt. Am Kreuzungspunkt der Hauptdiagonalen des Bildes befindet sich sein ekstatisches Auge.

In der unteren Hälfte sieht man rechts, in Rückenansicht, den zu Boden gefallenen Novizen. Durch seine Funktion im Bild und seine rhetorische Botschaft erinnert er stark an die gefallene Gestalt aus El Grecos *Auferstehung* (Abb. 15). Genauer gesagt scheint der Novize, der das Erlebnis des Franziskus heimlich beobachtet und bezeugt, die Merkmale und Funktionen zweier verschiedener Personen der *Auferstehung* zu vereinen: die des rücklings Hingestürzten und die des ›Enthusiasten‹. Ich will mich hier nicht über die symbolischen Implikationen dieser merkwürdigen Kombination auslassen, sondern nur betonen, daß diese in Rückenansicht gegebene Figur, wie jede von hinten gesehene Figur, den Betrachter vertritt und es diesem erleichtert, sich in das Bild ›einzufühlen‹. Obwohl El Greco in seinem Gemälde der Theophanie also nur einen eng begrenzten Raum gibt, wird uns diese doch auf sehr unmittelbare Weise nahegebracht.

Einige Jahrzehnte später schuf ein bislang noch nicht identifizierter Künstler ein Gemälde, bei dem man irgendwie an das von El Greco denken muß, obwohl sein genaues Sujet sich nur schwer angeben läßt (Abb. 31). Der heilige Franziskus kniet im Eingang einer Höhle, der er den Rücken zukehrt, um zum wolkenreichen Himmel emporzublicken. Vor ihm befindet sich ein Stufenaltar, auf dem ein Kruzifix liegt. Es gibt in diesem Bild nur eine einzige Richtung, die von zwei Diagonalen definiert wird, die sich sozusagen im Unendlichen treffen: die eine verläuft vom nackten Fuß des heiligen Franziskus zu seinen erhobenen Armen, die andere wird von Altar und Kruzifix gebildet.

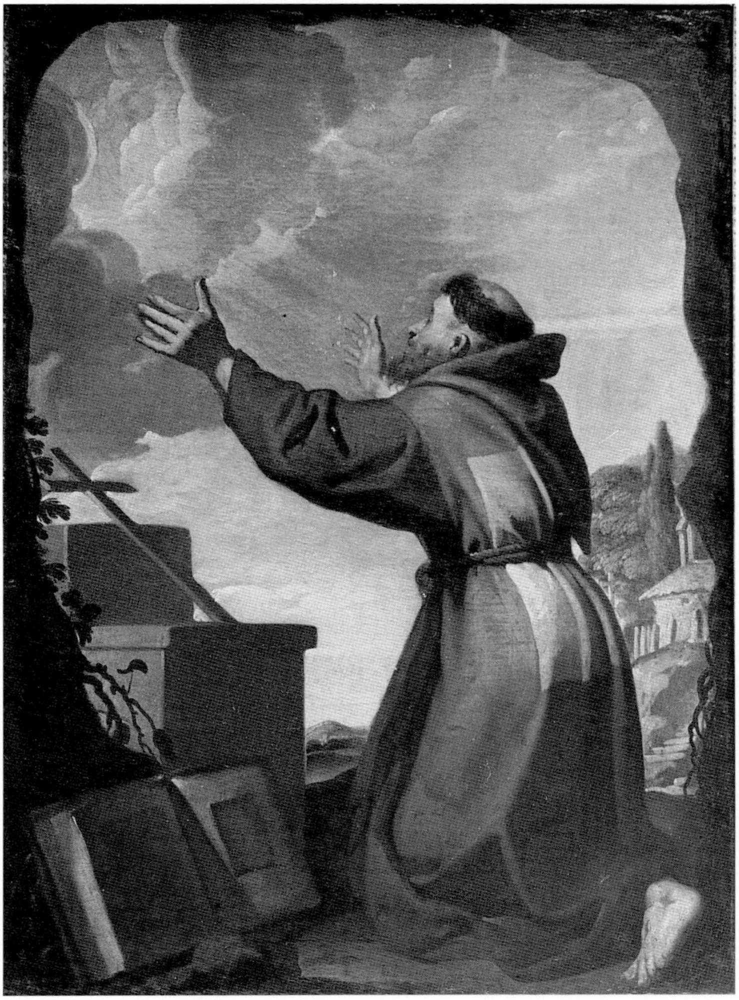

31. Unbekannter spanischer Künstler, *Die Vision des heiligen Franziskus,* 17. Jahrhundert, Öl auf Leinwand, 85 x 71 cm, Pfarrkirche von Beersse (Leihgabe des Koninklijk Museum voor Schone Kunsten, Antwerpen).

Was sieht Franziskus? Oder besser: Sieht er etwas, oder ist er nur bemüht, etwas zu sehen? Wenn er, wie seine ekstatische Haltung vermuten läßt, ›Gott‹ in irgendeiner Gestalt sieht, so wohl am ehesten in der der Gestaltlosigkeit, aller sichtbaren Qualitäten beraubt, das heißt, er sieht ihn als ein ›Nichts‹. Die heilige Teresa machte eine vergleichbare Erfahrung:

> Die Seligkeit, die ich damals in mir empfand, war unaussprechlich und unbeschreiblich; wer nichts Ähnliches selbst erfahren hat, kann sich gar keinen Begriff machen. Ich erkannte, daß hier alles vereinigt sei, was man verlangen kann; gesehen aber habe ich nichts. Es ward mir gesagt – durch wen, weiß ich nicht –, daß mein ganzes Können sich darauf erstrecke, zu erkennen,

> daß ich nichts zu erkennen vermöge, und einzusehen, daß alles im Vergleiche mit dem, was hier ist, nichts sei.[14]

Das Bild des unbekannten Künstlers (Abb. 31) stellt mit den Mitteln der Malerei dieselbe Grenzsituation dar. Die Theoretiker der Malerei haben sich ihrerseits bemüht, der Darstellung des Heiligen durch Negation einen rhetorischen Status zu geben:

> Gott wird als unsichtbar betrachtet, weil er Geist ist und weil der Geist keinerlei Gestalt besitzt. Da er keine Gestalt hat, hat er keine Farbe – die der Gegenstand des Auges ist –, sondern ist eben reiner und bloßer Geist. Was der Geist wirklich ist, weiß keiner außer den Engeln und den Seligen, die ihn von Angesicht geschaut haben. [...] Diese Schau könnte von einem Maler dargestellt werden, sonst aber ist keine andere Möglichkeit bekannt, da Gott, wie gesagt, unkörperlich, unsichtbar und unvorstellbar ist.[15]

Sehr viel konkreter geht Cristoforo Sorte (1580) dieses Problem an, der es nicht dabei beläßt, das Thema der Undarstellbarkeit des Heiligen zu erörtern, sondern versucht, einen eigenen Status für das Visionsbild zu finden, das in seinem Traktat durch eine ganze Reihe charakteristischer ›Differenzen‹ definiert wird: es hat ein anderes Kolorit, eine andere Beleuchtung, eine andere Perspektive:

> Ich denke, man sollte keine grellen und allzu stofflichen Farben verwenden, sondern weiche und zarte, die geeignet sind, eine übermenschliche Substanz und reine Gottheit darzustellen. [...] Zudem muß man wissen, daß die göttlichen Dinge, die manchmal erscheinen, immer von einem anmutigen Glanz umgeben sind. Sie sind in ein sehr sanftes Licht getaucht und setzen eine Fernperspektive voraus, die vielen Malern unbekannt ist, weil sie mehrerer Ebenen und Distanzen bedarf.[16]

In diesen Ausführungen entdeckt man unschwer die Elemente einer Poetik der Visionsdarstellung, welche die Andersheit des visualisierten Unsichtbaren ins Zentrum stellt.

2. Die leuchtende Wolke

Die Wolke ist der ›sichtbare‹ Teil des Himmels. Sie ist zugleich der figurative Gegenstand, der die Poetik (und Rhetorik) des Approximativen am besten verkörpert. Dafür gibt es mehrere Gründe.

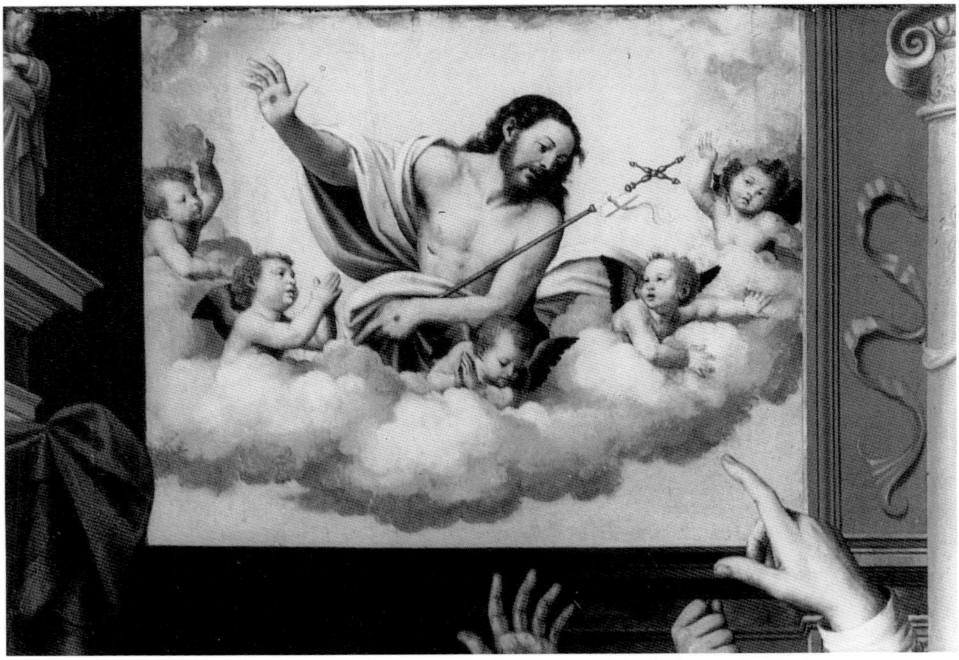

32. Juan de Juanes, *Der heilige Stephanus disputiert im Tempel,* Ausschnitt aus Abb. 1.

Die Vision als Wolke (oder die Vision *in* der Wolke) ist ein Zwischenraum, und insofern haben wir in der Wolke allem Anschein nach das Wesen dessen vor uns, was die Rezeptionsästhetik als »Leerstelle« bezeichnet.[17] »Gestalten in der Wolke sehen« ist in diesem Kontext eine der ältesten Arten der »Konkretisation«.[18] Die dynamische Eigenart der Wolken, ihre ständigen Metamorphosen, steigern ihre charakteristische Unbestimmtheit und machen aus ihrer Betrachtung ein Exerzitium, das keinesfalls darauf zielt, Gewißheit zu erlangen.

Dennoch widmet sich kein einziger mystischer Text dem Problem der Vision in der Wolke unter dem Blickwinkel der projektiven Einbildungskraft. In der Bibel sind die Wolken Werkzeuge der Offenbarung.[19] Sie zeigen und verbergen zugleich und werden so ihrem Status gerecht, der darin besteht, die Grenze zwischen dem Sichtbaren und dem Unsichtbaren zu markieren. In *Exodus* (24, 15-18; 33, 20) verbirgt die Wolke die Herrlichkeit des Herrn, seine Glorie, sein Angesicht, das kein Mensch sehen kann, ohne zu sterben. Im Buch *Daniel* (7, 13) dagegen sind die Wolken Träger der Theophanie: »Da kam mit den Wolken einer wie ein Menschensohn.«

Die Dialektik von Wolke und Glorie, wie sie in *Exodus* erscheint, wurde grundlegend für jedes christlich-jüdische Theophanieerlebnis. Da die Glorie durch ihren Glanz blendet, macht die Wolke sie paradoxerweise sichtbar, indem sie sie verdunkelt. In der spanischen Mystik wird das Verhältnis zwischen Wolke und Glorie verschieden eingeschätzt. Für Johannes vom Kreuz ist die Wolke das Konkrete der Vision, das an der Grenze zum Heiligen noch »faßbare« Sichtbare, und darum *nur* eine nutzlose Schranke zwischen dem Mystiker und dem Göttlichen:

> ... so darf die Seele, will sie anders dieses göttliche Licht lauterer und in reichhaltigerem Maße empfangen, kein anderweitiges faßbareres Licht aus anderen Kenntnissen, Eindrücken oder Bildern irgendwelchen Nachdenkens darunter mengen. Denn nichts von all dem kommt jenem klaren und lauteren Lichte gleich. Wollte sie daher zu dieser Zeit gewisse Objekte besonders ins Auge fassen und Erwägungen darüber anstellen, und sollten diese auch noch so geistiger Art sein, so würde sie dadurch das Eindringen jenes erhabenen und einfachen Lichtes des Geistes verhindern; sie würde damit gleichsam Wolken dazwischen schieben. Es wäre dabei ähnlich, wie wenn sich jemand einen Gegenstand vor die Augen hielte, der das Sehen unmöglich machte und ihm so das Licht und den Ausblick benähme.[20]

Für Teresa von Avila hingegen offenbart die Wolke mehr als sie verbirgt. Sie ist wesensmäßig Zeichen einer Präsenz: »Zu Recht können wir glauben, die Wolke der großen Majestät Gottes sei bei uns auf dieser Erde.«[21] Die Wolke wird ausdrücklich zum Werkzeug der Visualisierung des Heiligen erklärt:

> Während Gott die Seele durch eine Verstandesschauung in diese Wohnung einführt, treten vor sie ganz wahrheitsgetreu [*por cierta manera de representación de la verdad*] die drei Personen der Allerheiligsten Dreifaltigkeit in einer Liebesentflammung, die sich zuerst wie eine Wolke von größter Klarheit auf ihren Geist niederläßt.[22]

Liest man diese Passage, bemerkt man sogleich den »vagen« Stil Teresas *(cierta manera de representación;* »wie eine Wolke«) und den Gebrauch, den sie vom Superlativ macht, indem sie ihn mit dem berühmten Oxymoron der Mystiker kombiniert (»Wolke von größter Klarheit«). Diese Merkmale unterstreichen erneut die Andersheit, die sowohl für die Darstellung wie für die Sprache der Vision kennzeichnend ist.

Läßt man die Texte jetzt beiseite, um zur pikturalen Darstellung zurückzukehren, bemerkt man, daß die visuelle Zweideutigkeit der Wolke für die Malerei ein wichtiges Mittel ist, um uns das Heilige vor Augen zu führen.

In einem bahnbrechenden Buch zu diesem Problem hat Hubert Damisch sogar vorgeschlagen, die Wolke als den figurativen Gegenstand par excellence einer ›anderen Malerei‹ zu betrachten, oder genauer gesagt, als den entscheidenden Gegenstand einer Malerei, die den Gegenpol zu der von Alberti theoretisch fundierten perspektivischen Malerei bildet.[23] Ich möchte diesen Gedanken durch eine detaillierte Untersuchung der Visionsdarstellung in Spanien vertiefen.

Man erinnere sich hier an *Die Vision des heiligen Bruno* (Abb. 12) von Juan Ribalta, der keine bessere Möglichkeit fand, die Alterität des Heiligen darzustellen, als oben in seinem Gemälde ein ›ausdruckstarkes‹, ›anderes‹ und ›fremdes‹ Bild einzufügen: nämlich die *Heilige Dreifaltigkeit* Dürers (Abb. 3). Gewiß wußte Ribalta nicht, daß der Name Dürer mit dem erstmaligen Auftreten der »Wolke« in der Theorie der abendländischen Kunst verknüpft war, aber seine Entscheidung ist deshalb nicht weniger bedeutsam.

1528, als er vom Tod des Nürnberger Meisters erfuhr, schrieb Erasmus von Rotterdam: »[Dürer] hat sogar das gemalt, was man nicht malen kann: Feuer, Lichtstrahlen, Gewitter, Wetterleuchten, Blitze und selbst, wie es heißt, Wolken an der Wand ...«[24] Diese berühmte »Eulogie« hat, wie man weiß, eine Stelle aus der *Historia naturalis* des älteren Plinius zum Vorbild, wo die Kunst des legendären Apelles mit beinahe den gleichen Worten charakterisiert wird: »Er hat sogar das gemalt, was man nicht malen kann, das Gewitter, das Wetterleuchten und den Blitz.«[25]

Indem er die Liste der »unmöglich zu malenden Dinge« um das Feuer, die Lichtstrahlen und die Wolken ergänzt, erfaßt Erasmus sehr genau das Neue an Dürer, der sich – vor allem in seinen Stichen und Holzschnitten – bis an die Grenzen des Darstellbaren vorgewagt hat: Das Feuer und die Strahlen sind schwierige figurative Gegenstände wegen ihrer ›übermäßigen Visualität‹, die Wolke dagegen streift das Undarstellbare wegen ihrer ›mangelnden Visualität‹.

Die Wolke, sagt Erasmus im Rückgriff auf einen alten Topos, ist dem »Nichts« oder dem »Traum« vergleichbar *(pro re nihili somniique simillima),* ihr Mangel an Substantialität läßt es nicht zu, daß man sie durch Farben darstellt *(nam nebula res est inanior quam ut coloribus exprimi queat).*[26]

Betrachtet man aufmerksam den Holzschnitt, der die *Heilige Dreifaltigkeit* darstellt (Abb. 3), wird bald deutlich, was Dürer sowohl auf stilistischer als auch auf technischer und symbolischer Ebene geleistet hat. Das Bild der Trinität wird gleichsam eingeklammert von Anzeichen einer verschwindenden Sichtbarkeit: von den Strahlen (im oberen Teil des Holzschnitts) und den Wolken (im unteren Teil). Der Lichtstrahl ist das *superior* des

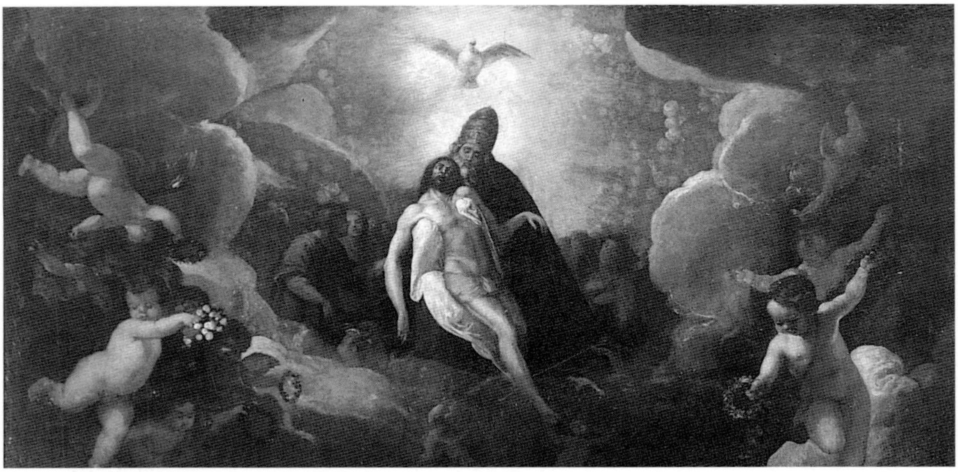

33. Juan de Ribalta, *Die Vision des heiligen Bruno,* Ausschnitt aus Abb. 12.

Sichtbaren, die Wolke sein *inferior.* Mit Hilfe einer Schwarz-Weiß-Technik – *in monochromatis lineis,* wie Erasmus sagt – gelingt es Dürer also, das Undarstellbare der Gottheit darzustellen, in einer Szenerie, deren Grenzen das Undarstellbare des Übermaßes und das des Mangels sind.

Ribaltas Neufassung (Abb. 12, 33) zeigt deutlich, daß er eines dieser Motive stark überarbeitet hat, nämlich das der Wolke. Hier haben wir in der Tat den originellsten Beitrag vor uns, den der spanische Maler im oberen Register seines Bildes geleistet hat: er hat den Dürerholzschnitt nicht nur integriert, sondern zugleich hyperbolisiert. Aus dem schmalen Wolkenband Dürers, das am unteren Rand seines Holzschnitts eine Art Schranke bildete, ist bei Ribalta eine dynamische, in ständiger Verwandlung begriffene Wolkenmasse geworden, die einen solchen Sog entfaltet, daß die Grenzen zwischen Realität und Illusion verschwinden. Der visionäre Blick des Heiligen dringt in einen Himmel, der sich öffnet und das Mysterium sichtbar werden läßt.

Ich habe bereits darauf hingewiesen, daß das kombinatorische Vorgehen Ribaltas, seine Montagetechnik, von einem gewissen Widerspruch gekennzeichnet ist. Und in der Tat: Während die Trinität – wie in Dürers Holzschnitt – in Vorderansicht gezeigt wird, ist die perspektivische Anordnung der Wolken eine Kompromißlösung, die den Einfluß der Raffaelschen Kunst bezeugt. Die Wolken umgeben die Trinität wie in einer barocken Kirchenkuppel, die Trinität selbst hingegen tritt dem Betrachter wie in einem ›flachen‹, zweidimensionalen Gemälde entgegen.

Das Problem ist um so entscheidender, als Erasmus in seiner Lobrede auf die Dürerschen Neuerungen ausdrücklich erwähnte, daß der deutsche Künstler die Einheit des Blickpunkts respektiert habe: »Von einem einzigen Standpunkt aus bot er dem Auge des

Betrachters mehr als nur einen einzigen Anblick dar. Sorgfältig hat er auf Proportionen und Harmonie geachtet. Er hat sogar gemalt, was man nicht malen kann ... usw.«[27] Das Experiment Ribaltas macht also eine der Hauptschwierigkeiten der Visionsdarstellung deutlich, die nämlich, in einer zweigeteilten Komposition einen einzigen Betrachterstandpunkt beizubehalten.

3. Luftfiguren und Luftszenen

> Einige Maler haben gelegentlich versucht, die Horizontlinie tiefer zu legen als die dargestellte *historia,* zum Beispiel dann, wenn das Geschehen sich im Himmel abspielen sollte. Die neuen Kenner der Perspektive waren darüber empört; sie verwarfen diese Lösung und erklärten es für unmöglich, daß der Fluchtpunkt unten und die *historia* oben sei: niemals könne man von unten die Oberseite der Wolken sehen, die als Boden dient oder auf der die Figuren sitzen. Man behauptete also, daß dies ein Zeichen großer Unwissenheit und gegen alle Kunst und Vernunft sei ...[28]

Diese Stelle aus dem fünften Dialog über die Malerei von Vicente Carducho offenbart in aller Schärfe den Konflikt zwischen zwei Repräsentationsweisen: zwischen der irrealen, fernen und wolkenhaften ›Vision‹ einerseits und dem wissenschaftlichen, perspektivischen und klaren ›Sehen‹ andererseits. Läßt sich »die Wolke« (und damit die Vision) in einen pikturalen Diskurs integrieren, der auf den Prinzipien der Perspektive, das heißt den Prinzipien der »Kunst und Vernunft« beruht?

Diese Frage, die in dem zitierten Passus implizit gestellt wird, ergibt sich in gewisser Hinsicht aus den inneren Widersprüchen einer künstlerischen Tradition, die dem Autor der *Diálogos* gut bekannt war und auf die er im übrigen auch anspielt.

Das weiter oben analysierte Bild Ribaltas (Abb. 12, 33) war nur ein Grenzfall dieser Tradition. Andere Beispiele findet man leicht. Alonso Cano entschied sich, wie wir bereits sahen, in seiner *Vision der heiligen Teresa* (Abb. 11) für eine radikal entgegengesetzte Lösung, da er jede Beziehung zwischen ›Vision‹ und ›Perspektive‹ vermieden hat. Die Beziehung zwischen Teresa und dem auferstandenen Christus hat nichts mit einer zum Abstand proportionalen Größe zu tun, sondern erklärt sich aus der Augustinischen Theorie der *imago.* Die Wirklichkeit des ›Bodens‹, auf dem die *imago* Christi mit den Füßen steht und auf den sie sogar einen deutlich sichtbaren Schatten wirft, ist eine Wirklichkeit, die sich jedem Maßstab entzieht und deren Visualisierung eine rein symbolische ist.

Murillo dagegen wählte in *Der heilige Franziskus in der Portiunkula* (Abb. 19) den Weg einer illusionistischen Kontinuität zwischen den Realitätsebenen. Aber dennoch ist er den von Carducho namhaft gemachten Widersprüchen nicht entgangen, da sich der Fluchtpunkt der Komposition in der unteren Bildhälfte befindet und man gleichwohl die Wolken, auf denen die Jungfrau kniet und Christus seine Füße setzt, von oben sieht. Freilich hat dieser Schnitzer, glaubt man den Kommentatoren, die illusionistische Wirkung des Bildes nicht beeinträchtigt: Für den, der die Kapuzinerkirche in Sevilla betrat und das Bild aus einer bestimmten, vom Künstler geschickt kalkulierten Entfernung betrachtete, »schien die Glorie wirklich da zu sein« Wie erklärt sich diese Tatsache?

Ich denke, daß Murillo, der dieses Gemälde mehr als ein Vierteljahrhundert nach der Veröffentlichung des Werks von Carducho schuf, versucht hat, den von »einigen« begangenen Fehler zu vermeiden, ohne sich jedoch für die extremen Lösungen der »neuen Kenner der Perspektive« zu entscheiden. Damit will ich nicht behaupten, daß er sein Bild mit dem Buch von Carducho in der Hand komponierte, sondern nur, daß er ein schwieriges Problem der Visionsdarstellung zu lösen versuchte, auf das dieses Buch bereits die Aufmerksamkeit gelenkt hatte. Alles in allem begriff Murillo die Bedeutung der Rezeptionssituation und vor allem die des ›Blickpunkts‹ in einem Geist, der dem von Carducho nicht fernstand:

> Nur demjenigen, der sich an den Punkt begibt, dessen Abstand dem Bildhorizont entspricht, wird das Gemälde genau so vor Augen stehen, wie der Maler es geschaffen hat, während es anderen nur teilweise richtig vorkommen wird [...]. Und ich bewundere diese unfehlbare Wahrheit wie keine andere; warum respektieren die Maler bei dem, was sie malen, nicht dieses Prinzip und warum bringen sie ihre Gemälde nicht so an, daß sich der, der sie betrachtet, an dem gleichen Punkt befinden kann wie sie, als sie sie schufen, an einem Punkt, den man gemeinhin den Horizont nennt. Selbst wenn sich die Gemälde in zwanzig oder dreißig Fuß Höhe befinden, bemerkt man für gewöhnlich, daß der Fluchtpunkt innerhalb des Bildes ist und sich eigentlich in Augenhöhe des Betrachters befinden müßte, das heißt etwa sechs Fuß über dem Boden.[29]

Indem er von ähnlichen Prämissen ausgeht wie denen, die Carducho in diesem Passus erörtert, gelingt es Murillo, in seinem Gemälde zwei verschiedene Blickpunkte zu kombinieren (den von Franziskus und den des Betrachters) und die hierbei auftretenden Widersprüche so weit wie möglich abzuschwächen. Zwei weitere Elemente kommen ihm dabei zu Hilfe. Das erste ist die völlig außergewöhnliche Größe dieses Bildes, das in der Höhe mehr als vier Meter mißt, was es erlaubt, den Fluchtpunkt sehr hoch zu legen, in etwa bei den von Carducho geforderten »sechs Fuß«. Das zweite Element besteht darin, daß sich die *historia* bei Murillo – anders als in dem von Carducho kritisierten Fall, wo sich die *historia* ›oben‹ und die Perspektive ›unten‹ befand – an der Nahtstelle zwischen dem ›Oben‹ und dem ›Unten‹ abspielt, das heißt in dem vom Akt der ›Vision‹ geforderten ›Zwischenraum‹. Die Lösung Murillos, obwohl logisch keineswegs völlig kohärent, ist gleichwohl eine der avanciertesten, die das 17. Jahrhundert für das Problem des Blickpunkts gefunden hat.

Betrachtet man das Œuvre Zurbaráns, der zweifellos der begabteste religiöse Maler der Generation vor Murillo war, stellt man überrascht fest, daß er dasselbe Thema auf eine ganz andere Weise behandelt hat (Abb. 34). Man sieht den betenden Franziskus von vorn: seine Augen sind auf den sich öffnenden Himmel gerichtet, und seine ekstatische Gebärde kann sowohl als Huldigungsgeste interpretiert werden wie auch als Geste, die uns auf die Vision in der oberen Bildhälfte hinweist. Die Ambivalenz der Gebärde findet man auch bei Murillo (Abb. 19), allerdings mit dem Unterschied, daß er den Körper des Visionärs in Seitenansicht gibt und so den ›einführenden‹ Charakter der Geste verstärkt.

Körper, Geste und Blick der Figur Murillos wirken wie ein ›Filter‹, durch den der Betrachter ermuntert wird, in den Bildraum einzudringen, während Körper, Geste und Blick des Heiligen Zurbaráns dem frommen Betrachter gewissermaßen sein ›Spiegelbild‹ zeigen.

Diese weniger raffinierte Weise, die ›einführende Person‹ darzustellen – eine Weise, der man erstmals, wie wir bereits sahen, in Raffaels *Heiliger Cäcilie* begegnet (Abb. 2) – scheint Zurbarán nicht gestört zu haben, obwohl ein unschuldiger Betrachter seinen heiligen Franziskus äußerstenfalls für eine ›Karyatide‹ oder für einen ›Atlas‹ halten könnte, der mit seinem Kopf und seinen Armen eine durchsichtige Wolke trägt. Diese Wolke aber – und das ist der wichtigste Punkt der ganzen Inszenierung – zeigt uns eine Vision, die gegenüber dem Gesamtraum des Bildes zwar proportional verkleinert worden ist, nicht aber in dem Maße, wie es der verzückte Blick des Franziskus fordert. Hätte der Maler aus der Logik der Darstellung sämtliche Konsequenzen gezogen, müßte diese ›Vision in der Wolke‹ eine regelrechte ›Anamorphose‹

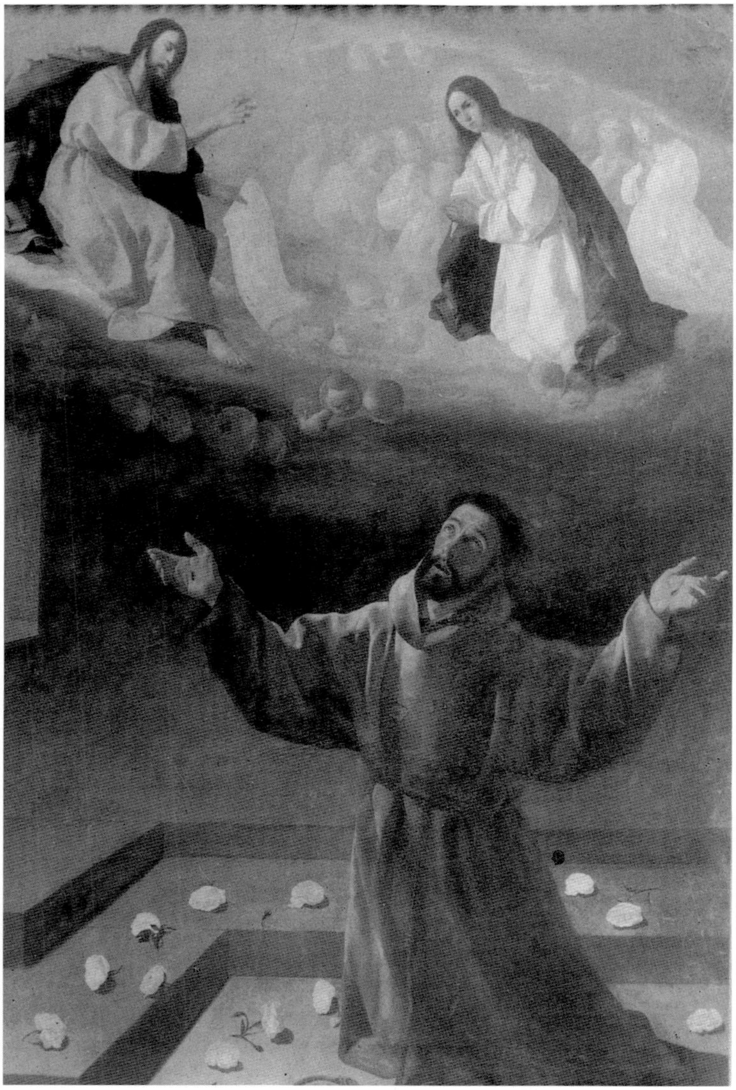

34. Francisco de Zurbarán, *Der heilige Franziskus in der Portiunkula,* um 1630, Öl auf Leinwand, 248 x 167 cm, Cádiz, Museo Provincial Arqueológico, Etnológico y de Bellas Artes.

sein, ein so schwindelerregendes *sotto in sù,* daß es dem Betrachter vielleicht sogar unmöglich geworden wäre, sie zu entziffern.

Von einem sehr ähnlichen Fall spricht Carducho in seinen *Dialogen,* und zwar dort, wo er im Rahmen seiner Überlegungen zur Visionsdarstellung den Verzicht auf die unerbittliche wissenschaftliche Strenge fordert und statt dessen den Rückgriff auf Konventionen empfiehlt, die geeignet sind, das ekstatische Erlebnis mitzuteilen:

> Die Erfahrung und die Klugheit lehren uns, daß eine übertriebene Strenge große Nachteile für den Gesichtssinn mit sich führen kann, weil man die Figuren und Historien durch ihre Verkürzungen so sehr entstellen und unkenntlich machen würde, daß sie dem Auge unangenehm und dem Verstand unbegreiflich wären. Statt auf angenehme Weise unsere Kenntnisse zu mehren und klar zu berichten, was man darstellen will, wäre das Bild nur mehr eine verwirrende und sinnlose Monstruosität. Zudem wäre es unmöglich, gewisse Mysterien zu malen, da man, wenn man den Fluchtpunkt unter die Horizontlinie legen würde, die nach den Vorschriften der Kunst die Ebene oder der Boden ist, auf dem das Geschehen spielen soll, von dieser oberen Ebene nur eine bloße Linie sehen könnte [...]. Daraus folgt, daß leichte Verstöße gegen die Perspektive nicht bedeuten müssen, daß man sie nicht kennt, sondern daß man vielmehr die geeignetsten Mittel gewählt hat, um die *historia* zu schildern.[30]

Zu der Frage, warum die für die Visionsdarstellung nötigen Mittel nicht immer mit den Regeln der wissenschaftlichen Perspektive harmonieren müssen, dürfte man in der Kunstliteratur der damaligen Zeit kaum eine kohärentere Erörterung finden als diese. Carducho, der sich wahrscheinlich auf die *Osservazioni nella pittura* von Cristoforo Sorte stützt (den er gleichwohl nicht zitiert), erläutert und rechtfertigt die Andersheit der Darstellungsmittel im Bereich des Sakralen mit der ›Differenz‹ zwischen ›Sehen‹ und ›Vision‹. Das Sehen ist Sache des körperlichen Auges, während die Vision das innere Auge betrifft:

> Diejenigen, die solche Gemälde geschaffen haben, hatten in der Beschauung höhere Regionen als andere erreicht und waren, im Einklang mit einer bestimmten Philosophie, der Ansicht, daß das, was sie malten, nichts mit dem leiblichen Sehen zu tun hatte: es sollten vielmehr bildhafte Visionen oder geistige Erscheinungen sein, die nur unserem Verstand oder unserer Einbildungskraft zugänglich sind.[31]

Nachdem wir die theoretische Behandlung der Visionsdarstellung bei Carducho und deren Beziehungen zur künstlerischen Praxis seiner Zeit erörtert haben, dürfte es interessant sein zu sehen, wie der Autor der *Dialoge* diese Probleme in seinen eigenen Gemälden angegangen ist.

Zuvor ist allerdings noch ein letzter Umweg nötig. An der Stelle, wo Carducho von der Tradition der Visionsdarstellung und ihren »Unvollkommenheiten« gegenüber der Wissenschaft der Perspektive spricht, nennt er die wichtigsten Künstler, die versucht haben, Lösungen für dieses Problem zu finden. Zuerst wird

Dürer genannt, der, wie er sagt, schon deshalb wichtig ist, weil seine Stiche so weit verbreitet sind. Dann kommen Raffael und Michelangelo und schließlich Tizian, von dessen Werken Carducho zu seinen Zwecken *La Gloria* (1551-1554, Abb. 35) auswählt.

35. Tizian, *La Gloria (Der Triumph der Heiligen Dreifaltigkeit),* 1551-1554, Öl auf Leinwand, 346 x 240 cm, Madrid, Museo del Prado.

Dieses oft kopierte und kommentierte großformatige Bild, das Tizian für Karl V. gemalt hat und das sich ursprünglich im Kloster von Yuste, dann im Escorial befand, aber dennoch in den Künstlerkreisen Spaniens[32] und Europas sehr bekannt war – vor allem durch den Stich, den Cornelis Cort 1565 von ihm anfertigte –, ist ein revolutionärer Versuch, ein Bild zu schaffen, das fast ausschließlich ein *da sotto in sù* gesehenes Himmelsgeschehen darstellt. Pacheco hätte es zweifellos als eine *»historia de aire«* im Reinzustand charakterisiert. Und tatsächlich ist die Bodenlinie kaum sichtbar, und die Horizontlinie befindet sich so knapp über dem unteren Bildrand, daß sie diesen gleichsam verdoppelt. Ohne daß wir hier die ikonographischen Details des Bildes behandeln können, muß doch die Tatsache betont werden, daß das große Himmelsgeschehen, das den Hauptteil der figurativen Fläche einnimmt, in einer sehr genauen perspektivischen Verkleinerung gegeben ist, die schon die ältere spanische Kunstgeschichtsschreibung lobend erwähnt: »Obwohl die Figuren verkleinert sind und dazu von einer Wolke umgeben und in den Glanz der Glorie getaucht sind, kann man die Personen erkennen«.[33]

Die drei Elemente, die am Aufbau des Bildganzen am meisten beteiligt sind (Perspektive, Wolke, Licht), befinden sich hier in einer sehr engen Beziehung: Die Strahlen, die durch die Wolke brechen, bilden gleichsam Himmelslinien und haben ihren gemeinsamen Fluchtpunkt in der symbolischen Gestalt des Heiligen Geistes. Der sehr niedrige Blickpunkt schließlich wird so sorgfältig berücksichtigt, daß ein von Carducho beklager Fehler vermieden wird, der nämlich, daß man in den meisten Visionsbildern entgegen der Regel die Linie erkennen kann, wo die Figuren den Fuß auf die Wolke setzen.[34]

Nachdem er die Neuerungen Dürers, Raffaels, Michelangelos und Tizians aufgeführt hat, fügt Carducho zum Abschluß einen merkwürdigen Satz hinzu:

> Und jetzt, in unserer Zeit, beflügelt von ihrem Beispiel, hat ein Maler, der sie alle bewundert, ein Bild geschaffen, indem er sich an die Lösungen dieser von ihm verehrten Meister hielt ...[35]

Die Stelle spielt also auf ein kombinatorisches Vorgehen an, wie wir ihm schon bei Ribalta (Abb. 12) begegnet sind, nur daß die Liste der Vorbilder viel umfangreicher ist. Es ist nicht ausgeschlossen, daß der eklektische Maler in Wahrheit Carducho selber ist,

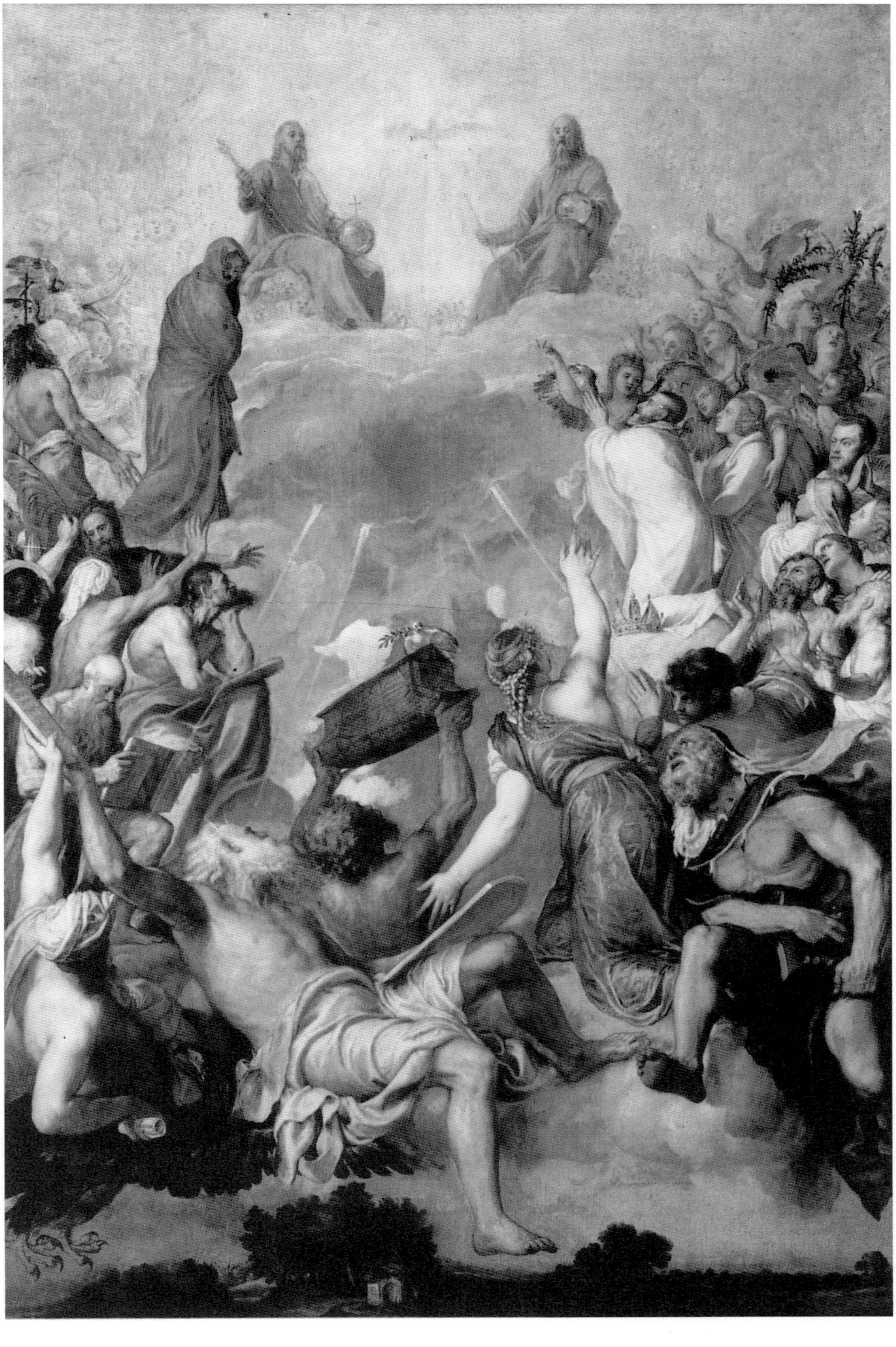

und in diesem Fall wäre es sehr lehrreich, wenn man eines Tages dieses exemplarische Bild identifizieren könnte, das scheinbar als eine Art Summe des pikturalen Wissens auf dem Gebiet der ›Luftszenen‹ konzipiert war. Bis dahin muß man sich mit der Betrachtung von ein oder zwei seiner charakteristischsten Werke begnügen.

Der Zyklus, der den Kartäuserlegenden gewidmet ist und für die Kartause von Paular gemalt wurde, enthält Visionsszenen, die unser ganzes Interesse verdienen.[36] In *Die Jungfrau Maria und der heilige Petrus erscheinen den Jüngern des heiligen Bruno* (Abb. 36) behandelt Carducho das eher seltene Thema der Kollektivvision. Die Kartäuser, die den unteren Teil der Komposition einnehmen, bieten uns einen wahren Katalog ekstatischer Gebärden und Haltungen. Zweifellos handelt es sich hier um den Imperativ der *varietas* der Handlungen in einem narrativen Gemälde, den der Maler sich zu beachten bemüht.

Da es sich um eine Kollektivvision handelt, müßte es eigentlich eine Vielzahl von Blickpunkten geben, was indes mit Sicherheit ein absurdes Bild ergeben hätte. Carducho weicht dieser Gefahr geschickt aus, wie er auch die der ›anamorphotischen‹ Vision umgeht, die er in seiner Abhandlung kritisierte (»durch ihre Verkürzungen entstellte und unkenntlich gemachte Figuren und Historien«). Und mit Hilfe der aus Tizians *La Gloria* (Abb. 35) übernommenen Lösung, die Lichtstrahlen und Perspektive kombiniert, gelingt es ihm tatsächlich, eine beeindruckende fliegende Figur zu schaffen, den heiligen Petrus, der einer sehr kleinen Jungfrau Maria den Weg bahnt, die in der Ferne, am oberen Bildrand, auf den Wolken steht.

In *Die Vision des Papstes Viktor III.* (Abb. 37), ein Gemälde, das zum selben Zyklus gehört, wählte Carducho eine ganz andere Methode. Die Figur des Visionärs nimmt die linke Bildhälfte ein, was sicherlich bereits ein erster Hinweis auf den Punkt ist, an dem die ›Lektüre‹ der am Himmel erscheinenden Zeichen beginnen soll. Gleichwohl ist der Papst durch einen Baldachin sowie durch die Mauer und die Balustrade seiner Loggia, die eine Art Schirm zwischen den beiden Räumen bilden, von der Vision getrennt.

Der Raum der Vision wird also auf eine eher archaistische Weise definiert, die sehr an die Lösung erinnert, die ein Juan de Juanes bereits im 16. Jahrhundert gewählt hat (Abb. 1, 32). Vielsagend ist in diesem Zusammenhang auch die Stellung der Hände des Papstes, die eine Diagonale mit ›Signal‹-Charakter bilden. Tatsächlich entspinnt sich ein Dialog zwischen dem erstaunten Papst und Christus, der mitsamt einer ganzen Himmelsszenerie aus den Wolken auftaucht.

Zur Rechten gibt es, begrenzt durch eine Balustrade und eine

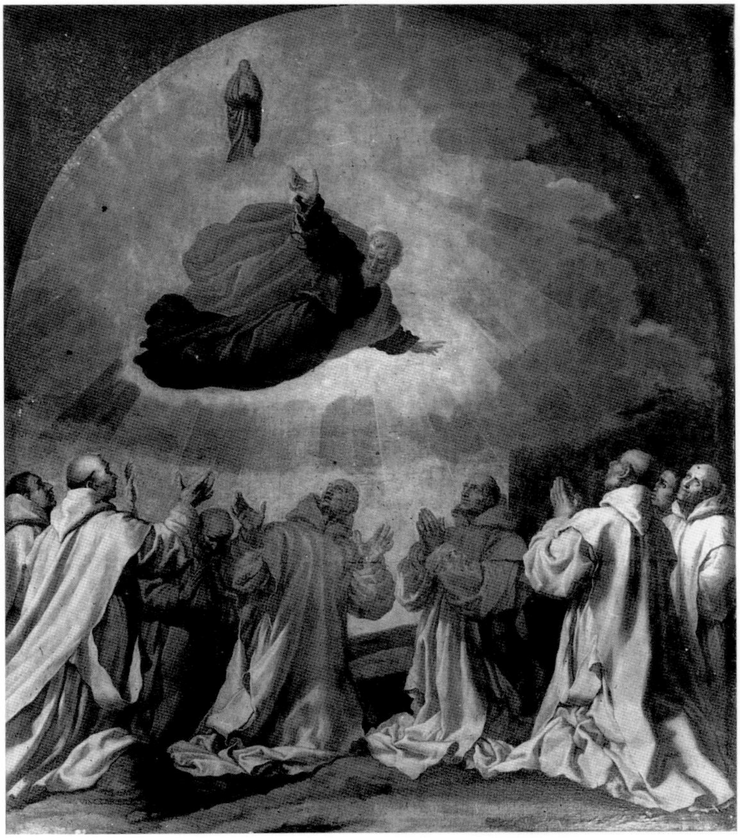

36. Vicente Carducho, *Die Jungfrau Maria und der heilige Petrus erscheinen den Jüngern des heiligen Bruno,* Cordoba, Kathedrale.

riesige Säule, einen Zwischenraum, in dem sich drei Personen aufhalten, welche die in Visionsgemälden recht häufige Rolle ›geistesabwesender Zeugen‹ spielen. Durch die Vertikale, die von der Basis und dem ansatzweise sichtbaren Schaft der Säule markiert wird, wird der Eindruck, daß sie von dem Geschehen, das sich hinter ihnen abspielt, nichts mitbekommen, noch verstärkt.

Die ganze Komposition beruht auf einem großen Kontrast zwischen der sorgfältig entworfenen Perspektive der ›irdischen‹ Ebene und den Kraftlinien der ›visuellen Handlung‹, die zwischen dem Papst und Christus stattfindet. In der Tat handelt es sich um zwei unterschiedliche Bewegungsrichtungen. Die Fluchtlinien des Paviments laufen auf einen Punkt in den Hügeln zu, die den Horizont markieren, genau unterhalb der Erscheinung, die ihrerseits einer ›anderen Perspektive‹ gehorcht: einer psychologischen und narrativen – und nicht einer ›wissenschaftlichen‹ oder rationalen. Christus, größer als die unter ihm in der ›Glorie‹ befindlichen Engel, wird in einer eher hieratischen Perspektive gesehen,

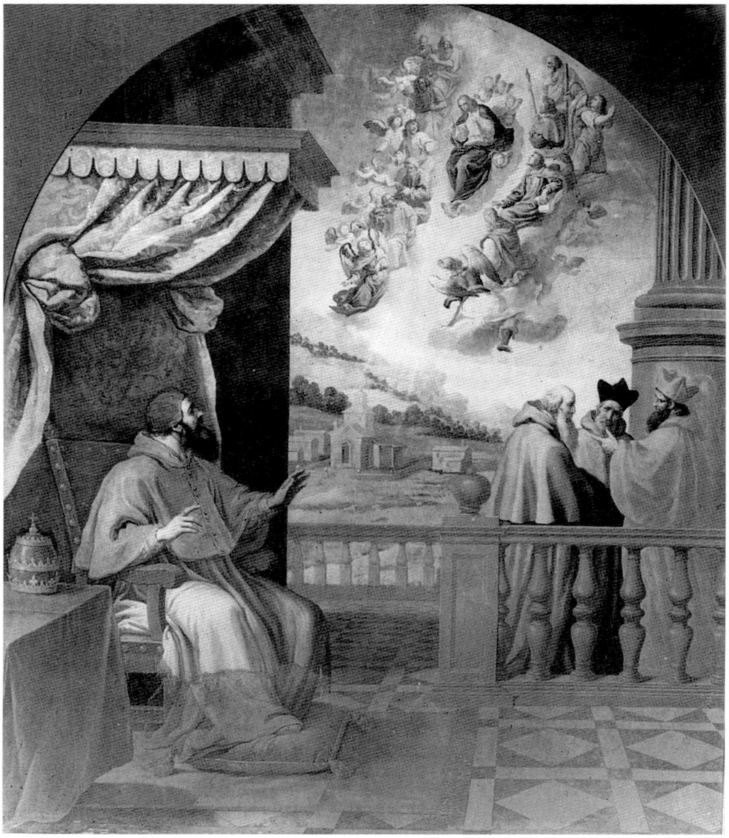

37. Vicente Carducho, *Die Vision des Papstes Viktor III.*, Cordoba, Kathedrale.

eine Konzeption, die sich stark von der im Rest des Bildes herrschenden Geometrie abhebt.

»Leichte Verstöße gegen die Perspektive müssen nicht bedeuten, daß man sie nicht kennt, sondern daß man vielmehr die geeignetsten Mittel gewählt hat, um die *historia* zu schildern«, hätte Carducho über sein eigenes Bild sagen können.

4. Poetik des Flecks

In den *Discursos practicables* des aragonesischen Malers Jusepe Martínez gibt es einen minutiösen Bericht über die Wahrnehmungsprobleme, die von religiösen Bildern mit öffentlicher Funktion aufgeworfen werden:

> Bei einem sehr klugen Meister gab man Ölgemälde für eine sehr wichtige Kapelle in Auftrag. Mit Hilfe vieler Studien machte

dieser sich ans Werk. Nachdem er die Bilder vollendet hatte und von seinen Malerkollegen gelobt worden war, brachte er sie zu der Kirche, in der sich die besagte Kapelle befand. Als der Auftraggeber kam und einen flüchtigen Blick darauf geworfen hatte, fragte ihn der Maler nach seiner Meinung, und jener antwortete: »Mein Herr, nie hätte ich von Ihrer Hand so nichtige und unvollendete Werke erwartet. Man sieht ja nichts als Flecken! Versuchen Sie doch bitte, ihnen die Vollkommenheit zu geben, die ich erwartet habe.«

Der kluge Maler antwortete ihm: »Mein Herr, ich habe nicht behauptet, daß ich fertig bin, und sie können mich erst dann für die Bilder verantwortlich machen, wenn sie an ihrem Platz hängen. Haben Sie also die Güte, mir einen Schlüssel zu dieser Kapelle zu geben, und ich werde dafür den Werken jene Vollkommenheit geben, die Sie wünschen.« Daraufhin errichtete er eine Absperrung mit einer abschließbaren Tür, so daß man unmöglich etwas sehen konnte. Einen Monat später, als die Bilder an ihrem Platz hingen, ließ er den Besteller kommen. Dieser trat ein, und als er sie jetzt an ihrem Platz sah, konnte er sich nicht genug darüber wundern, in wie kurzer Zeit der Maler sie verbessert hatte. Dessen Schüler aber lachten viel, denn sie wußten, daß ihr Meister nicht die kleinste Änderung vorgenommen hatte.[37]

Sicher, diese Anekdote dürfte in eine lange Reihe ähnlicher Geschichten aus der Gattung ›Künstlerlegende‹ gehören. Aber dennoch habe ich sie in voller Länge zitiert, weil sie zugleich ein spezifisches Problem der spanischen Kunst des 17. Jahrhunderts betrifft.

Ich habe weiter oben bereits zwei andere Texte erwähnt, in denen es um eine obligatorische Rezeptionssituation ging, oder genauer gesagt, um den für eine optimale Rezeption nötigen *Abstand:* den Text von Palomino über Zurbaráns *Kruzifix* in San Pablo el Real (Abb. 14) und, vom selben Autor, den über Murillos *Vision des heiligen Antonius von Padua* (Abb. 16). Beidesmal ging es um die Visionswirkung der Bilder. In der von Martínez mitgeteilten Anekdote dagegen bleibt das Sujet der Bilder im dunkeln. Wir erfahren nur, daß es religiöse Werke mit öffentlicher Funktion waren, und immerhin ist es möglich, daß sie Visionen darstellten.

Bekanntlich wurde auch von venezianischen Künstlern und Kunsttheoretikern verlangt, sakrale Bilder aus einer bestimmten Entfernung zu betrachten. Bei Marco Boschini (1660) zum Beispiel entspricht die Distanz nicht nur einem ästhetischen, sondern auch einem religiösen Verhältnis: Das Heilige darf nicht aus allzugroßer Nähe kontempliert werden:

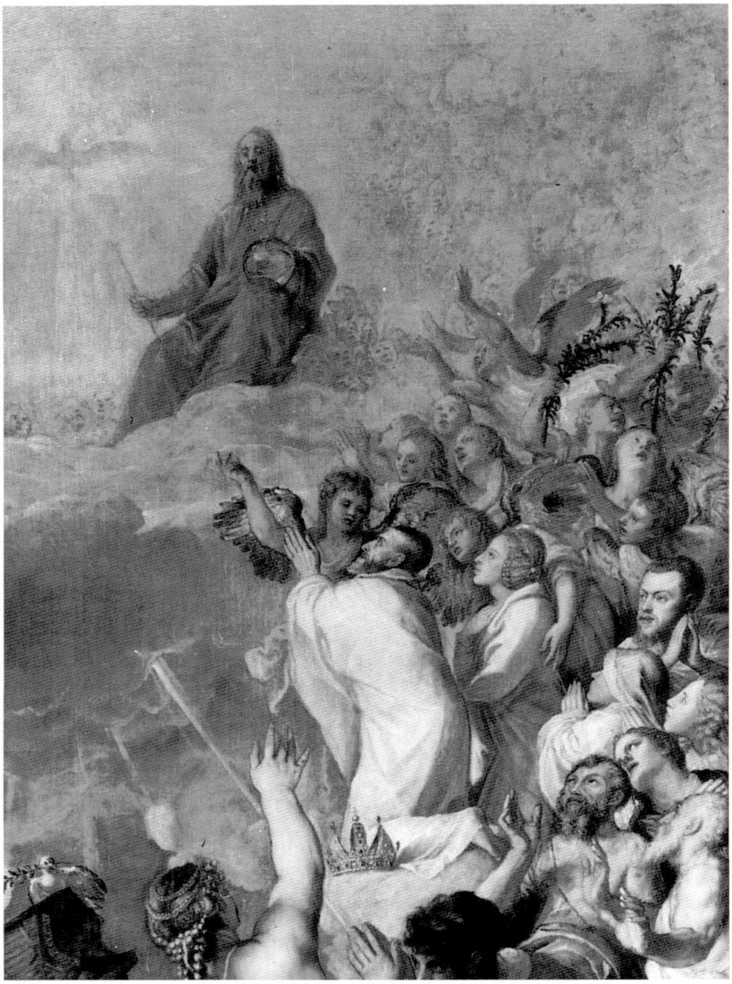

38. Tizian, *La Gloria,* Ausschnitt aus Abb. 35.

Star ne bisogna in proportion distante
Davanti a Dio, col cor tutto adorante.[38]

Das von Martínez exponierte Problem ist jedoch ein anderes. Seine Bestandteile sind ›das Vollendete‹ *(el acabado),* der Fleck *(el borrón)*[39] und der Betrachterabstand: Der richtige Abstand verwandelt ein Bild, »auf dem man nichts als Flecken sieht«, ganz von selbst in ein »vortreffliches« Gemälde. Martínez verliert freilich kein Wort über die Ursprünge dieses Konflikts, die, glaubt man Vasari, im Spätstil Tizians zu suchen sind, vor allem in den Werken, die er für seine spanischen Mäzene schuf:

Diese Gemälde [...] leben fast und sind wie die Natur. Doch ist

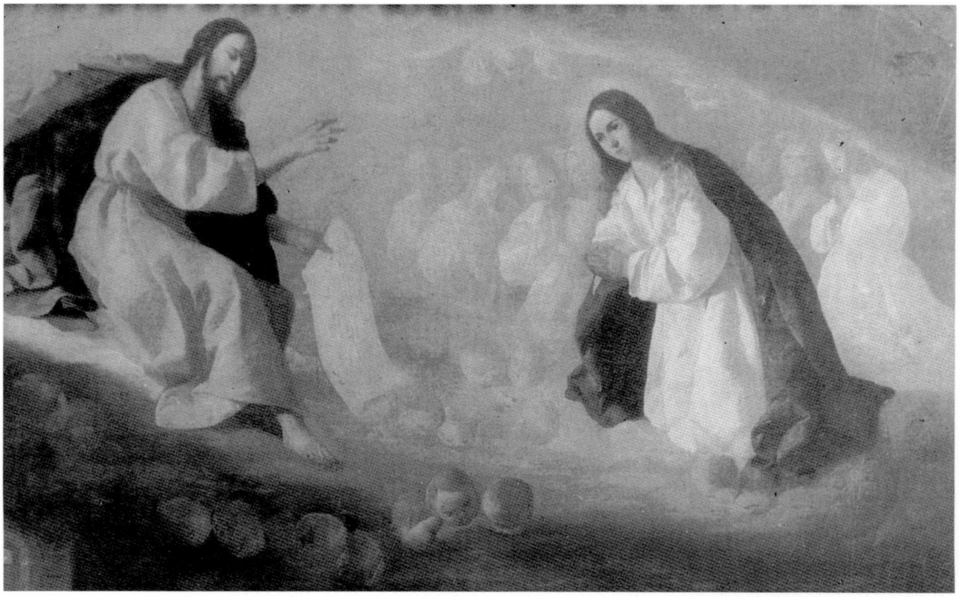

39. Francisco de Zurbarán, *Der heilige Franziskus in der Portiunkula,* Ausschnitt aus Abb. 34.

es wohl wahr, daß die Technik, die er in diesen letzten Bildern angewandt hat, von seinem Jugendschaffen sehr verschieden ist; denn die ersten sind mit einer gewissen Feinheit und unglaublichen Sorgfalt ausgeführt, daß man sie aus der Nähe und von weitem betrachten kann; diese letzten aber sind hingeworfen, grob und fleckig heruntergestrichen, so daß sie aus der Nähe nicht angesehen werden dürfen und erst aus der Entfernung vollkommen erscheinen.[40]

Die neue Technik Tizians, die Vasari beschreibt, wird einem ohne weiteres deutlich, wenn man aufmerksam das Bild der *Glorie* betrachtet, das bei der Entstehung einer Poetik der Visionsdarstellung in Spanien zweifellos eine wesentliche Rolle gespielt hat (Abb. 5, 38). Zwei Bemerkungen sind jedoch nötig. Die erste betrifft den Umstand, daß die »doppelte Sicht«, von der Vasari spricht, einmal aus der Nähe und einmal von weitem, nur bei großformatigen Leinwänden möglich ist und bei ›normalen‹ Staffeleibildern keinen Sinn ergibt. *La Gloria,* wie die meisten von diesem Werk inspirierten Visionsbilder, erfüllt diese Bedingung. Die zweite Bemerkung betrifft eine gewisse Abstufung im unvollendeten Charakter des Gemäldes: Je höher man blickt, um so mehr nimmt diese ›Unvollendetheit‹ zu, um im oberen Teil des Bildes zu kulminieren, wo Wolken, Cherubim und Farbflecken letztlich ein und dasselbe sind.

In der Kunstliteratur des spanischen Goldenen Zeitalters ist es noch einmal Carducho, der das Problem auf den Punkt bringt. Für ihn sind die ›vollendete‹ Malerei und die ›Flecken‹-Malerei zwei Darstellungsweisen, die jeweils ihr eigenes Recht haben:

> Die Dinge verändern ihre Farbe, Form und Größe je nach dem Abstand zwischen dem gesehenen Gegenstand und dem, der sieht. Ist der Abstand zu groß oder zu klein, sieht man nichts mehr. [...] Deshalb muß man einen Gegenstand, der sich in zwanzig, dreißig oder vierzig Fuß Entfernung befindet, jeweils anders malen und muß das, was oben ist, wiederum anders malen als das, was unten ist.[41]

Auch wenn explizit nur von Problemen des Abstands und seiner Darstellung in der Malerei gesprochen wird, geht es in diesem Passus, wie ich meine, doch um sehr viel mehr. Zwischen den Zeilen kann man ein Plädoyer für die Notwendigkeit einer ›anderen‹ Malweise lesen, die geeignet ist, die ›Differenz‹ des Fernen wiederzugeben, das Dunkle und Unausprechliche des Heiligen, das Approximative der Vision.

V. DIE FABRIKATION EINES BILDES

Das Dogma, wonach Gott die Jungfrau Maria bereits bei ihrer Empfängnis vor der Erbsünde bewahrt haben soll, wurde erst 1854 verkündet und beendete eine Kontroverse, die im 12. Jahrhundert begonnen hatte und am intensivsten im Spanien des 17. Jahrhunderts geführt worden war. Im Rahmen der komplexen und langen Geschichte der Entstehung der Ikonographie der Purissima gab es mehrere wichtige Momente, aber nur eine einzige Obsession: Die Jungfrau sollte als ein Geschöpf von außergewöhnlichem Rang dargestellt werden, nicht mit ›Befleckung‹, d. h. durch körperlichen Kontakt erschaffen, sondern direkt und nur von Gott selbst. Dieser Imperativ führte mitunter zu höchst merkwürdigen Resultaten, die hier nicht alle berücksichtigt werden können.

Die folgenden Seiten haben ein begrenztes Ziel. Sie gehen von der Feststellung aus, daß die Unbefleckte Empfängnis im Spanien des 16. und 17. Jahrhunderts eine Zwangsvorstellung war, was zur Erschaffung einer neuen Ikonographie, ja eines neuen Bildtyps führte. Die Ikonographie der Purissima ist bereits Gegenstand mehrerer eingehender Studien gewesen[1], doch hat man nicht immer genug auf die Folgen geachtet, die dieser Bildtyp, der aus der Verwandlung einer ›Vision‹ in ein Gemälde resultierte, nach sich zog. Auf sie möchte ich mich hier konzentrieren.

1. *Deus pictor*

Eines der interessantesten Beispiele ist, da ikonographisch höchst eigenwillig, ein anonymes Gemälde aus dem 17. Jahrhundert, das sich in Privatbesitz befindet (Abb. 40). Die Szene spielt im Himmel. Oben im Bild erscheint Gottvater in Gestalt eines bärtigen Alten. Von seinem Körper, von dem man nur den oberen Teil sieht, gehen Lichtstrahlen aus, die durch das Wolkengewölbe dringen. In seiner Rechten hält der Schöpfer die Weltkugel, während er mit der Linken auf den zentralen Teil des Gemäldes weist, wo sich die Unbefleckte Jungfrau befindet.

Die Jungfrau ist stehend dargestellt. Die Strahlen, die von ihrem Körper ausgehen, bilden eine Art Mandorla. Aber – und das ist sicherlich das seltsamste Detail des ganzen Gemäldes – dieser Lichthof ist seinerseits in einem großen transparenten Ei enthal-

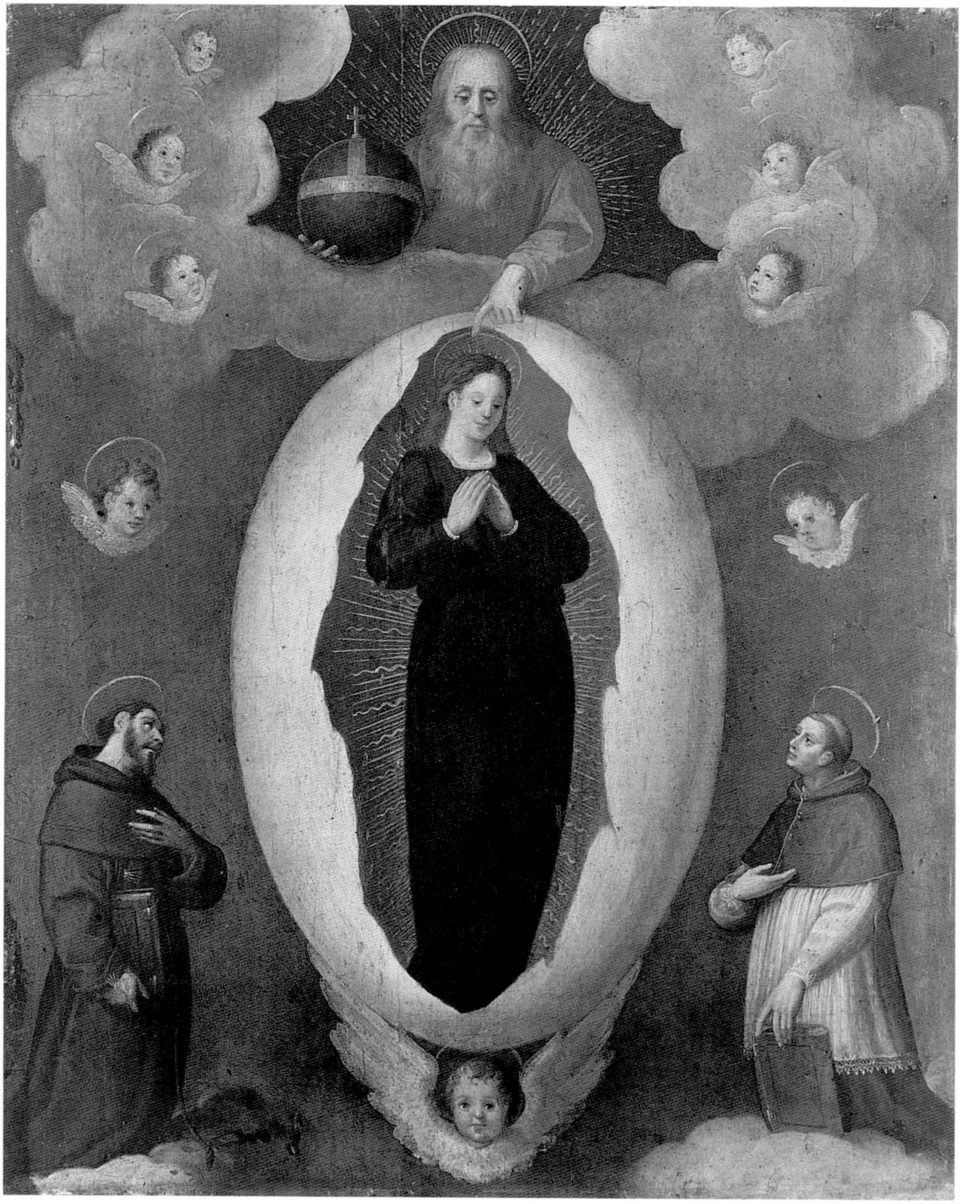

40. Unbekannter spanischer Künstler, *Die Unbefleckte Empfängnis,* 17. Jahrhundert, Aufbewahrungsort unbekannt.

ten. Der Finger des Schöpfers durchdringt das Ei und berührt die Aureole, die die Jungfrau krönt.

Zweifellos hat man es hier mit dem metaphorischen Akt einer *creatio ex nihilo* Marias zu tun. Unten im Bild, auf Wolken kniend, hat der Maler zwei Zeugen dieser Szene einer Zeugung ›durch Berührung‹ dargestellt. Der heilige Franziskus, die Figur links, repräsentiert den Orden, der am meisten für die Anerkennung der ›unbefleckten‹ Empfängnis Marias gekämpft hat.

Das Motiv des ›Fingers Gottes‹ beruht auf einer alttestamentlichen Tradition und bedeutet prinzipiell die göttliche Macht und vor allem die Fähigkeit, Wunder zu wirken (wie in *Exodus,* 8, 15). Ebenso kann es die Fähigkeit bedeuten, unerschütterliche Gesetze zu schaffen: In *Exodus,* 31, 18 und in *Deuteronomium,* 9, 10 heißt es von den Gesetzestafeln, daß der »Finger Gottes« auf sie geschrieben habe.[2]

In der anonymen *Unbefleckten Empfängnis* wird die sündlose Jungfrau als ein Werk der göttlichen Macht hingestellt. Die Metapher des Fingers, der das Ei durchdringt, ist sehr stark und mehr als durchsichtig. Man braucht sich nicht allzusehr zu wundern, daß die in diesem Werk gewählte Ikonographie fast ohne Nachfolge blieb.

Bei einer anderen, weniger schockierenden und deshalb vielleicht verbreiteteren Lösung wird Gottvater im Giebelfeld eines Retabels dargestellt, während die Tafel darunter dem Bild der Immaculata vorbehalten ist (Abb. 41, 42). Die Trennung zwischen Gottvater und der Jungfrau ist vollständig, aber der Sinn der ganzen Inszenierung ist dennoch offensichtlich. Ich täusche mich wohl nicht, wenn ich in dieser Art von Komposition eine Botschaft erblicke, die mit der Beziehung zwischen dem ›Schöpfer‹ und seinem ›Werk‹ zu tun hat.

Um es deutlicher zu sagen: Ich denke, daß eine adäquate Interpretation dieser Altarbilder die Tatsache berücksichtigen muß, daß die Immaculata als ein ›Werk‹ Gottes präsentiert wird und daß der Akt ihrer ›unbefleckten‹ Zeugung in gewisser Weise Bestandteil der Gesamtinszenierung ist. Der große Unterschied gegenüber dem soeben analysierten Bild liegt darin, daß Gott die Jungfrau nicht ›mit seinem Finger‹ erschafft, sondern durch die Macht einer Geste, und daß das Resultat dieses Schöpfungsakts kein ›Ei‹ ist, sondern ... ein Gemälde. Gott wird, wenn ich mich nicht irre, in diesen Retabel als ›Urheber eines Gemäldes‹ betrachtet, und dieses ›Gemälde‹ ist die ›Unbefleckte Empfängnis‹.

Eine derartige Behauptung erfordert zweifellos einige weitere Erläuterungen.

Das Motiv des *Deus pictor* ist ein regelrechter *topos* in der Kunst- und Andachtsliteratur der Gegenreformation.[3] Mit seinem

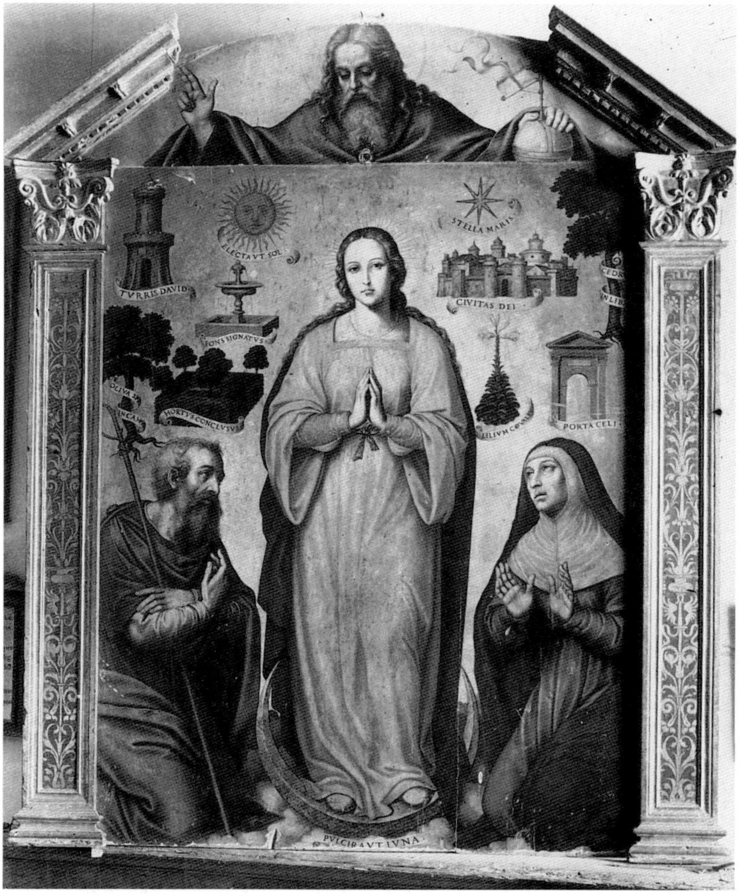

41. Juan de Juanes, *Die Unbefleckte Empfängnis,* 16. Jahrhundert, Tempera auf Holz, 180 x 140 cm, Sot de Ferrer (Castellón), Pfarrkirche.

»göttlichen Pinsel« *(pinzel divino)* hat Gott die Welt erschaffen, die, wie es bei einigen Autoren heißt, »einem Retabel gleicht«. Andere sagen, daß Gott mit dem »Pinsel« des göttlichen Intellekts auf eine »Leinwand« von göttlicher Natur malt, wobei er von »geistlichen Verkürzungen« *(scorci de spiritualità)* Gebrauch macht und das Ganze dann in den »Goldrahmen der unendlichen Gottheit« *(la dorata cornice dell'interminata deità)* fügt.[4]

Auf den genannten Altarbildern (Abb. 41, 42) wird die von Gott erschaffene Welt in der symbolischen Gestalt der Erdkugel dargestellt, während der zentrale Teil des Retabels von der Unbefleckten Jungfrau eingenommen wird. In mehreren Schriften zur Immaculata-Debatte, die zu Beginn des 17. Jahrhunderts in Spanien erschienen sind, hat man sich auf die folgenden Verse aus den *Sprüchen Salomos* berufen:

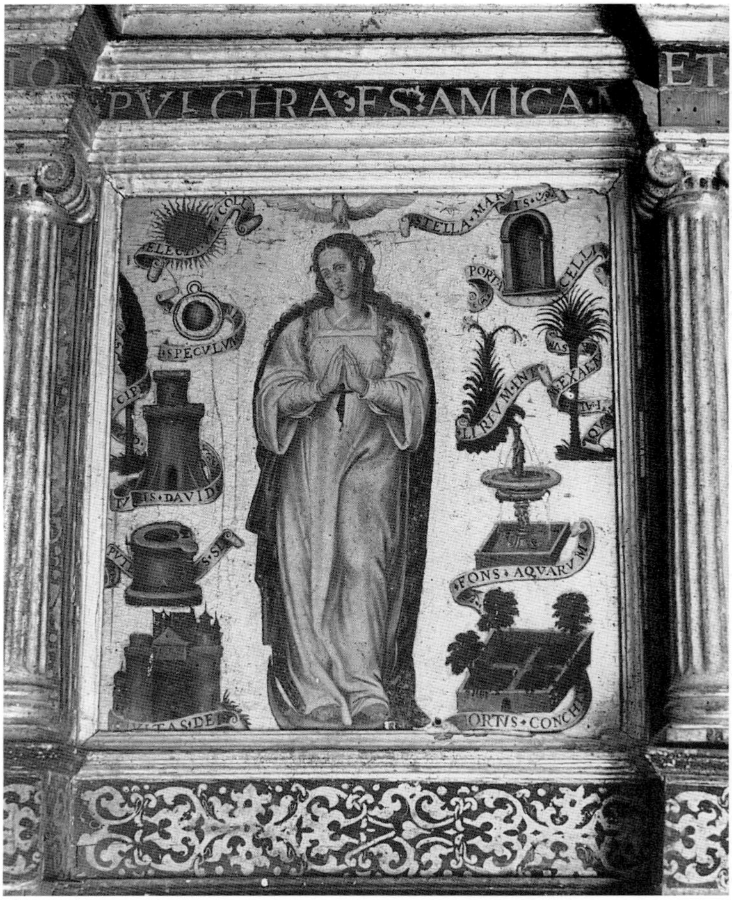

42. Schule von Juan de Juanes, *Die Unbefleckte Empfängnis,* 16. Jahrhundert, Tempera auf Holz, Castellón de la Plana, Ayuntamiento.

> Der Herr hat mich geschaffen im Anfang seiner Wege, vor seinen Werken in der Urzeit; in frühester Zeit wurde ich gebildet, am Anfang, beim Ursprung der Erde. Als die Urmeere noch nicht waren, wurde ich gezeugt.[5]

Besonders die letzte Zeile *(Nondum erant abyssi, et ego iam concepta eram)* wurde zuweilen als direkter Beweis für die Unbefleckte Empfängnis angeführt. Noch bemerkenswerter in unserem Zusammenhang ist, in welche Worte man diese Überlegung kleidete: »Es ist, als hätte man gesagt: Im Verstand des höchsten Malers, Gottes, war ich von Ewigkeit her empfangen [*concebida*]«.[6] Derselbe Autor – Cesare Calderari – entwickelt die Metapher, die aus der Erschaffung der Immaculata ein Werk des Maler-Gottes macht, weiter, indem er den Prozeß beschreibt, durch den die innere *Idee* äußeres *Bild* wird: »von Ewigkeit her war sie im erhabenen Verstand Gottes vorgezeichnet, um durch das Werk des herrlichsten Pinsels seiner souveränen und allmächtigen Hand ans Licht gebracht zu werden. *Tota pulchra.*«[7]

Die letzten Worte *(Tota pulchra)* sind ein direkter Hinweis auf die Verse des *Hohenlieds* (4, 7), die in der Liturgie auf die Unbefleckte Empfängnis angewandt werden: »Alles an dir ist schön, meine Freundin; kein Makel haftet dir an *(Tota pulchra es amica mea, et macula non est in te.)*«[8] Calderari interpretiert sie als eine ›Signatur‹ Gottes auf dem ›Gemälde‹ der Immaculata: Während gewöhnliche Maler ihre Bilder mit *faciebat* ... signieren (im Imperfekt, da ihre Werke tatsächlich unvollkommen sind), signiert Gott mit den Worten *Tota pulchra,* da alles, was aus seiner Hand stammt, vollkommen ist.[9]

Ich könnte aus der kirchlichen Literatur zum Streit um die Unbefleckte Empfängnis noch eine ganze Reihe ähnlicher Beispiele anführen. Ich beschränke mich auf ein einziges, das – obwohl recht kurz – die pikturale Metapher auf einen kaum zu überbietenden Gipfel treibt. Der Autor ist Francisco Soriano, der in einer 1616 gehaltenen Predigt versuchte, sich ein Bild von der Unbefleckten Empfängnis zu machen: »Gott ergriff den Pinsel der göttlichen Weisheit und tauchte ihn in die Muschel seiner Allmacht ...«[10] Hier ist nicht der Ort, um auf die starken sexuellen Konnotationen einzugehen, die dem ›Finger‹ Gottes beziehungsweise seinem ›Pinsel‹ anhaften. Was uns hier interessiert, ist vielmehr die Art, wie sich der Topos des Maler-Gottes auf die Darstellungen der Immaculata ausgewirkt hat.

Ich kehre also zu unserem Ausgangspunkt zurück, zu den Retabeln mit Giebelfeld, die seit der zweiten Hälfte des 16. Jahrhunderts zahllose spanische Kirchen schmücken. Man sieht auf diesen Altarbildern (Abb. 41, 42) Gottvater, wie er seine rechte Hand mit einer Gebärde hebt, die an die der Segnung erinnert, in Wahrheit aber eine ›magische‹ Geste des *fiat* ist. Der Schöpfungsakt wird freilich bloß angedeutet: Was man sieht, ist nur der Schöpfer und das Resultat seines Akts: das Gemälde unter ihm. In einigen Fällen (Abb. 41) scheint Gott seine Schöpfung vom Firmament aus zu betrachten, in fast allen hat er seine ›Signatur‹ auf dem ›unbefleckten‹ Bild hinterlassen, das er geschaffen hat: *Tota pulchra.*

2. Vom ›Zeichen‹ zum ›Gemälde‹

In der ikonographischen Entwicklungsgeschichte der Unbefleckten Empfängnis gibt es einen entscheidenden Moment: den, wo das Andachtsbild als plastische Konkretisierung einer Vision präsentiert wird, nämlich jener, die Johannes auf Patmos hatte und die er im 12. Kapitel der *Offenbarung* beschrieben hat:

> Dann erschien ein großes Zeichen am Himmel, eine Frau, mit der Sonne bekleidet; der Mond war unter ihren Füßen und ein Kranz von zwölf Sternen auf ihrem Haupt. Sie war schwanger und schrie vor Schmerz in ihren Geburtswehen. Ein anderes Zeichen erschien am Himmel: ein Drache, groß und feuerrot, mit sieben Köpfen und zehn Hörnern und mit sieben Diademen auf seinen Köpfen. Sein Schwanz fegte ein Drittel der Sterne vom Himmel und warf sie auf die Erde herab. Der Drache stand vor der Frau, die gebären sollte; er wollte ihr Kind verschlingen, sobald es geboren war. Und sie gebar ein Kind, einen Sohn, der über alle Völker mit eisernem Zepter herrschen wird. Und ihr Kind wurde zu Gott und seinem Thron entrückt ...

Die definitive Formel für Immaculatadarstellungen, die das ganze 17. Jahrhundert beherrschen sollte, entstand aus der Verbindung des Motivs *»tota pulchra«* mit demjenigen der »mit der Sonne bekleideten Frau« *(mulier amicta sole).*[11]

Verfolgt man den Weg, der von der getreuen Illustration einer Episode aus der *Offenbarung* zur Schaffung eines dogmatischen Bildes führte, so bemerkt man, daß im 16. Jahrhundert noch beide Bildmöglichkeiten nebeneinander bestanden.

Die Variante, die ein unbekannter Künstler gewählt hat, dessen Gemälde im Kloster des Escorial *Johannes auf Patmos* darstellt (Abb. 43), hat scheinbar nichts mit dem Motiv der Immaculata zu tun. Tatsächlich handelt es sich um eine Visionsszene.

Johannes ist gerade dabei, zu schreiben, als »das große Zeichen« am Himmel erscheint. Sein linker Arm ist in einer Gebärde des *aposkopein* erhoben, während er mit seiner rechten Hand die *historia de aire*, das »Luftgeschehen« beschreibt, das sich im rechten oberen Teil abspielt. Der Kampf im Himmel ist mit einem extremen Detailreichtum dargestellt, doch der Text des Johannes, auch heute noch leicht lesbar, ist unvollständig: Nur der erste, deskriptive Teil des Offenbarungstextes steht auf dem Papier: »Dann erschien ein großes Zeichen am Himmel, eine Frau, mit der Sonne bekleidet; der Mond war unter ihren Füßen ...«

In *Die Vision des Johannes auf Patmos* von El Greco (um 1580, Abb. 44) kann man dagegen einen entscheidenden Schritt auf dem Weg zum dogmatischen Bild erkennen. Die narrative Seite des »Luftgeschehens« – im vorigen Bild so detailreich – wie auch die Schreibsituation sind bei El Greco weggefallen. Das wichtigste Merkmal seines Bildes ist die Art, wie der heilige Johannes dargestellt ist, als Halbfigur im Vordergrund links (Abb. 45). Diese Position ist sehr bezeichnend, denn die Wahrnehmungsgewohnheiten jedes abendländischen Betrachters bringen es mit sich, daß

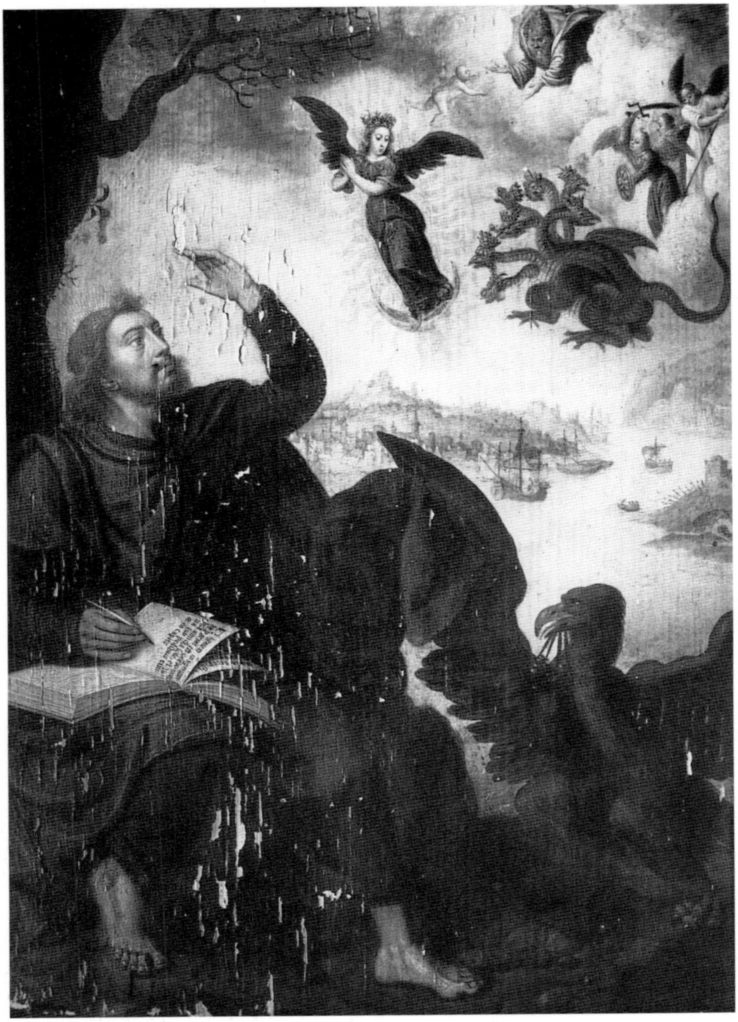

43. Unbekannter spanisch-flämischer Künstler, *Die Vision des heiligen Johannes auf Patmos,* 16. Jahrhundert, El Escorial.

die Lektüre eines Gemäldes genau an dieser Stelle beginnt. Diese Wahl hat zwei wichtige Konsequenzen, die freilich nur zwei Seiten derselben Medaille sind. Einerseits wird der Betrachter aufgefordert, die Vision mit den Augen des Johannes zu betrachten, andererseits wird dieser selbst als ein Betrachter präsentiert, genauer gesagt als ein einbezogener Betrachter. Er ist eine ins Bild einführende Person, die die Rolle des Betrachters mit der des ›Visionärs‹ vereint.

Wenn man sich jetzt daran erinnert, daß die Unbefleckte Jungfrau zuweilen als »ein göttliches Gemälde« angesehen wurde, als ein Werk des »Maler-Gottes«, taucht sogleich eine wichtige Frage

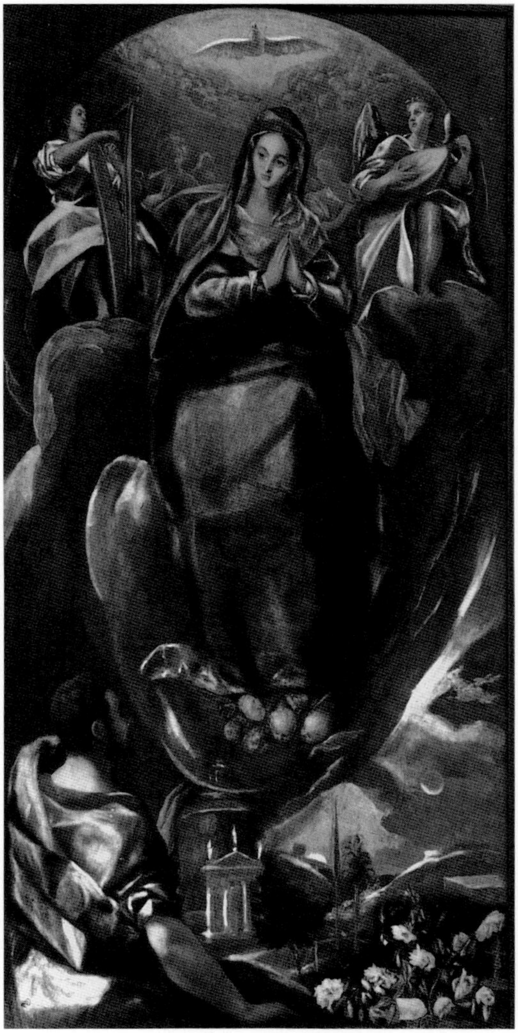

44. El Greco, *Die Vision des heiligen Johannes auf Patmos (Die Unbefleckte Empfängnis),* um 1580-1585, Öl auf Leinwand, 236 x 118 cm, Toledo, Museo de Santa Cruz.

auf: Was betrachtet Johannes eigentlich? Betrachtet er eine Vision, *seine* Vision auf Patmos (aber wo sind dann der Drache und die ganze *historia?),* oder aber ein Bild, geschaffen vom »herrlichsten Pinsel«, das auf Geheiß des göttlichen Willens vom Firmament herabkommt?

Ein anderes, späteres Beispiel kann einen Eindruck davon vermitteln, wie sehr im Siglo de Oro über das Verhältnis zwischen ›Gemälde‹ und ›Vision‹ nachgedacht wurde. Es handelt sich um ein Jugendwerk von Velázquez, das, obwohl es den Kunsthistorikern natürlich gut bekannt ist, nur selten mit der Aufmerksamkeit bedacht wurde, die es verdient.[12]

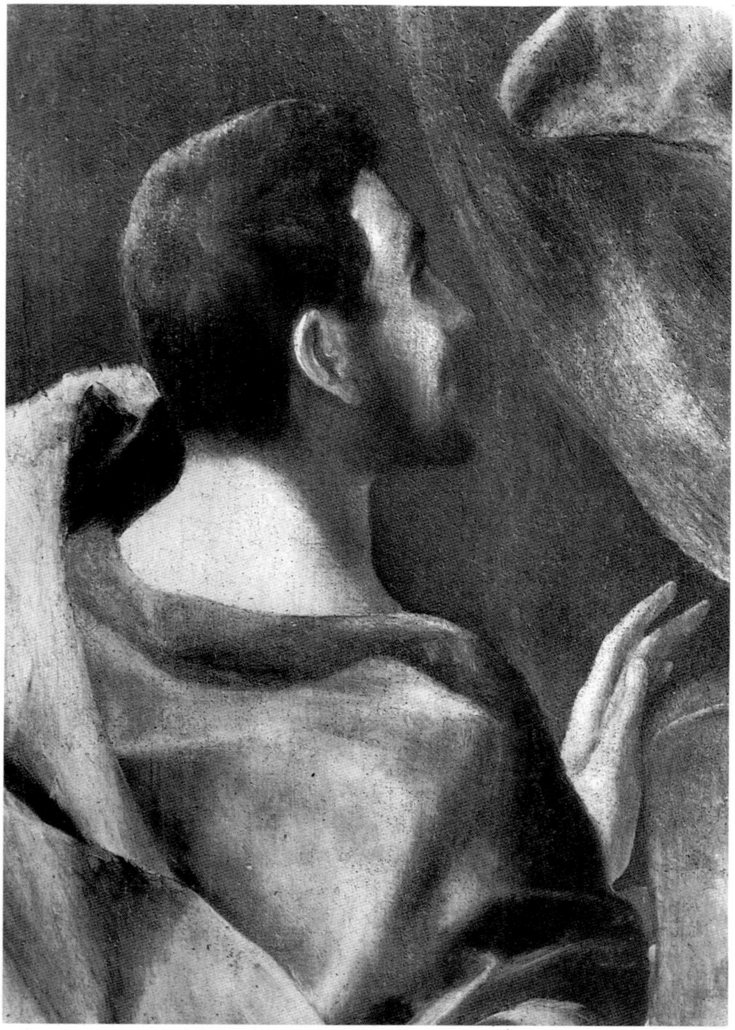

45. El Greco, *Die Vision des heiligen Johannes auf Patmos,* Ausschnitt aus Abb. 44.

Der *Johannes auf Patmos* (um 1618, Abb. 17) wird gewöhnlich als ein eher traditionelles Werk des jungen Schülers von Pacheco angesehen. Dennoch scheint es mir, daß das Bild in dem weiteren Kontext von Überlegungen betrachtet werden muß, die das ›metapikturale‹ Thema der Unbefleckten Empfängnis betreffen.

Das Gemälde stellt die Figur des Evangelisten ins Zentrum, der in einer Pose der Inspiration seine Augen auf die Vision richtet, die links oben zu sehen ist. Es handelt sich um die *mulier amicta sole,* jene Frau der Apokalypse, die vom siebenköpfigen Drachen angegriffen wird. Die Ikonographie des Gemäldes ist nicht neu. Es ist nur eine neue Version einer in den Niederlanden bereits sehr verbreiteten Lösung, die Velázquez wohl bekannt gewesen sein dürfte, sei es durch Stiche, sei es durch Beispiele wie das etwas weiter oben analysierte (Abb. 43).

Dennoch genügt es, das Gemälde mit seinen möglichen Vorbildern zu vergleichen, und man erkennt unschwer die Neuerungen, die Velázquez vorgenommen hat. Das anonyme Bild des Escorial zum Beispiel wird von einer kräftigen Diagonale in zwei Hälften geteilt: im linken Teil befindet sich der Visionär, rechts die Vision. Bei Velázquez nimmt die Figur des Evangelisten praktisch das ganze Gemälde ein, während die Vision sich mit einem kleinen Zipfel ganz außen begnügen muß. Die Figur ist monumental, die Vision winzig und kaum zu erkennen. Wenn also diese Art von Bildern tatsächlich der Ausgangspunkt für Velázquez war, muß man sich natürlich fragen, was ihn zu so offenkundigen Veränderungen veranlaßt hat.

Die Antwort ist schnell gegeben: Velázquez hat den Platz der Vision reduziert, weil er sie in einem anderen Gemälde dargestellt hat (Abb. 18). Zum Glück befinden sich die zwei Bilder, die beide aus der Kirche der beschuhten Karmeliter zu Sevilla stammen, heute im selben Museum (in der National Gallery in London), so daß man sie bequem so betrachten kann, wie es dem Maler zweifellos vorschwebte, das heißt gemeinsam.

Mir ist kein anderer Fall bekannt, in dem die Vision des Johannes auf Patmos und die Unbefleckte Empfängnis nebeneinander auf zwei Gemälden dargestellt werden, die eine Art ›Diptychon‹ bilden. Dieses Nebeneinander muß eine Bedeutung haben. Gewiß, jede Erklärung muß die typisch Velázquezsche Neigung zur verdoppelten Darstellung berücksichtigen, eine Neigung, die er bereits in seinen Jugendjahren in Sevilla zeigt und die später zu Resultaten führt, die zu Recht berühmt sind. Aber dennoch wurde das fragliche ›Diptychon‹ für ein Mönchsmilieu geschaffen, und man darf annehmen, daß auch die darin thematisierten Probleme mit Fragen zusammenhängen, die in diesem Milieu debattiert wurden.

Ich sehe in diesem doppelten Werk das Ergebnis einer Auseinandersetzung von Velázquez mit einem der größten Figurationsproblemen seiner Zeit, nämlich mit dem Problem des Verhältnisses zwischen ›Vision‹ und ›Gemälde‹. Sein ›Diptychon‹ ist ein verdoppeltes Werk, dessen Thema der ›Übergang‹ von einer Darstellung zur anderen ist.

Auf einem der beiden Bilder sieht man den heiligen Johannes, wie er seine Feder in der Luft hält und eine Vision betrachtet, die in den Wolken erscheint (Abb. 17, 46). Auf seinen Knien hält er mit der Linken ein offenes Buch, in dem man oben auf der rechten Seite zwei geschriebene Zeilen erkennt, während der Rest der Seite wie auch die gegenüberliegende noch leer sind. Kein Zweifel, diese Seiten sind die des 12. Kapitels der *Offenbarung:* »Dann erschien ein großes Zeichen am Himmel, eine Frau«.

Die in einem Schwebezustand verharrende Geste des Evangelisten spricht für sich selbst. Was der Betrachter sieht, ist der Visions*akt,* der die Niederschrift des Textes unterbricht. Wichtig ist also nicht der geschriebene Text (das Buch ist eher dazu da, das augenblickliche Fehlen von Text anzudeuten), ja nicht einmal die Vision: sie ist so undeutlich, daß kein Betrachter sie völlig entziffern könnte. Wichtig ist der ›Visionsakt‹ und sein ›Medium‹: der heilige Johannes. Anders als seine flämischen Vorbilder betont Velázquez den Typus des ›Visionärs‹, der in einem Moment der ›Darstellung‹ überrascht wird. Das Sehen (die Vision) unterbricht die Darstellung – um sie in einem zweiten Moment hervorzurufen.

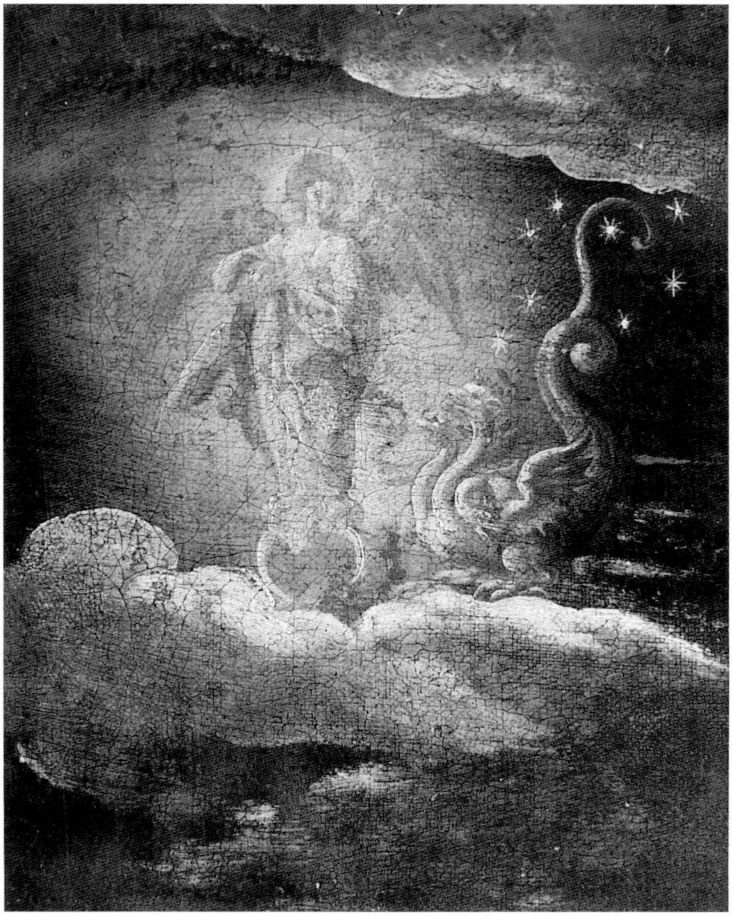

46. Diego Velázquez, *Die Vision des heiligen Johannes auf Patmos,* Ausschnitt aus Abb. 17.

Die Unbefleckte Empfängnis (Abb. 18), das Gegenstück zum *Heiligen Johannes* (Abb. 17), ist die zum ›Gemälde‹ gewordene ›Vision‹. Nebeneinander betrachtet, sollten einem die beiden Bilder zweifellos die Gewißheit vermitteln, daß sich das »große Zeichen« aus der Apokalypse (die Vision auf dem *Johannes*-›Flügel‹, Abb. 46) in ein Andachtsbild verwandelt hat (Abb. 18). Der Abstand zwischen der ›Vision‹ und dem ›Gemälde‹ hätte nicht deutlicher betont werden können. Es bedurfte des Ingeniums eines Velázquez, um dieses Resultat zu erzielen. Die ›Einrahmung‹ des »großen Zeichens« entspricht einem Prozeß der visuellen und begrifflichen Klärung: Die Heilige Jungfrau tritt aus den Wolken hervor, die die apokalyptische Frau umhüllten, das ›Zeichen‹ wird ›Bild‹. Durch diesen Übergang hat Velázquez das problematische Verhältnis zwischen der apokalyptischen Vision und dem neuen Andachtsbild – dem neuen Bild der Unbefleckten Empfängnis – auf das grandioseste veranschaulicht.

Dieses Verhältnis war zu der Zeit, als diese Gemälde entstanden, in Spanien und vor allem in Sevilla das Thema einer lebhaften Debatte, und der Text, den Pacheco in *Arte de la Pintura* der Ikonographie der Immaculata widmet, erörtert das technische Problem des *Übergangs* von der Vision *(sagrada revelación)* des heiligen Johannes zu einem Gemälde *(pintura)* der Immaculata:

> Dieses Bild ist, wie die Gelehrten wissen, von der geheimnisvollen Frau inspiriert, die der heilige Johannes am Himmel sah, und es besitzt all ihre Attribute. Wer es malt, muß sich also streng an die Offenbarung des Evangelisten halten, das heißt die Frau muß [...] mit der Sonne bekleidet sein, mit einer ockerfarbenen und weißen ovalen Sonne, die sie ganz umgibt und auf subtile Weise mit dem Himmel vereinigt; ihr Haupt ist von Sternen gekrönt [...], von Sternen, die man am besten durch kräftig strahlende helle Flecken wiedergibt, das heißt indem man *al secco* ein sehr reines Weiß aufträgt; unter ihren Füßen ist der Mond, und obwohl er eine feste Kugel ist, nehme ich mir die Freiheit, ihn hell und durchscheinend über einer Landschaft zu malen; in der Höhe, heller und sichtbarer, der nach unten weisende Halbmond. Wenn ich mich nicht täusche, habe ich diesen Details als erster soviel Majestät verliehen, und die anderen Maler sind mir darin gefolgt.[13]

Velázquez tut also nichts anderes, als die Ausführungen seines Lehrers in die Praxis umzusetzen. Während Pacheco die Stelle aus der *Offenbarung* theoretisch erörtert, wird sie von Velázquez gemalt. Und es ist keineswegs auszuschließen, daß Lehrer und

Schüler hier gemeinsam an einer Rhetorik der Darstellung gearbeitet haben.

Der aufmerksame Betrachter des ›Diptychons‹ hat das Privileg, indirekt die Fabrikation eines Bildes mitzuerleben. Der Akt der ›Fabrikation‹ erfolgt in dem Zwischenraum, der die beiden ›Flügel‹ voneinander trennt. Das Gemälde der Unbefleckten Empfängnis füllt gewissermaßen die Leere der weißen Seite aus, auf die der Evangelist bislang nicht mehr als zwei Zeilen schreiben konnte: »Dann erschien ein großes Zeichen am Himmel«. Das große Bild der Immaculata ist die Hypotypose dieses Textes: »eine Frau, mit der Sonne bekleidet; der Mond war unter ihren Füßen und ein Kranz von zwölf Sternen auf ihrem Haupt.« Die Besucher der Sevillaner Akademie von Pacheco hätten in Velázquez' Vorgehen mühelos die pikturale Verwirklichung einer rhetorischen Figur erkennen können:

> Die Hypotypose stellt das Wort so kraftvoll und lebendig dar, daß der Verstand den Gegenstand fast mit leiblichen Augen sehen kann.[14]

Während man auf dem Johannes-›Flügel‹ nur das ›Zeichen‹ sieht, sieht man auf dem der Immaculata die ›Bild‹ gewordene Beschreibung. Der geschriebene Text findet seine Fortsetzung im gemalten Bild, der Pinsel tritt an die Stelle der Feder, die Leinwand ersetzt die weiße Seite.

Velázquez bringt einem hier auf schwindelerregende Weise die ›Ferne‹ der Vision nahe. Die goldfarbene Wolke, ein fast unentzifferbares ›Zeichen‹, ist zu einem Bild geworden, das dem Beschauer gleichsam ›vor Augen‹ gehalten wird. Es wäre falsch, darin nur das Ergebnis eines rein intellektuellen Vorgehens und eines belanglosen rhetorischen Spiels zu sehen. Es handelt sich vielmehr um eine – zweifellos höchst originelle – Lösung eines wichtigen Problems der Poetik des religiösen Bildes:

> Wir meinen, daß der Ursprung des Bildes in dem Wunsch liegt, die Dinge möglichst ähnlich wiederzugeben und sie aus der Ferne heranzuholen; zwar könnte man auf Bildern auch die präsenten Dinge darstellen, die sich unmittelbar vor unseren Augen befinden, aber die eigentliche Aufgabe des Bildes ist es, jene Nachteile auszugleichen, die sich daraus ergeben, daß Dinge entfernt und getrennt von uns sind. Hätte man sie ohne weiteres sehen können, wäre es nicht nötig gewesen, sie darzustellen.[15]

3. *Pictor divinus*

Als sich im 17. Jahrhundert das neue Bild der Unbefleckten Empfängnis herauskristallisierte und weite Verbreitung fand, gerieten sowohl die ›göttlichen‹ Ursprünge dieses Bildes mehr und mehr in Vergessenheit wie auch die Tatsache, daß es ursprünglich Teil einer Visionserzählung war. Man vergaß also, daß dieses oder jenes Altarbild nur die Frucht einer rhetorischen Umsetzung einer Vision in ein ›Gemälde‹ war (wie bei Velázquez) oder daß es die Kopie eines himmlischen Bildes war, das der ›Pinsel Gottes‹ geschaffen hatte (wie El Greco scheinbar suggerieren wollte).

Das Vergessen war jedoch kein vollständiges, und es überrascht zu sehen, wie metapikturale Überlegungen bei den großen Meistern der spanischen Kunst ab dem zweiten Drittel des 17. Jahrhunderts wiederauftauchen.

So bei Zurbarán, der eine recht bedeutsame Reihe von Unbefleckten Empfängnissen schuf, von seiner Jugend an (etwa um 1630) bis in seine letzten Lebensjahre (er starb 1664). Eines seiner spätesten Werke ist eine *Immaculata* (Abb. 47) von hoher malerischer Qualität, deren Ikonographie, auch wenn sie nicht völlig eigenständig entworfen wurde, wohldurchdacht ist. Man sieht die sehr junge Maria, fast noch ein Kind (wie es bereits Pacheco forderte), die, getragen von eine Gruppe von Seraphim, auf einer durchsichtigen Mondsichel steht. Aufgrund der Abstiegsbewegung flattert ihr Mantel im Wind. Sie breitet die Arme aus, die offenen Handflächen weisen nach oben und auch der Blick der Jungfrau bewahrt die Erinnerung an ferne Sphären.

Man beachte die Art, wie Zurbarán die zwölf Sterne dargestellt hat, die von der traditionellen Ikonographie gefordert werden. Sie sind durchaus da, scheinen aber ihrer Lage und Größe nach zu urteilen eher das Ergebnis einer plötzlichen Öffnung der Wolken zu sein, die die Jungfrau umgeben. Tatsächlich wird, auf der Höhe ihres Kopfes, durch das Zurücktreten der Wolken eine Girlande von Seraphimköpfen sichtbar, deren unbestimmbares Wesen, auf der Grenze zwischen dem Materiellen und dem Immateriellen, eines der wichtigsten Merkmale der Malerei Zurbaráns ausmacht. In der unteren Bildhälfte schließlich sieht man eine nur knapp skizzierte Landschaft sowie einige Symbole der jungfräulichen Reinheit: den fleckenlosen Spiegel, den Lebensbrunnen usw.

Die wichtigste Neuheit dieses Gemäldes liegt jedoch nicht in seiner Ikonographie, sondern in einem scheinbar unbedeutenden Detail. Das Werk ist nämlich durch einen *cartellino* signiert, der in der unteren linken Ecke angebracht ist (Abb. 48). Darauf liest man: *Fran(cisc)o de Zurbarán / facie(bat) 1661.*

Der *cartellino* ist in Trompe-l'œil-Manier gemalt und scheint

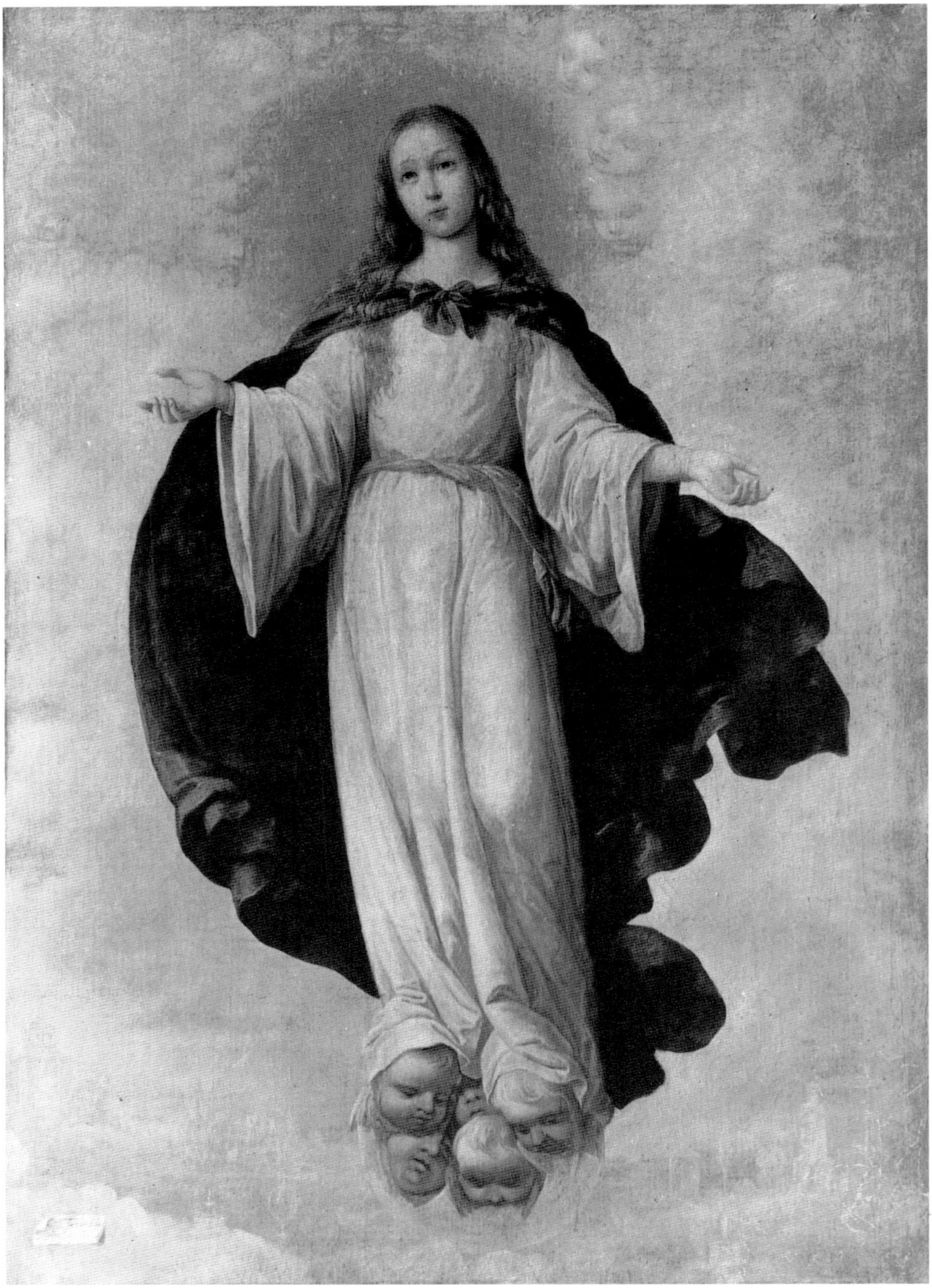

47. Francisco de Zurbarán, *Die Unbefleckte Empfängnis,* 1661, Öl auf Leinwand, 136 x 102 cm, Budapest, Szépmüvészeti Múzeum.

48. Francisco de Zurbarán, Ausschnitt aus Abb. 47 (die untere linke Ecke).

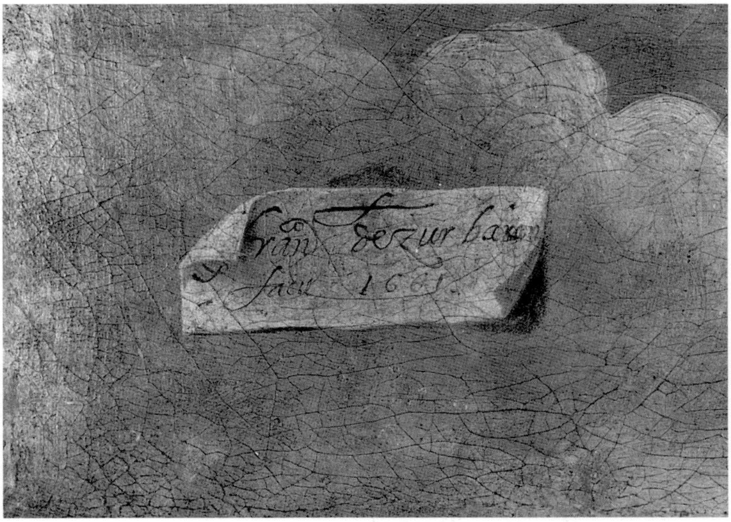

auf der Bildoberfläche zu kleben. Die Ränder des Zettelchens haben sich sogar leicht gelöst, so daß kleine Schatten auf die Darstellungsfläche geworfen werden. Durch diesen einfachen Kunstgriff bewirkt Zurbarán eine höchst neuartige Rezeption, da sich sein Bild völlig klar als ein ›Gemälde‹ zu erkennen gibt, das »Zurbarán« im Jahre »1661« schuf.[16]

Das hier so deutliche Bemühen Zurbaráns, sich in Gestalt des eigenen Namens in den pikturalen Diskurs einzuschalten, ist uns bereits bekannt (vgl. Abb. 14). Dennoch müssen wir uns fragen, was dieser Kunstgriff im besonderen Fall eines Gemäldes bedeutet, das die Unbefleckte Empfängnis darstellt. Tatsächlich haben wir allen Grund anzunehmen, daß das alte Motiv des Maler-Gottes als ›Urheber‹ des ›Bilds der Immaculata‹ im Lauf der Zeit nicht völlig in Vergessenheit geriet. Ein kundiger Kommentator (Torre Fanfán) rief zum Beispiel 1672 vor einer Immaculata Murillos begeistert aus: »... wenn man nicht wüßte, daß unser großer Murillo sie gemalt hat, könnte man bei soviel Schönheit glauben, daß sie oben im Himmel geschaffen worden sei.«[17] Ich denke, daß sich die metapikturale Signatur Zurbaráns durch Gründe erklären läßt, die denen sehr nahe sind, die in dieser Bemerkung anklingen. Der Maler sagt uns demnach, daß »Zurbarán« dieses Gemälde geschaffen hat und nicht »Gott«.

Verglichen mit den oben analysierten Beispielen, in denen das Gemälde der Immaculata vom ›Deus pictor‹ *(tota pulchra)* (Abb. 42) signiert war, scheint das Werk Zurbaráns eine völlig konträre Schlußfolgerung nahezulegen, die einem oberflächlichen Blick sogar häretisch vorkommen mag.

Doch eine solche Schlußfolgerung wäre zweifellos falsch. Tatsächlich spielt Zurbarán eher mit der Idee einer ›göttlichen Malerei‹ (mit derselben Idee, die man in der Lobrede von Fanfán auf Murillo findet). Wie Murillo ist Zurbarán ein (fast) ›göttlicher‹ Maler, da er den Betrachter vor seinem Gemälde an dessen Herkunft zweifeln läßt: Der *cartellino* ist ein Mittel, das vorzüglich zur Poetik des *engaño/desengaño* paßt: er täuscht das Auge des Betrachters, weist aber gleichzeitig auf den hin, der dieses Bild ›fabriziert‹ hat, ein Bild, von dem man (sonst) hätte meinen können, es entstamme dem Pinsel Gottes. Mangel an Bescheidenheit? Wohl kaum, denn schon 1611 hatte Lope de Vega die Maler, die sich mit heiligen Dingen befassen, »vom Himmel gesandte göttliche Nachahmer« genannt.[18]

Der *cartellino* Zurbaráns erweist sich in Wahrheit als die definitive und direkteste Lösung des Problems der Selbstpräsentation des religiösen Bildes als Resultat eines Repräsentationsprozesses.

VI. FIGUREN DES MYSTISCHEN EROS

Was sahen die Mystiker des 16. und 17. Jahrhunderts in ihren Ekstasen? Wenn man sich eine statistische Betrachtung erlaubt, dürfte man zu folgendem Ergebnis kommen: In den meisten Fällen erscheint die Jungfrau Maria, am zweithäufigsten Christus und an dritter Stelle, fast ebenso häufig, folgt die gemeinsame Schau Christi und Mariens. Selten ist die Vision der Trinität, und so gut wie nie wird Gottvater geschaut. Nur ausnahmsweise erscheinen Engel oder Heilige.

Im allgemeinen ist der Kreis der Personen bei den Visionen also sehr begrenzt, und dasselbe gilt für ihren konkreten Inhalt. Die Jungfrau oder Christus, manchmal auch die Trinität oder Gott, erscheinen, bleiben eine Zeitlang sichtbar (den Berechnungen Teresas von Avila zufolge mindestens ein »Ave maria« lang und höchstens für zwei Stunden[1]) und verschwinden wieder. Was diese Erscheinungen tun oder sagen (wenn sie denn etwas tun oder sagen) ist zweitrangig: Wichtig ist, daß sie *sich zeigen.* Die praktische Botschaft, ein politischer Ratschlag etwa, spielt zuweilen zwar auch eine bedeutende Rolle, aber nur in volkstümlichen Erscheinungen.[2] Für den Mystiker hingegen zählt nur die Theophanie selber und seine Erfahrung von ihr. Diese Erfahrung geht weit über die Grenzen der *visio* im engeren Sinne hinaus und bezieht die anderen Sinne ein. Es kommt zur Unio mystica. Der Extremfall einer solchen Vereinigung ist zweifellos die ›Herzdurchbohrung‹ oder ›Transverberation‹ der heiligen Teresa, vielleicht die bekannteste Episode aus der gesamten spanischen Mystik, berühmt geworden durch das Werk Berninis, in der Malerei allerdings kaum oder nur mittelmäßig dargestellt (Abb. 49):

> Ich sah neben mir, gegen meine linke Seite zu, einen Engel in leiblicher Gestalt. [...] Er war nicht groß, sondern klein und sehr schön. Sein Angesicht war so entflammt, daß er mir als einer der erhabensten Engel vorkam, die ganz in Flammen zu stehen scheinen. [...] In den Händen des mir erschienenen Engels sah ich einen langen goldenen Wurfpfeil, und an der Spitze des Eisens schien mir ein wenig Feuer zu sein. Es kam mir vor, als durchbohre er mit dem Pfeile einigemale mein Herz bis aufs Innerste, und wenn er ihn wieder herauszog, war es mir, als zöge er diesen innersten Herzteil mit heraus. Als er mich verließ, war ich ganz entzündet von feuriger Liebe zu Gott. Der Schmerz dieser Verwundung war so groß, daß er mir die er-

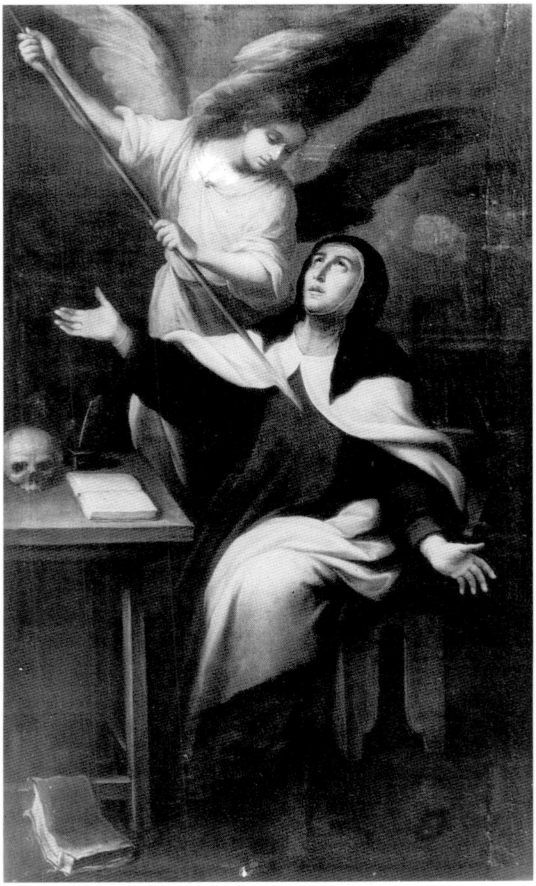

49. Schule von Murillo, *Die Transverberation der heiligen Teresa,* Öl auf Leinwand, 189 x 116 cm, Avila, Sammlung J. Ma. Blanco de la Quintana.

wähnten Klageseufzer auspreßte; aber auch die Wonne, die dieser ungemeine Schmerz verursachte, war so überschwenglich, daß ich unmöglich von ihm frei zu werden verlangen, noch mit etwas Geringerem mich begnügen konnte als mit Gott. Es ist dies kein körperlicher, sondern ein geistiger Schmerz, wiewohl auch der Leib, und zwar nicht im geringen Maße, an ihm teilnimmt.[3]

Der Bericht Teresas von 1574, ein wichtiges Beweisstück in ihrem Kanonisierungsprozeß, gibt keineswegs eine isoliert dastehende Erfahrung wieder. Ekzeptionell ist vielmehr, daß dieses Erlebnis von der Kirchenautorität akzeptiert wurde. Andere hatten nicht soviel Glück, wie zum Beispiel die Franziskanerin Juana Asensi, die 1649 in Valencia vor Gericht gestellt und dann verurteilt wurde, nachdem sie gestanden hatte, daß Gott ihr seine Zuneigung durch eine geistige Vision erwiesen habe, in der

> der ganze Körper Unseres Herrn Jesus Christus sich in einer Vereinigung dem ihren anschmiegte, Gesicht an Gesicht, Augen an Augen, Mund an Mund und so für die übrigen Körperteile.[4]

Es gibt noch keine definitive Untersuchung über die Formen des mystischen Eros[5], weshalb auf den folgenden Seiten nur ein eng begrenztes Ziel verfolgt wird. Ich will hier weder eine Psychoanalyse der Bildwelt der spanischen Gegenreformation betreiben noch ein Verzeichnis der zweideutigen Bilder desselben Zeitraums erstellen. Die wesentliche Frage, die mir als Ausgangspunkt dient, ist: Wenn zur Visionserfahrung, ungeachtet ihrer theoretischen Übersinnlichkeit, nicht nur der Gesichtssinn gehört, sondern auch die übrigen Sinne, wie läßt sich diese Erfahrung dann durch die Mittel der Malerei darstellen?

Wie man vielleicht bemerkt, setzt diese Frage die nach der ›Visualisierung des Unsichtbaren‹ fort, die ich im vierten Kapitel behandelt habe, mit dem einzigen Unterschied, daß das Problem jetzt noch komplexer ist, da es sich um die Visualisierung des geheimen Akts par excellence handelt, der die *unio mystica* ist. Seine Darstellung in großen Gemälden und Retabel zeugt von einer unbezweifelbaren Schaulust des damaligen Publikums, das scheinbar versessen darauf war, zu *»sehen,* was man nicht sehen kann«.

Um dieses Problem anzugehen, habe ich eine Themenauswahl getroffen, die es, wie ich hoffe, erlaubt, auch auf eine zweite Reihe von Fragen zu antworten, die mit meiner Hauptfrage eng verbunden sind: Wie sahen die Bilder der mystischen Vereinigung aus, die von der Malerei akzeptiert und propagiert wurden? Wie weit durfte das Darstellungsmittel Gemälde in der Thematisierung des *Kontakts* zwischen Mensch und Gott gehen? Und schließlich: Gibt es innerhalb des gemalten Bilds einen Raum, wo die Rhetorik der Repräsentation ihrer eigenen Zensur begegnet und von ihr begrenzt wird?

1. Den inkarnierten Logos umarmen

Im vierten Kapitel ihres *Lebens* beschreibt Teresa von Avila eine der Methoden, mit denen sie die Epiphanie hervorrief:

> Ich befliß mich, so gut ich konnte, Jesus Christus, unser höchstes Gut und unseren Herrn, in mir zu vergegenwärtigen; dies war meine Weise, innerlich zu beten. Wenn ich irgendein Geheimnis des Leidens Christi betrachtete, so stellte ich es mir in

meinem Inneren vor. Die meiste Zeit brachte ich indessen mit dem Lesen guter Bücher zu, was zugleich meine ganze Erholung ausmachte; denn Gott hatte mir nicht die Fähigkeit verliehen, mit dem Verstande nachzudenken noch mich mit Nutzen der Einbildungskraft zu bedienen. [...] Durch Benützung eines Buches dagegen sammelte ich meine Gedanken und zog meine Seele wie durch eine Lockspeise an; ja, es genügte zu diesem Zwecke oftmals schon das bloße Öffnen des Buches, ohne daß mehr noch nötig gewesen wäre. Zuweilen las ich wenig, zuweilen viel, je nachdem mir der Herr zum Gebete seine Gnade verlieh.[6]

Dieser Passus führt uns sogleich auf das große Problem der Beziehung zwischen Lektüre und Vision (vgl. auch Abb. 49). Wie das gemalte oder skulptierte Bild, und vielleicht sogar noch mehr als es, fungiert der Text als Auslöser einer ekstatischen Erfahrung, als ein Vorspiel der »Vereinigung«:

Nichstdestoweniger ließ mich Gott [...] auf dem betretenen Wege seine Süßigkeiten in so reichlichem Maße kosten, daß er mich sogar mit dem Gebete der Ruhe und einigemale auch mit dem der Vereinigung begnadete. Ich hatte jedoch damals weder von dem einen noch von dem anderen Gebete ein Verständnis und wußte nicht, wie hoch beides zu schätzen sei.[7]

Um die Bedeutung dieser Stelle recht zu verstehen, muß man sich vor Augen halten, daß Teresa nicht lateinisch, sondern nur spanisch *(el romance)* las. Doch gerade aufgrund ihrer unmittelbaren Zugänglichkeit waren die Bücher in der Volkssprache der religiösen Autorität höchst suspekt. Der Index der Inquisition von 1559, der fast alle Bücher in »romance« verbot, bewirkte in der spanischen mystischen Literatur eine echte Krise.[8] Teresa selbst berichtet von dem Ereignis:

Als einst viele Bücher in der Muttersprache [*libros de romance*] verboten wurden, fiel mir dies sehr schwer, denn einige hatte ich mit Freude gelesen und nun konnte ich es nicht mehr, weil sie nur noch in lateinischer Sprache zugelassen wurden. Da sprach der Herr zu mir: »Betrübe dich nicht, ich will dir ein lebendiges Buch geben.« Weil ich damals noch keine Visionen hatte, so konnte ich den Sinn dieser Worte nicht begreifen. Nach sehr kurzer Zeit aber verstand ich ganz gut, was damit gemeint war.[9]

Meines Erachtens ist dieser ganze Kontext, in dem der Fall Teresas natürlich nur eine Episode unter anderen ist, dafür verantwortlich, daß man sich besonders in Spanien sehr empfänglich für das Verhältnis zwischen Buch und Visionserfahrung zeigte. Letztlich darf man nicht vergessen, daß sich auch Don Quijote eines Vergehens schuldig machte, als er Bücher las, die im Prinzip verboten waren. Man weiß, wohin das führte!

Ebenfalls aufgrund dieses Kontextes, denke ich, fand das ikonographische Thema des Buches als Auslöser der mystischen Vereinigung erst in der Malerei des 17. Jahrhunderts eine adäquate Behandlung: als nämlich die Kirche sich der ekstatischen Sprache bemächtigte, sie ihren eigenen Zielen und Interessen unterwarf. Das in dieser Hinsicht wichtigste Beispiel betrifft die späte Erfindung des Themas *Das Jesuskind erscheint dem heiligen Antonius von Padua* (Abb. 16, 50, 51, 52). Als Pater Interían de Ayala sein Ikonographiebuch schrieb *(El Pintor cristiano y erudito,* 1730), gehörte dieses Thema in der spanischen Ikonographie des heiligen Antonius bereits zu den beliebtesten:

> Die bekannteste und verbreitetste Darstellung zeigt ihn mit weißen Lilien in der Hand oder in einer Vase neben ihm, wie er das Jesuskind liebkost, das auf einem Buch sitzt oder auf einem Tisch steht. Fast immer sieht man ihn auf eine dieser Weisen gemalt, je nach der Phantasie der verschiedenen Künstler.[10]

Dieses Thema, das im 17. Jahrhundert so überaus häufig ist, geht auf eine Verschmelzung zweier verschiedener Episoden der Antoniuslegende zurück, deren Ursprünge dunkel sind.[11] Die erste Episode betrifft den Aufenthalt des Antonius in Südfrankreich während einer Predigtreise. Ein Anhänger überläßt ihm ein ruhiges und abgeschiedenes Zimmer, damit sich der heilige Mann besser sammeln kann. Als der Hausherr eines Tages am Fenster dieses Zimmers vorbeigeht, sieht er ein Kind, das Antonius mit tiefer Andacht betrachtet und liebkost, doch am nächsten Tag bittet ihn der Gast, niemandem etwas davon zu erzählen, da das Kind Christus selbst gewesen sei. Der Freund hält sein Versprechen, und erst nach dem Tod des Antonius berichtet er von dessen außergewöhnlichen Gaben.[12] Was in späteren Zeiten zum Beweismittel in einem Sittlichkeitsprozeß gemacht worden wäre, wurde damals zu den Akten eines Kanonisationsprozesses genommen.

In dieser Episode findet sich keine Spur des Buchmotivs, das für die Antoniusikonographie der Gegenreformation gleichwohl obligatorisch werden sollte. Dieses Motiv stammt wahrscheinlich aus einer anderen Quelle: Antonius, so die Legende, predigte gerade das Geheimnis der Fleischwerdung, als das Jesuskind herabkam und sich auf seinem Buch niederließ.[13]

In der ersten Episode wurde die *unio mystica* thematisiert, ihr geheimer Charakter und die Schaulust des profanen Menschen angesichts des Ereignisses, in der zweiten hingegen war die Epiphanie öffentlich, die ›Liebkosungen‹ wurden nicht mehr erwähnt, und das Buch wurde als ein Objekt betrachtet, das die Vision ›anzieht‹, indem es ihr – letztlich – als Träger dient.

Wirft man nun einen Blick auf einige der charakteristischsten Beispiele der spanischen Malerei, bemerkt man, daß die Beziehung zwischen den beiden Themen oft sehr variabel ist.

El Greco gab der Legende in seinem heute im Prado befindlichen Gemälde (Abb. 50) einen besonders subtilen Ausdruck. Antonius ist im Vordergrund vor einem bewölkten Himmel aus nächster Nähe als Dreiviertelfigur zu sehen. Es handelt sich fast um eine Ikone des Heiligen, dargestellt mit seinen Attributen: in der rechten Hand hält er eine Lilie, in der linken ein offenes Buch.

Gleichsam als Gegengewicht zu der schlichten Inszenierung des Heiligen und seiner Attribute (Blume, Buch) sowie zum statischen, ikonischen Aspekt des Bildes bemerkt man eine leichte Bewegung des Kopfes nach links. Es gibt also eine Handlung in dem Gemälde: die Lektüre. Folgt man Antonius bei dieser Handlung, erwartet einen eine hübsche Überraschung! Zunächst ist dieses offen vor unseren Augen liegende Buch ein ›modernes‹, gedrucktes Buch (ein offenkundiger Anachronismus, da Antonius vor Gutenbergs Entdeckung gelebt hat, zwischen 1195 und 1231). Sodann bemerkt man, daß sich ein Bild von der Seite ablöst und über ihr schwebt, ein Bild, welches das Jesuskind in einer Mandorla darstellt. Es könnte als eine Art ›Illustration‹ betrachtet werden, doch dieser Eindruck wäre zweifellos oberflächlich: El Grecos großer Einfall war es, diese ›Illustration‹ so darzustellen, daß sie aus der Seite heraustritt, das heißt, er zeigt uns eine Vision, die als eine direkte Emanation des geschriebenen Textes interpretiert werden muß.

Überläßt man sich der Meditation, zu der das Bild uns so offen einlädt, kommt man auch zu dem Schluß, daß es auf eine höchst kompakte Weise eine der Antoniuslegenden illustriert, diejenige der Erscheinung des Jesuskinds während der Predigt. Mehr noch, man stellt fest, daß El Greco (dem vielleicht ein Ratgeber zur Seite stand) eine Lösung fand, die eine sehr subtile Interpretation der erwähnten Episode ist: Der Legende zufolge fand die Erscheinung nämlich während einer Predigt statt, deren Thema die Inkarnation war. Und die Vision, so wie El Greco sie darstellt, gleicht einer Emanation des geschriebenen Textes, also einer ›Fleischwerdung‹ des ›Wortes‹. Die fast runde Form der Mandorla des kleinen Christus, die an die Form der Hostie erinnert, wäre demnach nicht zufällig gewählt. Durch all diese Kunstgriffe entfernt sich der

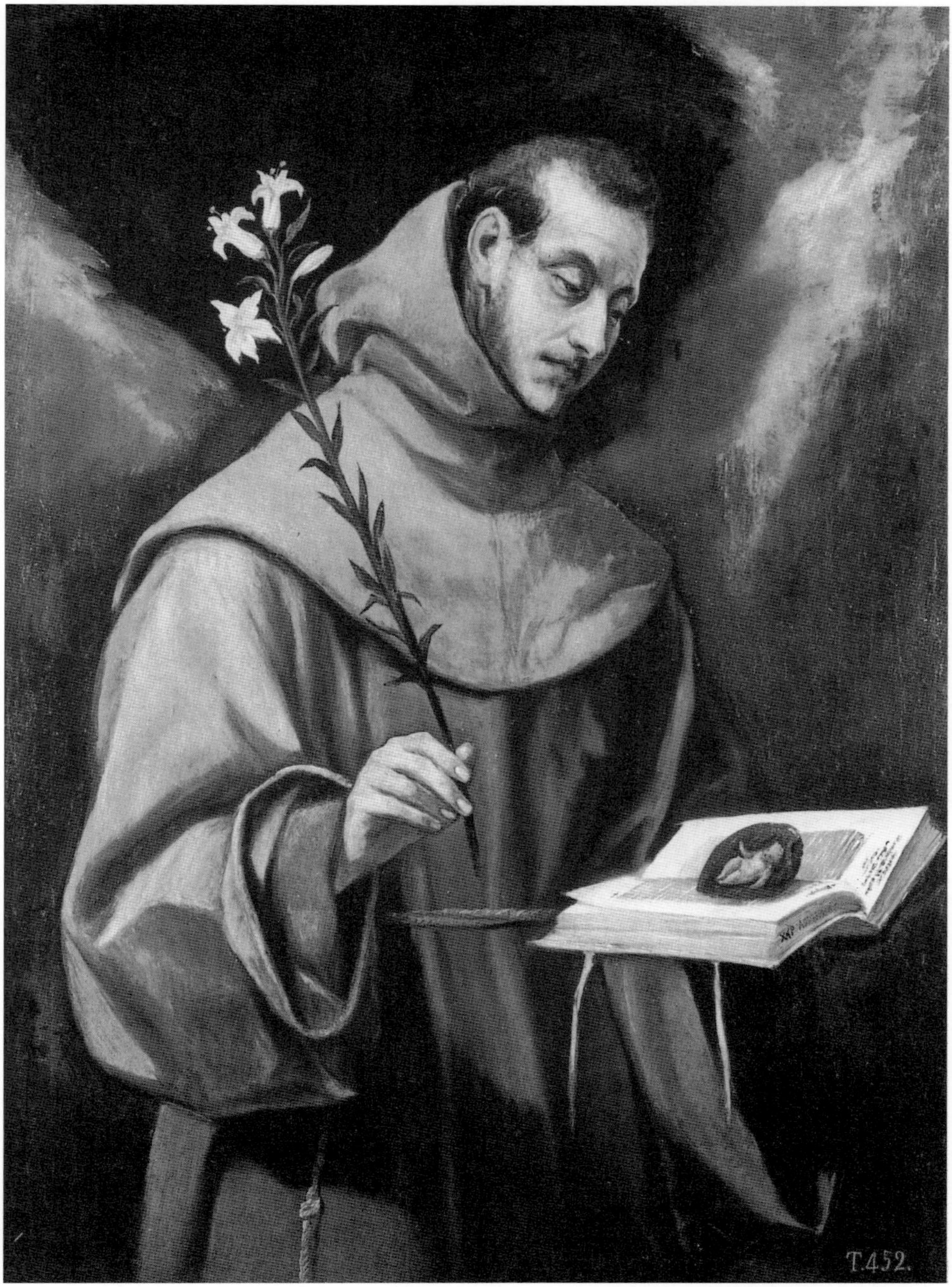

50. El Greco, *Die Vision des heiligen Antonius von Padua,* 1577-1579, Öl auf Leinwand, 104 x 79 cm, Madrid, Museo del Prado.

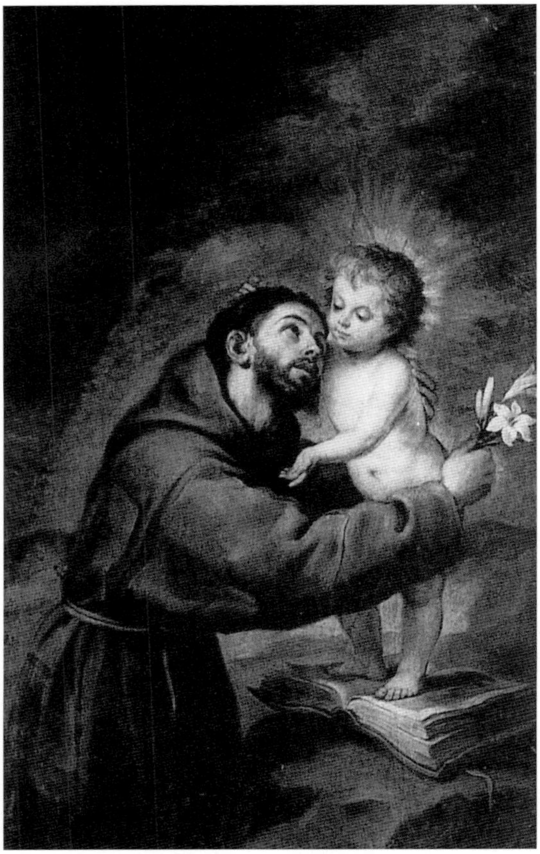

51. Bartolomé Esteban Murillo, *Die Vision des heiligen Antonius von Padua,* 1664-1666, Öl auf Leinwand, 190 x 121 cm, Sevilla, Museo de Bellas Artes.

Maler vom Text der Legende, der ja von einer Vision sprach, die »herabkam« und sich auf dem Buch niederließ, und bietet eine Lösung an, deren Neuheit bislang nicht genug gewürdigt worden ist.

Unter dem Gesichtspunkt einer Typologie der Visionen unterscheidet sich diejenige El Grecos auch dadurch von anderen, daß sie nicht in der Vertikalen stattfindet und keinen fernen Blick impliziert: Wenn es in diesem Bild eine dynamische Diagonale gibt, so führt sie hinab (die Lilie), und die geistliche Übung erinnert eher an eine meditative Versenkung und an eine aktive Verwandlung der Lektüre in eine Visionserfahrung.

Nach dieser Einleitung wollen wir uns nun den späteren Entwicklungen dieses Themas zuwenden. Man stellt fest, daß die Bemerkung Ayalas, wonach die Maler ihre Phantasie gebrauchen, um die alte Ikonographie zu variieren, nicht völlig grundlos war. Ein Bild wie das von Murillo, das ursprünglich zum Retabel der Kapuzinerkirche von Sevilla gehörte (1665, Abb. 51), hat – allerdings nur scheinbar – fast nichts mit dem von El Greco zu tun. Hier steht das erotische Thema im Zentrum der Aufmerksamkeit: Man sieht, wie sich Antonius und das Jesuskind zärtlich umarmen. Neben der direkten Darstellung des Themas der Berührung kommt jedoch auch das des (visionären) Sehens vor. Indem Murillo das Kind auf einen Tisch stellt, zwingt er Antonius dazu, den Blick zu ihm emporzurichten. Dieses Element fehlte bei El Greco, obwohl es aufs schönste mit den nach oben zielenden Tendenzen der Visionsmalerei des 17. Jahrhunderts harmoniert. Trotz dieser Unterschiede wird es niemandem entgehen, daß beide Maler von dem Motiv des offenen Buches Gebrauch machen. Einem eiligen Betrachter mag die Anwesenheit dieses *putto* auf dem Buch eher absurd vorkommen. Tatsächlich muß man eine ganze Spekulation rund um das Inkarnationsdogma nachvollziehen, um zu erkennen, daß das, was in dem Gemälde von Murillo auf so konkrete Weise gezeigt wird, bei El Greco den Charakter einer fast abstrakten Demonstration hatte, daß heißt um zu erkennen, daß sich das Christuskind auf dem Buch befindet, weil es dessen illusionistische Projektion in den Raum des Lesers ist.

Geht man das riesige Corpus der Bilder durch, das dieses ikonographische Thema im 17. Jahrhundert in Spanien hervorgebracht hat, stellt man fest, daß das Hauptproblem, mit dem sich die Maler auseinandergesetzt haben, die Darstellung des Verhältnisses zwischen Vision und mystischer Vereinigung betrifft. Während die *unio* bei El Greco rein optisch war, wird sie bei Murillo handgreiflich und nimmt die Form der Umarmung an. Doch in beiden Fällen handelt es sich um extreme Lösungen. Das ganze Jahrhundert lang wird eine gewisse Ambiguität zwischen Ferne und Nähe die Antoniusikonographie beherrschen.

In dieser Hinsicht erweist sich das einst sehr geschätzte Bild, das Vicente Carducho diesem Thema gewidmet hat, als aufschlußreich (Abb. 52). Die Darstellung ist erheblich komplizierter geworden. Man hat es mit einer regelrechten ›Luftszene‹ zu tun. Alles spielt sich auf einer Diagonale ab, die das Gemälde von der linken oberen Ecke zur rechten unteren Ecke durchzieht. Am oberen Rand erscheint zwischen den Wolken die Heilige Jungfrau, die ihr Kind Antonius zuwirft. Dieser, über dem Boden schwebend, breitet seine Arme aus, um es in Empfang zu nehmen. Auf halbem Wege zwischen der Mutter und dem Anbeter macht das Kind in der Luft eine Kehrtwendung, so als wäre es sich über die Richtung seines Flugs immer noch nicht endgültig im klaren: soll es in den Schoß der Mutter zurückkehren oder soll es hinabsteigen, um Antonius zu ›trösten‹? All das wird musikalisch von einem Engelsorchester begleitet, das einen bei diesem Gemälde an eine Barockoper denken läßt.

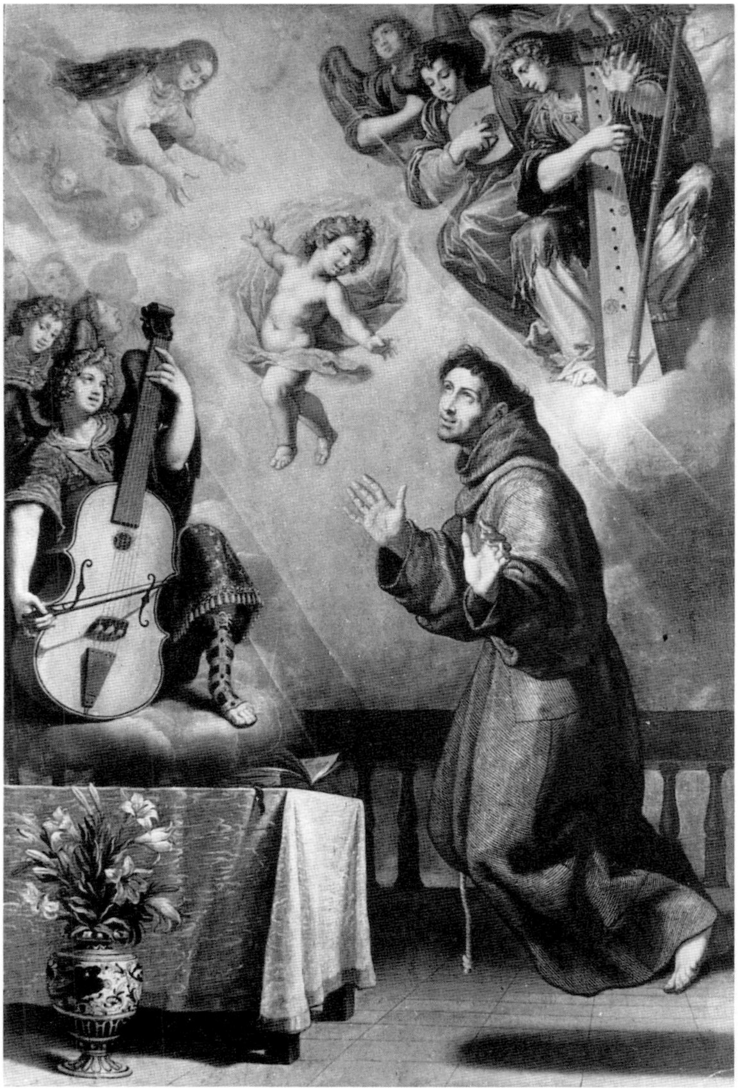

52. Vicente Carducho, *Die Vision des heiligen Antonius von Padua,* 1631, Sankt Petersburg, Eremitage.

Auch wenn es Carducho in erster Linie um eine Neuformulierung der Visionserzählung zu gehen scheint, hat er die Attribute des Heiligen, Buch und Lilien, nicht völlig vergessen. Er hat sie jedoch von der Hauptperson weggerückt und ihnen einen Platz reserviert, der gegenüber der Narration eher marginal ist, die linke Ecke des Gemäldes. Evident ist diese Marginalität besonders im Fall der Lilien, doch was das Buch betrifft, muß man ein wenig differenzieren: Das Buch gehört bereits zur Erzählung, es liegt, geöffnet, auf dem Tisch an der Grenze zu jener Diagonalen, der entlang das Bild konstruiert ist, und seine Seiten werden vom selben Hauch der Ekstase bewegt, der die ganze Komposition beseelt.

Letztlich aber war es Murillo, der die raffinierteste Lösung für die Probleme fand, welche die Darstellung des heiligen Antonius aufwarf. Sein großes Gemälde für die Kathedrale von Sevilla (Abb. 16), von den Zeitgenossen als ein Gipfel der Illusionskunst angesehen, bildet also zugleich einen der Höhepunkte des pikturalen Nachdenkens über die Visionserfahrung und ihre rhetorische Umsetzung ins Werk.

Dieses Werk, betrachtet man es im Kontext der Entwicklung eines Themas, erlaubt es, Murillo auf gewisse Weise in die ›narrative‹ Linie einzuschreiben, für die Carducho ein so schönes Beispiel geliefert hat. Einzelne Elemente, wie etwa der berühmte Tisch im Vordergrund, auf dem sich ein Stilleben befindet, scheinen bereits bekannte Lösungen zu übernehmen; doch Murillos Inszenierung des Ganzen, auch wenn sie die Tradition berücksichtigt, ist eine extrem persönliche. Ich habe schon die Weise erörtert, wie der erste große spanische Kunsthistoriograph, Palomino, dieses Gemälde kommentierte (vgl. Kapitel III). Ich möchte jedoch noch einen wesentlichen Aspekt herausheben, der eindeutig beweist, daß die Maler durchgehend über die Visionsproblematik nachgedacht haben, auch wenn dieses Nachdenken sehr verschiedene Formen angenommen hat. Erneut handelt es sich um das Verhältnis zwischen Buch und Vision. In dem großen Bild von Sevilla hat die von Murillo ersonnene *historia* diese Elemente so weit voneinander entfernt, daß jeder theologische Diskurs ausgeschlossen scheint. Durch eine sehr kunstvolle Inszenierung wird der Gegensatz zwischen dem perspektivischen Raum einerseits (in dem sich Antonius sowie der Tisch mit der Lilienvase und dem offenen Buch befinden) und der ›Glorie‹ andererseits ins Extrem getrieben. Gleichwohl gibt es zwei Verbindungselemente: zum einen den Blick und die Gebärde des Heiligen, zum anderen die Säule, die in der linken Hälfte der Komposition aufragt. Diese Säule gehört zum perspektivischen Raum, lenkt aber den Blick zu der Ebene der ›Wolke‹. Mehr noch: Sie wirkt wie ein Element einer symbolischen Vereinigung, denn sie ›tritt‹ sozusagen aus dem Buch ›hervor‹ und ›trägt‹ die Vision über ihr. Sie ist also die Achse, die Himmel und Erde verbindet, die Achse, welche die Wolke der Transzendenz in die Immanenz überführt und das Wort in das Bild/die Vision projiziert. Überdies muß man natürlich auch die Bedeutung der Säule berücksichtigen, die ein altes, eng mit der Symbolik der Inkarnation verbundenes Motiv ist.[14] Schwer zu glauben, daß Murillo davon nichts gewußt haben sollte, bedenkt man die strategische Plazierung und das völlig außergewöhnliche Licht, das in seinem Bild auf die Säule fällt.

Angesichts dieser Tatsache scheint die ganze obere Ebene der Komposition eine Inszenierung des *verbum caro factum* zu sein, woraus sich auch die unabweisbare Ähnlichkeit der großen Murilloschen Glorie mit einer barocken Monstranz erklärt: Wenn die Monstranz den ›Leib Christi‹ und seine ›Realpräsenz‹ zeigt, zeigt die Glorie dasselbe Mysterium in einer visionären Form.

Betrachtet man dieses Werk in dem vorhin skizzierten Kontext, sieht man, daß Murillo eine fast unmögliche Synthese vollbracht hat. Seine *historia de aire* spielt sich zwischen drei Elementen ab (Buch/Jesuskind/Antonius) und kombiniert den Inhalt der beiden Antoniuslegenden in einem einzigen Bild. Das Thema der Inkarnation ist da, wird aber links, entlang der aufsteigenden Vertikalen entwickelt; das der Umarmung ist ebenfalls da, wird aber eher angedeutet und zwar rechts, entlang der absteigenden Vertikalen. Das erotische Thema der *unio mystica* wird einem regelrechten narrativen ›Suspense‹ unterworfen: die Arme des Logos sind offen, die seines Anbeters ebenfalls, doch die Umarmung wird nicht direkt visualisiert. Sie findet nur dank einer Arbeit der Einbildungkraft oder ›Konkretisation‹ statt, die der Betrachter selbst leisten muß.

2. Die Milch der *scientia divina* kosten

In seinem *Pintor cristiano* erwähnt Ayala an der Stelle, wo er über die Ikonographie des Bernhard von Clairvaux spricht, mehrere Szenen, die bei den Malern ganz besonders beliebt gewesen sein sollen. Die letzte davon wird wie folgt beschrieben:

> Schließlich stellt man Bernhard gern mit vor der Brust gefalteten Händen dar, wie er vor einem Bild der Allerheiligsten Jungfrau kniet, oder auch während einer inneren Schau, in der die Heilige Jungfrau diesem so überaus eifrigen und gehorsamen Sohn erscheint, oder in dem Moment, wo sie Bernhard mit völlig unvergleichlichen Süßigkeiten überschüttet.[15]

Die Beschreibung Ayalas ist einigermaßen dunkel, doch kann kein Zweifel bestehen, daß es sich hier um die gewöhnlich als ›Milchspendewunder des heiligen Bernhard‹ *(Lactatio Bernardi)* bezeichnete Szene handelt. Die mangelnde Deutlichkeit Ayalas, der trotz allem der Autor des wichtigsten Handbuchs zur religiösen Ikonographie der spanischen Gegenreformation ist, erklärt sich wahrscheinlich aus Gründen der Scham. Die Szene visualisierte nämlich eine sehr spezielle Theophanie, da sie ihren konkreten Ausdruck in einem Milchstrahl fand, der aus der Brust der Jungfrau schoß und die Lippen Bernhards benetzte. Das Thema scheint gegen Ende des 13. Jahrhunderts in Spanien erfunden worden zu sein, wo es in den folgenden Jahrhunderten auch die weiteste Verbreitung fand.[16]

Ein Umstand bleibt jedoch merkwürdig: Nicht eine der kanonischen *Vitae* des heiligen Bernhard erwähnt diese Episode, die deshalb lange für eine bloße ikonographische Erfindung gehalten wurde, der in der Biographie des Abts von Clairvaux nichts unmittelbar entspricht.

Die Symbolik der Milchspende knüpft zweifellos an einen alten Topos an, dessen Geschichte hier nicht nachgezeichnet werden kann.[17] Ich glaube jedoch, daß das Thema seinen direkten Ursprung im berühmtesten Werk des Bernhard von Clairvaux hat, in einem Passus seiner *Sermones super Cantica Canticorum:*

> Wer oft und eifrig betet, weiß aus Erfahrung, was ich meine. Häufig treten wir lauen, trockenen Herzens zum Altare hin, ins Gebet. Harren wir nur aus dabei, so ergießt sich mit einem Male die Gnade in unsere Seele; unsere Brust weitet sich, und ein Überschwall von Liebe erfüllt unser Herz. Und wenn da jemand drückt, strömt es sofort die Milch der empfangenen Wonnen aus. So mag er [der Bräutigam] sagen: Braut, nun hast du, worum du gebeten. Und das sei dir zum Zeichen: deine Brüste sind besser als Wein. Ein sicherer Beweis dafür, daß du den Kuß erhalten, ist, daß du die Empfängnis fühlst. Daher schwellten dir die Brüste an mit reichlicher Milch, besser als der Wein weltlicher Wissenschaft, der zwar mit Neugier, nicht aber mit Liebe [*caritate*] berauscht; der voll und toll, aber nicht stark macht.[18]

Beim Lesen dieser Passage fällt auf, daß die Milchspende als ein Seelendrama konzipiert ist, das sich gänzlich im Innern des Gläubigen abspielt, in seinem »Herzen«. Der erotische Dialog, der an den des *Hohenlieds* anknüpft, betrifft die *lactatio* des Bräutigams, verstanden als Allegorie der Eingießung der »göttlichen Wissenschaft« in die Seele. Ihre Wirkungen sind: göttliche Trunkenheit, Liebe *(caritas),* heilige Inspiration.

Wenden wir uns nun der ältesten bekannten Darstellung der Lactatio zu. Sie gehörte zum Retabel des heiligen Bernhard in Palma de Mallorca (um 1300, Abb. 53). Eine Stelle, die nur eine Allegorie war, wird hier als biographische Begebenheit wiedergegeben.

Ganz in der Tradition der Heiligenaltarbilder Italiens ist die zentrale Ikone von vier wichtigen Szenen aus dem Leben der

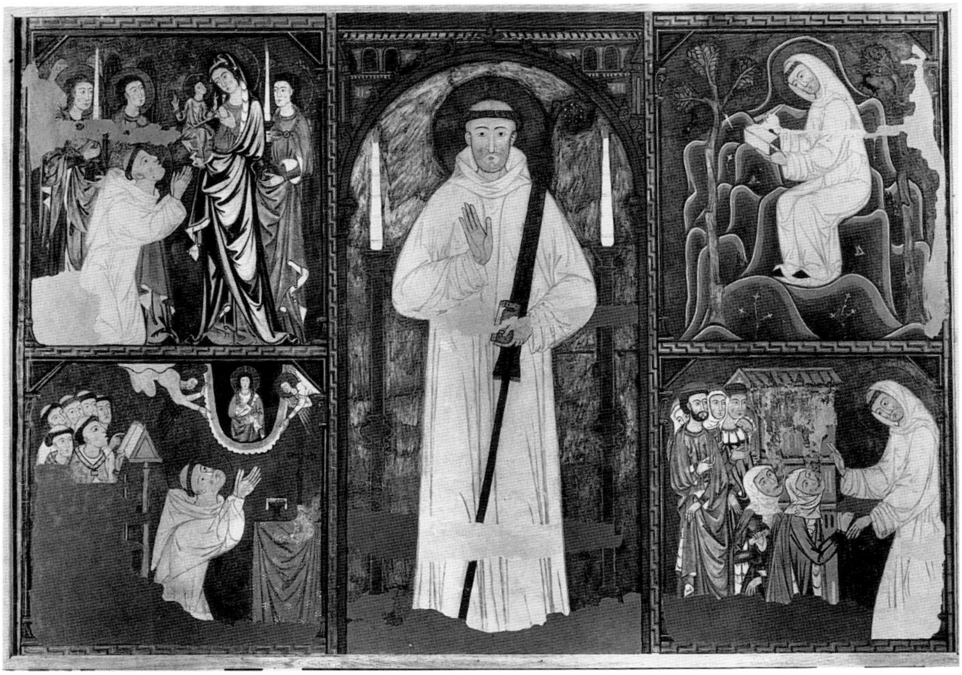

53. Unbekannter Künstler, *Retabel des heiligen Bernhard,* um 1290, Tempera auf Holz, Palma de Mallorca, Museo Luliano.

porträtierten Person umgeben. Gleich die erste davon ist das Milchspendewunder. Aus der Allegorie der *scientia infusa* ist also ein Teil der Legende geworden. Vor drei Engeln im Hintergrund sieht man den Heiligen, wie er betend vor einer Erscheinung der Madonna mit dem Kind kniet. Maria preßt ihre Brust, und ein Milchstrahl bewegt sich auf Bernhards Mund zu. All das geschieht, wohlgemerkt, mit dem Segen des Kindes, das folglich zustimmt, seine göttliche Nahrung mit einem Sterblichen zu teilen. Die Transformation von Bernhards allegorischem Text in eine narrative Episode seiner Biographie wurde höchstwahrscheinlich schon vor der Entstehung dieses Altarbilds vollzogen, in einer der Versionen der Bernhardviten. Wir kennen diese schriftliche Quelle nicht, aber man kann feststellen, daß die Umwandlung in dem Retabel auf ziemlich gut durchdachte Weise stattfindet, da die Lactatioszene (im oberen Bildfeld links) das symmetrische Gegenstück zur Schreibszene bildet (oben rechts). Diese Szene, an der nichts Außergewöhnliches ist, hätte in dieser stark raffenden Bildbiographie vielleicht nicht einmal einen Platz erhalten, wenn sie nicht den zweiten Akt der Lactatio bildete: dank des Milchspendewunders gelangt Bernhard in den Besitz einer göttlichen Wissenschaft, die er in seinen Büchern darlegt.

Kosten und wissen sind im übrigen Begriffe, für die das Lateinische ein und dasselbe Wort benutzt: *sapere.* Es ist also nicht weiter verwunderlich, wenn Milchspende- und Schreibszene ein obligatorisches Paar bilden, das auf der narrativen Ebene das Wesen der allegorischen Botschaft wiedergibt, die sich in den *Sermones* Bernhards findet.

Der Mechanismus dieser Umsetzung verdient unsere ganze Aufmerksamkeit: Die gemalte Biographie verwandelt eine Allegorie der Seele in eine Erzählung und macht sie auf diese Weise öffentlich zugänglich; der ›esoterische‹ Charakter des Bernhardschen Textes wird durch seine narrative Exposition ›exoterisch‹ gemacht. Alle spanischen Maler, die in der Folge dieses Thema behandeln, müssen sich auf die eine oder andere Weise mit der konkreten Darstellung der *unio* auseinandersetzen. Ihre Werke behalten den äußerlichen (exoterischen) Charakter des Biographischen, werden aber, wie wir gleich sehen, zuweilen mit bildinternen Kommentaren versehen, die sich an den Betrachter wenden.

Bevor wir einen Blick auf die verschiedenen Formen werfen, die dem Thema der Lactatio gegeben wurden, muß noch kurz eine andere Variante der Bernhardlegende erwähnt werden. Es handelt sich um eine Version, die, wie es scheint, nicht viel Anklang fand, dafür aber recht deutlich die Arbeit der Überführung des Allegorischen ins Narrative erkennen läßt, wie sie gleichzeitig auf verschiedenen Ebenen vollzogen wurde. In einer Sammlung moralischer Exempla, die im ersten Drittel des 14. Jahrhunderts in der Gegend von Soissons verfaßt wurde, findet sich eine legendäre Episode erwähnt, die kurz nach dem Eintritt Bernhards in das Kloster Cîteaux stattgefunden haben soll. Hier die Schlüsselpassage:

> [Der Abt] befahl ihm, vor dem Bischof von Chalon zu predigen. Der heilige Bernhard weigerte sich, doch der Abt wollte es ihm nicht erlassen. Da begann er vor Unserer Lieben Frau zu beten und schlief ein. Und Unsere Liebe Frau hielt ihm ihre heilige Brust in den Mund und lehrte ihn die göttliche Wissenschaft. Und von da an war er einer der besten Prediger, die es zu seiner Zeit gab, und predigte vor dem Bischof.[19]

Mehrere Punkte sind festzuhalten. Der erste betrifft natürlich den Sinn des Wunders: Die Marienmilch wird als Quelle der Redekunst Bernhards präsentiert, die göttliche Gabe der Schrift wird also ersetzt durch die Eingießung der Gabe des Worts. Interessant ist auch die temporale Struktur der Erzählung, die zwei Sequenzen umfaßt: die erste ist die des Gebets »vor Unserer Lieben Frau«, die zweite die der Erscheinung während des Schlafs. Der lapidare Charakter des Textes läßt mehrere Fragen in der Schwebe: Was genau bedeutet »vor Unserer Lieben Frau«?

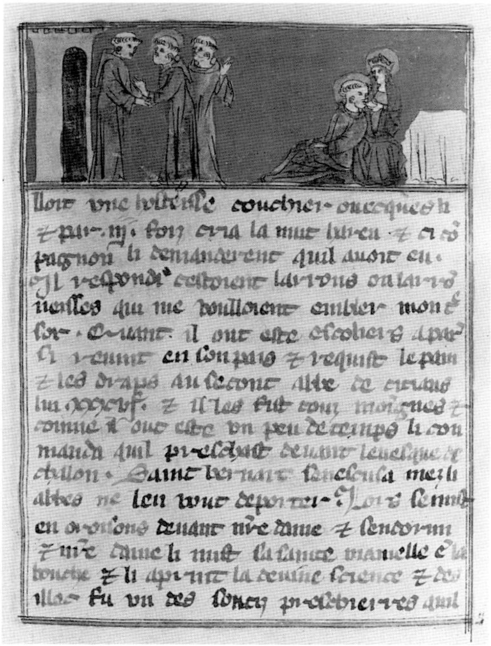

54. Unbekannter Künstler, *Die Lactatio des heiligen Bernhard,* vor 1330, Miniatur, 18 x 14 cm, Cantilly, Musée Condé, Ms. 1078, fol. 178.

Betet er vor einer Statue oder vor einem Altarbild? Welche Bedeutung hat der Schlaf in dieser Geschichte? Das Wort ›Traum‹ wird nicht ausgesprochen, und es läßt sich schwer entscheiden, ob es die Statue war, die »ihm ihre heilige Brust in den Mund hielt«, die Jungfrau selbst oder ihr Traumbild. Die Illustration zu diesem Text (Abb. 54) klärt uns über diesen Punkt nicht auf.

Das einzige, was sich mit Sicherheit sagen läßt, ist, daß von dieser Variante nur sehr wenig in die spätere Ikonographie der Lactatio eingegangen ist. So vermeiden etwa alle Maler systematisch die Darstellung der Milchspende durch Saugen und ziehen die durch einen Milchstrahl vor. Zum anderen ziehen sie dem Thema der eingegossenen Beredsamkeit fast immer das der Schreibgabe vor. Die Unentschiedenheit hinsichtlich der Form der Theophanie jedoch (Erscheinung der Jungfrau oder Beseelung eines Marienbildnisses) wird während der ganzen Entwicklungsgeschichte dieses ikonographischen Themas eine Konstante bilden.

Betrachten wir nun die wichtigsten spanischen Beispiele des 15. Jahrhunderts, die auf uns gekommen sind (Abb. 55, 56). Man erkennt sogleich, wie sehr die Künstler bestrebt waren, die Distanz zwischen Bernhard und der Erscheinung zu betonen oder zu vergrößern. Die Lösung einer Lactatio durch den Strahl und nicht durch das Saugen, für die sich bereits der Meister von Palma (Abb. 53) entschied, ist bezeichnend. Dieser Strahl legte den

Gedanken nahe, daß die göttliche Wissenschaft nur durch den Willen der Jungfrau symbolisch eingegossen wurde (daß also Bernhard diesen Willen passiv ›erlitt‹), und betonte zugleich die Abwesenheit eines direkten Kontakts zwischen dem Menschen und der Muttergottes. Während die Begegnung zwischen der Jungfrau und ihrem Diener beim Meister des Retabels von Palma auf einer einzigen Wirklichkeitsebene stattfindet, vergrößert sich bei den späteren Künstlern der Abstand und die Wirklichkeitsebenen trennen sich. Martín Bernat wählte in seinem Retabel von Tarazona (um 1493, Abb. 55) die Lösung der Vision, die in den Wolken erscheint. Er unterstreicht die Verschiedenheit der Ebenen durch mehrere Elemente: durch eine Balustrade, die sich

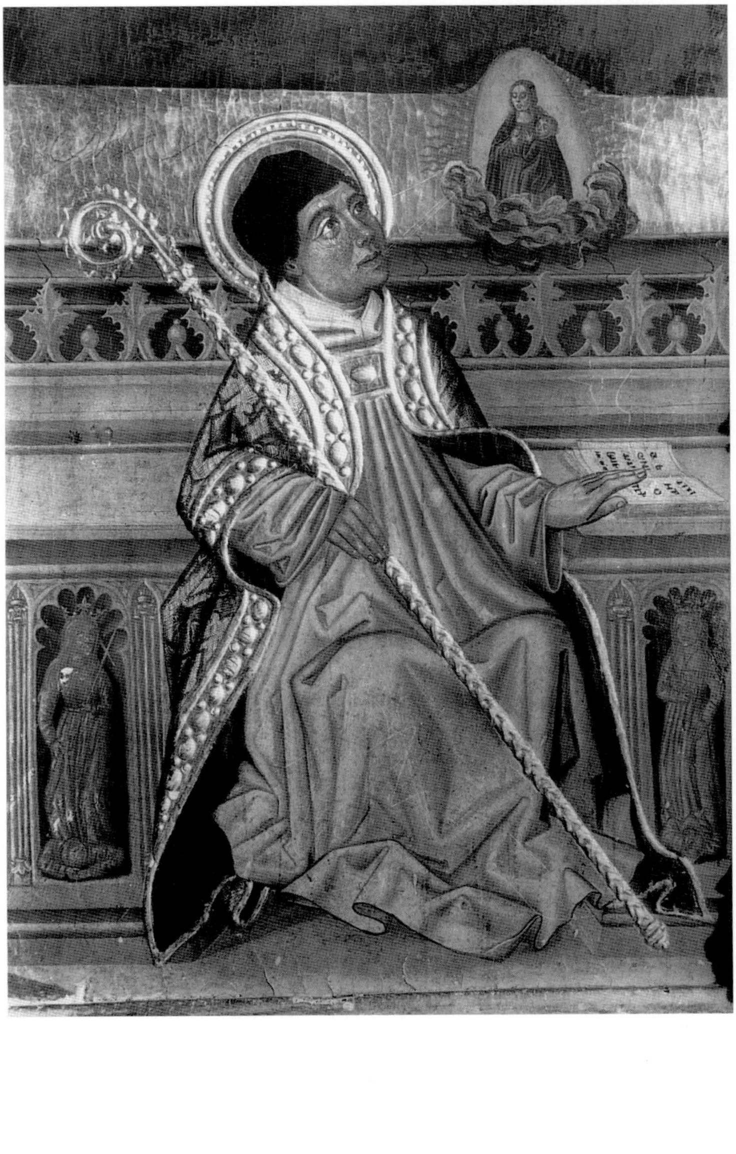

55. Martín Bernat, *Die Lactatio des heiligen Bernhard*, Ausschnitt aus einem Altarbild, um 1493, Zaragoza, Tarazona-Kathedrale.

zwischen Bernhard und der Erscheinung befindet, durch die Mandorla und die Wolke, die die Jungfrau umgeben, und schließlich durch die reduzierten Dimensionen der Erscheinung, die ganz den Charakter einer *imago* hat.

Man sieht also keine Frau aus Fleisch und Blut, die »ihre Brust in den Mund hält«, sondern einen Milchstrahl, der gleichsam ›in den Wolken‹ entsteht. Tatsächlich ist die in Halbfigur gegebene Madonna, die ihre rechte Brust preßt, gleichzeitig ›da‹ und ›anderswo‹. Andererseits wirkt es recht merkwürdig, daß Bernhard im Sitzen gezeigt wird: Der Maler hat sich wahrscheinlich an der traditionellen Ikonographie der Evangelisten orientiert[20], wodurch er Bernhard zu einer unbequemen Verrenkung zwingt, ohne die er weder den Milchstrahl auf seinen Lippen empfangen noch die Vision betrachten könnte. Dieser doppelte Kontakt mit der Gottheit (durch die Augen und durch den Mund) hat eine theologische Rechtfertigung, auf die ich gleich zurückkomme.

Fast zur gleichen Zeit läßt der anonyme Maler, den man gewöhnlich ›Meister von Canapost‹ nennt, die Lactatioszene in einer Kirche spielen (Abb. 56). Bernhard betet vor dem Altar, auf dem eine Jungfrau mit dem Kind thront. Schwer zu sagen, ob der heilige Milchstrahl, der Bernhards Lippen erreicht, von einer Erscheinung oder einem beseelten Altarbild ausgeht. Auf jeden Fall aber scheint jeder Einfluß der oben zitierten französischen Legende ausgeschlossen: Bernhard ist kein junger Mönch mehr, der Angst vor dem Predigen hat, sondern bereits Prior der Abtei (wie übrigens in fast allen bekannten spanischen Beispielen). Und wenn man zudem die Gesamtstruktur des Altarbilds von Gerona berücksichtigt, wird deutlich, daß die Lactatioszene – entsprechend dem Modell, das sich schon beim Meister von Palma findet – unmittelbar auf die in einem Buch enthaltene Wissenschaft bezogen ist, das Bernhard im unteren Bildfeld des Retabels dem Betrachter zeigt.

Vollzieht man nun den chronologischen Übergang zum 16. Jahrhundert, fallen einem wichtige Veränderungen auf. In dieser Hinsicht bildet die *Lactatio,* die sich einem anonymen Meister verdankt, der wahrscheinlich um die Mitte des Jahrhunderts in Toledo arbeitete, ein besonders wichtiges Beispiel (Abb. 57). Die Legende bekommt in diesem Gemälde einen sehr bewegten, fast dramatischen Ausdruck. Man sieht Bernhard in einem offenen Raum stehen, der an eine Loggia erinnert. Hinter ihm, getrennt durch eine Balustrade, erkennt unser Blick eine Landschaft und, in einer Wolke, die Erscheinung der Jungfrau mit dem Kind. Die Inszenierung weicht kaum ab von der, die Martín Bernat im vorangehenden Jahrhundert gestaltet hat (Abb. 55). Der einzige große Unterschied liegt im dramatischen Charakter des Ereignis-

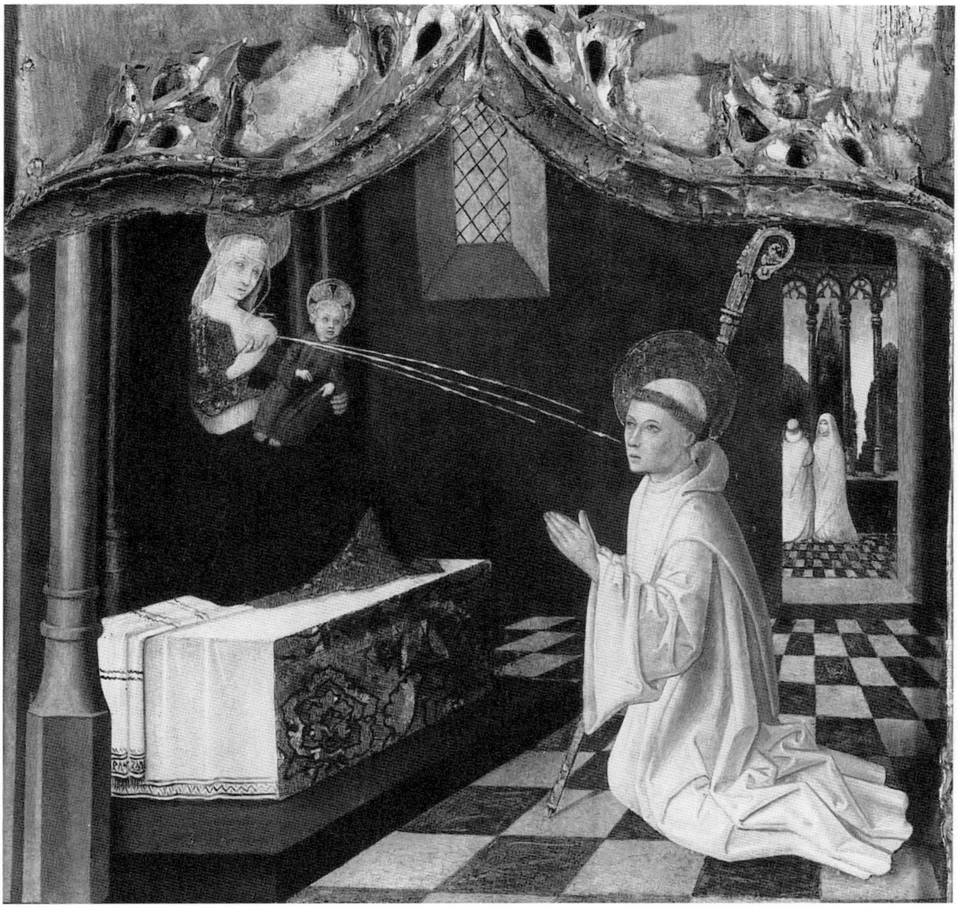

56. Meister von Canapost, *Die Lactatio des heiligen Bernhard,* Ausschnitt aus einem Altarbild, zweite Hälfte des 15. Jahrhunderts, Tempera auf Holz, Gerona, Museu d'Art.

ses: Bernhard wird von der Erscheinung und der plötzlichen Gunst, die die Jungfrau ihm gewährt, überrascht und ist im Begriff, niederzuknien. Das Buch, das er wahrscheinlich einen Moment zuvor noch in seinen Händen hielt, fällt zu Boden, doch hatte er noch nicht die Zeit, die Hände zum Gebet zusammenzulegen. Auch der Priorsstab ist seiner rechten Hand entglitten, doch Bernhard hat ihn mit dem Arm aufgefangen, wo er jetzt ruht.

Von all diesen Details zieht das zu Boden gefallene Buch die meiste Aufmerksamkeit auf sich. Wie läßt sich dieses merkwürdige Detail erklären? Auf der Ebene der Narration ist seine innere Logik evident: Das Buch fällt, *weil* die Jungfrau erscheint. Auf der Ebene der ikonographischen Tradition jedoch ist dieses Detail einigermaßen schockierend, da es das Abhängigkeitsverhältnis zwischen ›Buch‹ und ›Vision‹ radikal umkehrt. In der ersten historisch nachweisbaren Lactatioszene (Abb. 53) war das Buch die *Wirkung* der durch die Milchspende eingegossenen göttlichen

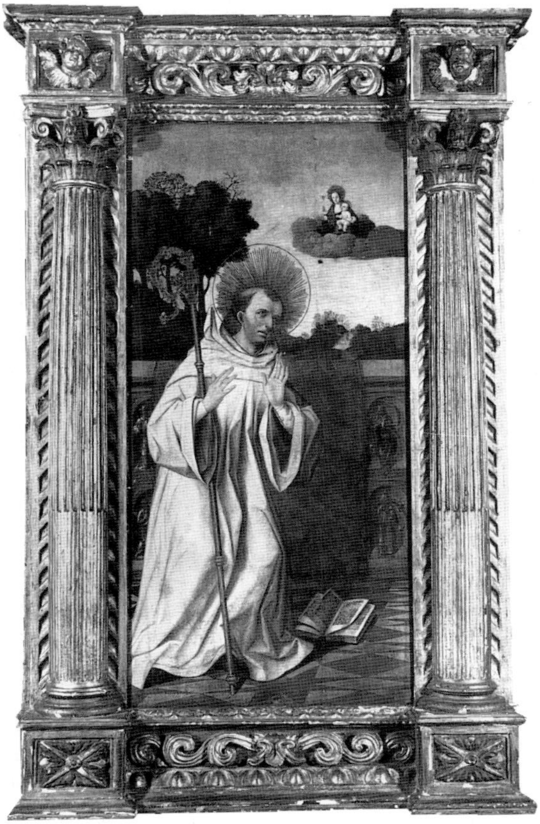

57. Unbekannter Künstler aus Toledo, *Die Lactatio des heiligen Bernhard,* 16. Jahrhundert, Aufbewahrungsort unbekannt.

Wissenschaft, das heißt, das Milchwunder wurde als *Ursache* des Buches präsentiert. In der späteren Entwicklung des Themas ist das Binom Vision/Buch fast immer präsent, auch wenn es unterschiedliche Formen annimmt. Eine gewisse Zweideutigkeit taucht bereits gegen Ende des 15. Jahrhunderts auf, als Martín Bernat (Abb. 55) den im Akt der Lactatio begriffenen Bernhard mit einem offenen Buch vor sich darstellt, das er mit der linken Hand berührt. Die Zweideutigkeit betrifft die zeitliche Einordnung dieses Buches. Ist es das ›künftige‹ Buch und folglich ein Buch, in dem die eingegossene Wissenschaft – wie die Tradition es wollte – ihre Verwirklichung findet? Oder ist es ein Buch, in dem er gerade las und das vielleicht die Vision auslöste, oder ist es – verglichen mit der göttlichen Wissenschaft – ein bloßes Buch, dessen Lektüre durch die Theophanie unterbrochen wird?

Berücksichtigt man, daß das Bild offenkundig von der Ikonographie der Evangelisten inspiriert wurde, fällt die Antwort nicht schwer und entspricht im übrigen auch der Tradition der bernhardinischen Ikonographie: Das auf der Bank liegende Buch ist dasjenige, in dem sich die durch die Lactatio empfangene Eingießung der göttlichen Wissenschaft konkretisieren wird.

Während diese Fragen aber bei Martín Bernat trotz allem in der Schwebe bleiben, gibt es beim Bild des toledanischen Meisters des 16. Jahrhunderts (Abb. 57) nicht mehr den Schatten eines Zweifels: ›das Buch fällt, sobald die Jungfrau erscheint‹, und dieser Satz betrifft nicht nur die narrative Logik des Gemäldes, sondern auch seine ikonographische Botschaft. Diese Botschaft ist wahrscheinlich das Ergebnis einer erneuten Lektüre des zugrundeliegenden Textes: »dir schwellten die Brüste an mit reichlicher Milch, besser als der Wein weltlicher Wissenschaft«. Doch bis das Buch, das Bernhard stets begleitet, nicht mehr als Frucht eines neuen heiligen Diskurses betrachtet wird, sondern als das wertlos gewordene Produkt einer »Wissenschaft vor der Theophanie«, muß man das 16. Jahrhundert abwarten.

Von diesem Moment an und vor allem im folgenden Jahrhundert wird die Vision (oder das Bild) des Strahls der göttlichen Wissenschaft zwar immer noch als ein Stimulus zum Schreiben betrachtet, aber in unmittelbarer Konkurrenz mit der Institution des ›bloßen‹ Buchs, in dem eine weltliche Wissenschaft niedergelegt ist. Wir sehen also, daß sich ein ikonographisches Thema auf eine Weise entwickelt, die dem Wandel im Verhältnis zwischen Buch und Vision entspricht, den man auch in der zeitgenössischen Mystik und sogar in der offiziellen Lehre der katholischen Kirche beobachten kann: Paleotti selbst hatte in einem ganzen Kapitel seines *Discorso* zu zeigen versucht, daß das Bild als älter, wichtiger und effektiver als die Schrift betrachtet werden muß, da es eine direkte Kommunikation ermöglicht.[21]

Im Licht dieser allgemeinen Entwicklung enthüllt sich uns die ganze Komplexität der Bilder, die im 17. Jahrhundert dem Thema des Milchspendewunders gewidmet wurden. Das von Angelo Nardi zum Beispiel (Abb. 58) scheint die Frucht sowohl einer Neuinterpretation der alten Ikonographie wie einer Relektüre des Ursprungstextes zu sein.

Betrachtet man das Gemälde, kann man sich gut vorstellen, wie Bernhard »lauen, trockenen Herzens« zum Altar trat, in ein tiefes Gebet versank und jetzt schließlich die eingegossene Gnade empfängt. Interessant ist die Feststellung, daß sich Nardi, obwohl er das beseelte Altarbild durch eine echte barocke Erscheinung ersetzt hat, scheinbar nicht weit von den Lösungen entfernt hat, die einige Maler des 15. Jahrhunderts gefunden hatten, wie etwa der Meister von Canapost (Abb. 56). Wichtiger allerdings ist, daß er die Bücher, den Priorsstab und die Tiara im rechten Teil der Leinwand nach Art eines ›Stillebens‹ arrangiert hat. Die Symbole der Wissenschaft und der Macht bilden so – um ein starkes Wort

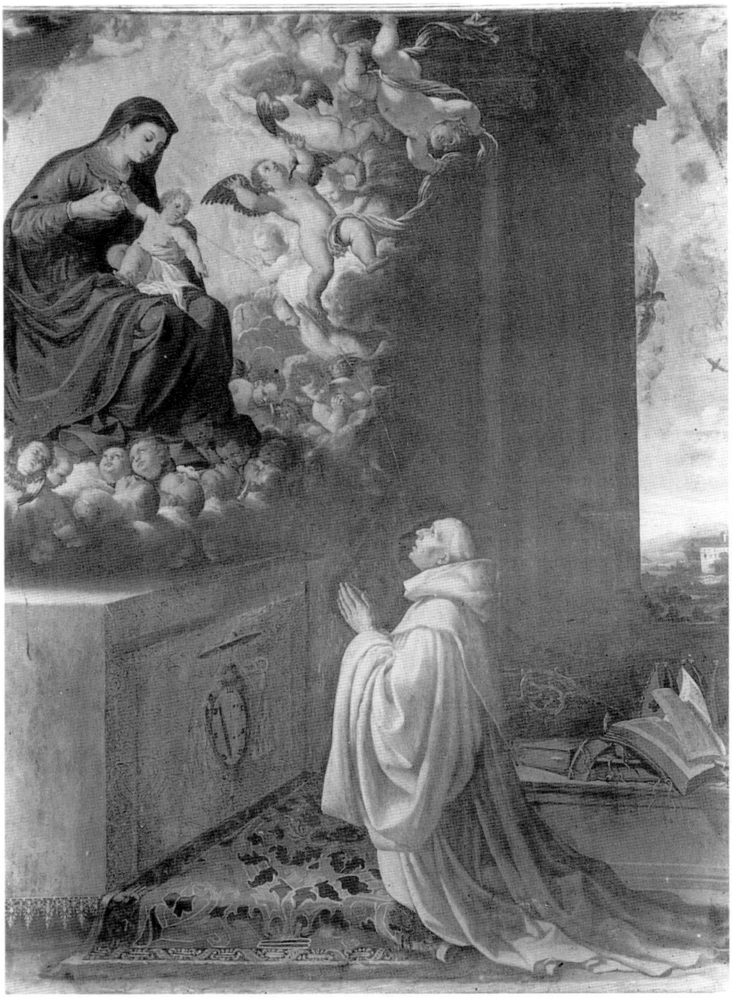

58. Angelo Nardi, *Die Lactatio des heiligen Bernhard,* nach 1619, Öl auf Leinwand, 265 x 200 cm, Alcalá de Henares, Bernhardinerkloster.

zu gebrauchen – eine *vanitas,* die antithetisch zur *scientia divina* dargestellt wird, von deren wunderbarer Eingießung in der linken Bildhälfte berichtet wird.

Die zwischen 1610 und 1612 von Juan de Roelas gemalte *Lactatio* ist in diesem Kontext ein weiteres extrem komplexes Bild (Abb. 59). Erneut ist das Wunder in eine Erzählung eingefügt, deren Faden man verfolgen kann. Bernhard saß an seinem Pult und las, als die Jungfrau erschien und das Milchspendewunder stattfand. Der Raum dieser Szene läßt sich schwer definieren, man weiß nicht recht, ob man sich drinnen oder draußen befindet. Die linke Seite ist sorgfältig als das *studiolo* eines Gelehrten charakterisiert: Man sieht Bücher in mehreren Sprachen, die ordentlich im Regal stehen, und auf dem Pult liegt ein offener Folioband.

Erwähnenswert ist, daß man links neben dem Mariensymbol der Lilien auch noch eine Ikone der Jungfrau mit dem Kind bemerkt. Es handelt sich um ein Andachtsbild, dessen Rolle ziemlich klar ist. Man könnte sogar vermuten, daß es etwas mit dem Ereignis zu tun hat, das in der rechten Bildhälfte stattfindet. So als hätte die Ikone, einem alten Visionsmechanismus folgend, die Erscheinung verursacht. Diese Lösung ist, jedenfalls im Rahmen der Ikonographie der Lactatio, völlig neu. Roelas läßt die Milch nicht aus dem Bild hervorspritzen, das sich über Bernhards Pult befindet, sondern zieht es vor, die Gegenwart der Jungfrau doppelt zu inszenieren: in Gestalt einer ›Ikone‹ und in Gestalt einer ›Vision‹. Die Ikone gehört zum System des erworbenen Wissens, die Vision dagegen ist ein Phänomen, das über jede Wissenschaft wie auch über das Gebiet der materiellen Bilder hinausgeht. Sie ist ein ›Über-Bild‹ jenseits von allen Bildern. In Roelas Gemälde hat Bernhard den Raum des erworbenen Wissens verlassen, um kniend die Erscheinung zu verehren. Diese weist den Stil jeder ›barocken‹ Vision auf: sie wird von einem großen Bühnenbildapparat begleitet, dessen Hauptelement die Wolke ist. Bemerkenswert ist, wie der Sevillaner Maler die Ekstase Bernhards wiedergibt. Fast hat man den Eindruck, der Maler hätte einen Strahler auf seinen Oberkörper und vor allem auf sein Gesicht gerichtet. Daraus resultiert eine beispiellose Akzentuierung des Visionsmotivs und des Motivs des symbolischen Kostens. Der verzückte Blick läßt das Weiße des Auges teilweise sichtbar werden, und der halbgeöffnete Mund ist so genau gezeichnet, daß man deutlich den Ort erkennt, an dem der Milchstrahl die Lippen berührt.

Mehrere Gründe haben zu dieser Inszenierung beigetragen. Die Motive des (ekstatischen) Sehens und des (symbolischen) Kostens stammen, vermittelt über die Zisterziensermystik, aus den *Psalmen:* »Kostet und sehet, wie freundlich der Herr ist« *(Gustate et videte, quoniam suavis est Dominus).*[22] Gleichzeitig muß daran erinnert werden, daß die Echtheit der Lactatioepisode keineswegs einhellig anerkannt war, so daß die bequemste Lösung zweifellos darin bestand, eine rein symbolische und nicht physische Milchspende zu malen. Dem hielten freilich die, die den mystischen *und* physischen Sinn des Wunders verfochten, entgegen, daß Bernhard die Milch der Jungfrau nicht nur mit dem »geistigen Herzen«, sondern auch mit dem Mund getrunken habe. Man versteht daher, daß der Prior des Zisterzienserhospizes von Sevilla, für das dieses Gemälde geschaffen wurde, an der Darstellung einer Lactatio *»in spiritu et in carne«* interessiert war.[23]

Der Eindruck, daß dieses Werk mit einer sehr konkreten Propagandaabsicht und zugleich auf der Basis einer intensiven Auseinandersetzung mit Bernhards Schriften geschaffen wurde, wird durch zwei Details bestätigt. Das erste betrifft den Priorsstab, der, gehalten von einem Engelchen ganz rechts im Bild, in die Wolkenmasse eindringt. Der Stab, ein Zeichen der Macht, spielt also die Rolle eines Elements, das die irdische mit der himmlischen Ebene verbindet. Während Nardi (Abb. 58) den Stab aus der zentralen Szene verbannte, um die Nichtigkeit der Macht gegenüber der Theophanie zu betonen, hebt Roelas seine Rolle in der Darstellung hervor. Der Kontakt zwischen Himmel und Erde wird durch den Milchstrahl (links) und den Stab (rechts) hergestellt.

59. Juan de Roelas, *Die Lactatio des heiligen Bernhard,* 1610-1612, Öl auf Leinwand, 252 x 166 cm, Sevilla, Hospital de San Bernardo.

Nun müssen wir unsere Aufmerksamkeit auf ein zweites Detail richten, auf den Tonkrug, der sich zwischen dem knienden Heiligen und der Erscheinung der Jungfrau befindet. Ich denke, seine Gegenwart erklärt sich aus der Tatsache, daß das ganze Gemälde von einem der bekanntesten Texte Bernhards inspiriert wurde, nämlich von der *Ansprache auf den Sonntag in der Oktav von Mariä Himmelfahrt.* Dort liest man:

> Maria reicht Mann wie Frau das Gegengift des Heiles. [...] Allen öffnete sie den Schoß der Barmherzigkeit, damit alle von ihrer Fülle empfangen: der Gefangene Befreiung, der Kranke Genesung, der Traurige Trost, der Sünder Verzeihung. [...] Liebe Brüder! Heften wir uns an Marias Spuren und werfen wir uns in andächtigem Gebete zu ihren seligen Füßen nieder. [...] Speise heute deine Armen, Herrin [...], und reiche aus deinem überfließenden Kruge einen Trunk.[24]

Roelas' Gemälde erweist sich demnach als eine sehr genaue Übersetzung dieses Textes ins gemalte Bild. Der Krug befindet sich in der Bildmitte. Er ist eine Metapher Marias und zugleich ein Symbol der überfließenden Fülle und der Nächstenliebe. Das Gemälde spielt so die Rolle eines Emblems für das Sankt-Bernhard-Hospiz von Sevilla, für das es geschaffen wurde. In ihm liegt eine »aktive Mystik«, die dem Prior dieser Institution wahrscheinlich nicht fremd war.

Doch gerade aufgrund seines funktionalen Charakters zeugt dieses Bild sehr gut von den Manipulationen, denen die Visionserfahrung zu Beginn des 17. Jahrhunderts unterworfen wurde. Roelas' heiliger Bernhard (in dem ich versucht bin, ein Porträt des damaligen Priors des Zisterzienserhospizes von Sevilla zu sehen) verläßt seine Studierecke, seine Bücher, seine symbolische Welt, um sich mit einer praktischen Mission betrauen zu lassen, mit der, zwischen der Gnade und den Notleidenden zu vermitteln. Zwei Themen, das eine persönlicher, das andere öffentlicher Natur, vermischen sich in diesem Bild. Der Theophanieaspekt wird verknüpft mit der Zurschaustellung des Attributs der Macht zum

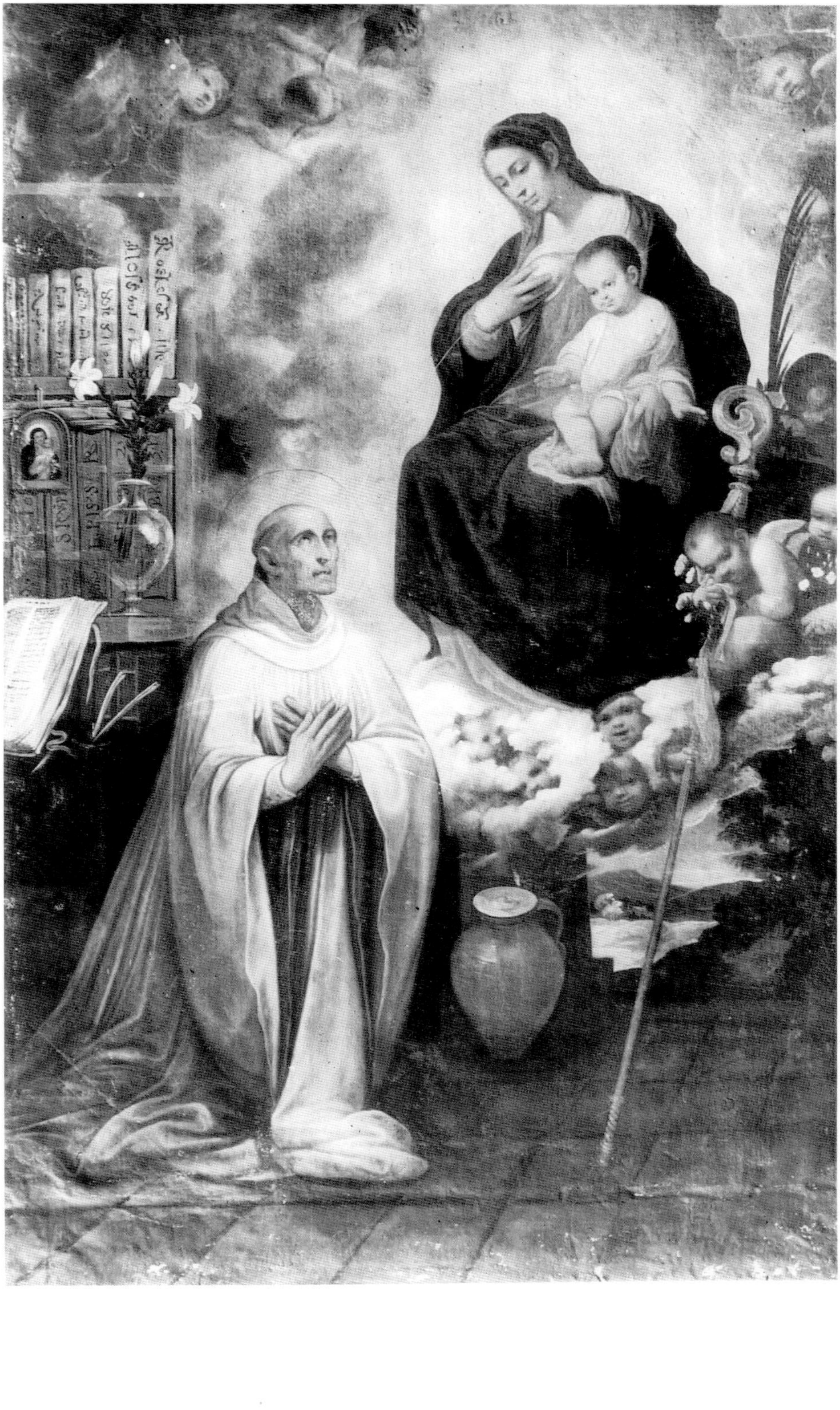

einen, mit der des Attributs des ›öffentlichen Guts‹ zum anderen (Priorsstab und Krug). Um es kurz zu machen: Bernhard ist gleichzeitig der Empfänger einer eingegossenen Wissenschaft, die höher und wichtiger ist als die in den Büchern enthaltene, und der Spender einer heiligen Speise, die den Notleidenden *»in spiritu et in carne«* zugleich dargereicht wird.

Es ist beeindruckend zu sehen, wie sich in der zweiten Hälfte des 17. Jahrhunderts die Ikonographie der Lactatio dadurch klärt und vereinfacht, daß die ›Vision‹ ganz offensichtlich dem ›Buch‹ vorgezogen wird. Leider kennt man nicht die Umstände, unter denen Murillo sein Bild zu diesem Thema geschaffen hat (Abb. 60), doch es ist evident, daß er sich auf die ikonographischen Lösungen Nardis (Abb. 58) und Roelas' (Abb. 59) bezieht und sich zugleich davon absetzt. Er stellt also keine Szene dar, in der der Heilige betet (wie bei Nardi) oder mit einer Mission betraut wird (wie bei Roelas), sondern betont statt dessen den mystischen, persönlichen Aspekt der Vereinigung. Von Roelas' Gemälde übernimmt er zum Teil den narrativen Kontext des Geschehens (der Betrachter kann sich leicht den Moment vorstellen, der der dargestellten Szene vorherging, als Bernhard an seinem Pult saß, das links im Bild zu sehen ist), verzichtet aber auf die öffentliche, offizielle Botschaft, die man bei seinem Vorgänger findet. Von Nardi scheint die Idee eines ›Stillebens‹ aus Büchern und Krummstab zu stammen, doch er fügt es auf sehr viel kohärentere Weise in die Narration ein. Während der Bernhard Nardis infolge des Einbruchs des Heiligen in seiner doppelten Gestalt (Vision/Milchstrahl) die Gegenstände hinter sich ›vergaß‹, legt der Bernhard Murillos dieselben Gegenstände zu Füßen der Jungfrau nieder, als Zeichen der Verehrung und des freiwilligen Verzichts. Schließlich ist noch auf ein Element hinzuweisen, das die Strategie der Visionsdarstellung betrifft, ein Gebiet, auf dem Murillo alle Zeitgenossen übertraf: Die Jungfrau ist im Begriff, herabzusteigen, und ihr Mantel flattert im Wind, doch noch haben ihre Füße den Boden nicht berührt.

Trotz dieses Näherkommens, das uns der Maler fast ›kinematographisch‹ vor Augen führt, vergißt er nicht, den (symbolischen) Abstand zwischen dem Menschlichen und dem Göttlichen zu betonen: Zwischen die Jungfrau und den Heiligen schiebt er eine Wolke, eine Art Blende, deren Aufgabe es ist, die reale Sichtbarkeit des Ereignisses zu relativieren. Genau durch diese Wolke muß der Milchstrahl hindurch, wobei er einer Wegbahn folgt, die Murillo genau kalkuliert hat, da sie mit geometrischer Präzision die Diagonale des Bildes markiert.

Noch radikaler ist die ikonographische Vereinfachung in dem berühmten Gemälde von Alonso Cano (um 1658-1660, Abb. 63).

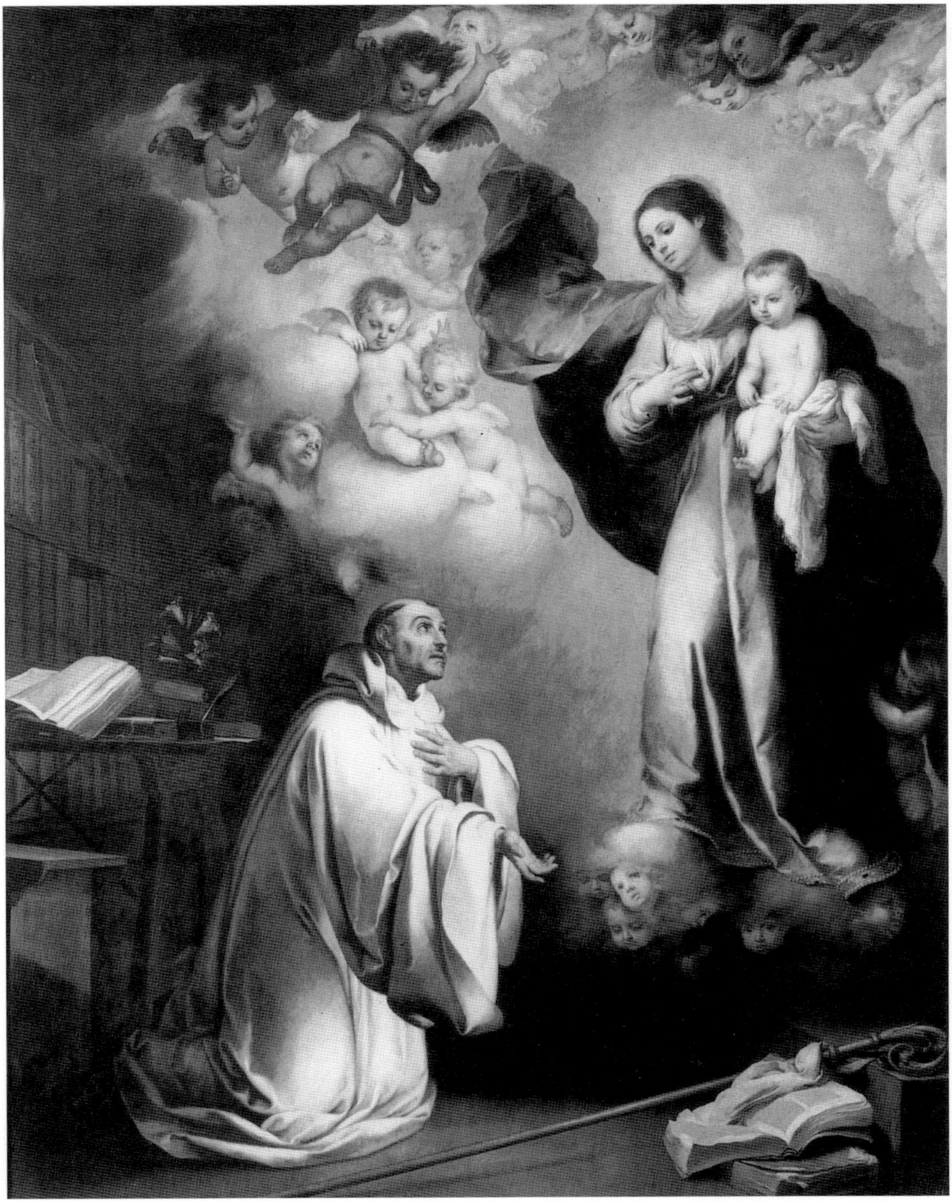

60. Bartolomé Esteban Murillo, *Die Lactatio des heiligen Bernhard*, um 1660, Öl auf Leinwand, 311 x 249 cm, Madrid, Museo del Prado.

Vielleicht zum ersten Mal wird die Lactatio so klar als ein intimes, persönliches und geheimes Ereignis dargestellt. Alle Gegenstände, die durch ihr dialektisches Verhältnis die Geschichte dieses Themas dominiert haben (Buch, Krummstab usw.) sind verschwunden, um der bloßen Darstellung des Milchspendewunders Raum zu geben. Mehr noch: Durch die Person, die in der unteren linken

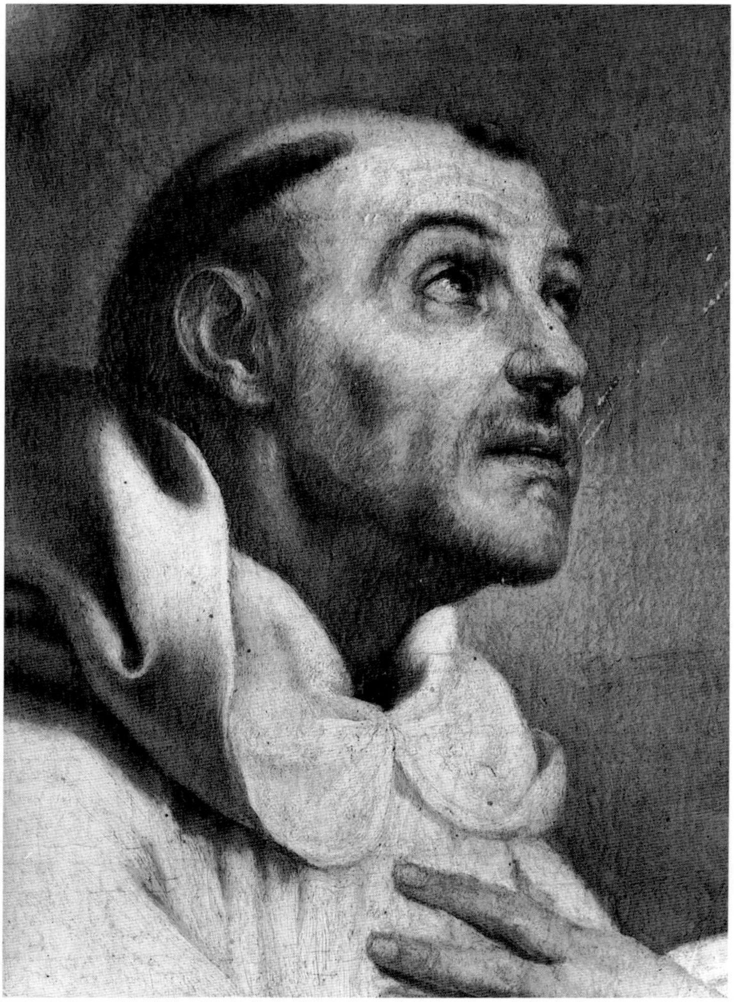

61. Bartolomé Esteban Murillo, *Die Lactatio des heiligen Bernhard,* Ausschnitt aus Abb. 60.

Bildecke eingefügt ist, wird ohne Frage der indiskrete Blick des Betrachters thematisiert. Ich will nicht weiter auf der Bedeutung, der Funktion und den Vorläufern dieser Figur insistieren, sondern möchte nur einen wichtigen Umstand betonen: Der indiskrete Zeuge ist so dargestellt, als hätte er sofort sein Privileg erkannt, einer Theophanie beizuwohnen; er faltet seine Hände und betet. Darüber hinaus scheint er sein Gebet nicht an die wundertätige Jungfrau zu richten, sondern an Bernhard, womit er dessen Rolle eines Fürbitters anerkennt, der zwischen menschlicher und göttlicher Sphäre vermittelt.

Bernhard dagegen befindet sich ganz in Ekstase. Die *unio mystica* geschieht vor unseren Augen: Der Heilige »sieht und kostet«; der Milchstrahl hat seinen Mund erreicht, und seine Augen sind auf die Statue gerichtet, die ihm diesen Strahl schickt.

Nie zuvor wurde die durch ein Kunstwerk vermittelte Lactatio mit einer solchen Deutlichkeit gezeigt. Cano hält sich hier zweifellos an die sehr umstrittene Variante der Bernhardlegende, wonach das Milchwunder in der Kirche von Saint-Vorles in Châtillon-sur-Seine stattgefunden haben soll. In dem Moment, als Bernhard beim Rezitieren des *Ave maris stella* vor einem Marienbildnis die Worte *»monstra te esse matrem«* mit ungewöhnlicher Inbrunst sprach, wurde die Statue lebendig und sandte drei Milchtropfen (nach späteren Versionen einen ganzen Strahl) auf die Lippen Bernhards.[25] Diese Legende, über die vor allem die Protestanten spotteten, genoß in Spanien ein gewisses Ansehen, wie mehrere Schriften des 17. Jahrhunderts bezeugen, aber auch die Beschreibung, die Ayala gibt (siehe oben).

Canos Bild ist so konzipiert, daß es die Erzählung durch Augenzeugenschaft bestätigt. Dadurch bewirkt es eine letzte Verwandlung des ursprünglichen Mythos, da es aus der geheimen und inneren Geschichte der esoterischen Vereinigung ein Schauspiel macht.

3. »Eine ganz besondere Gunst«

Interían de Ayala legt in seinem *Pintor cristiano* großen Nachdruck auf ein Thema der Ikonographie des heiligen Bernhard:

> Man malt ihn, wie er aufrecht und ehrfürchtig vor dem Kruzifix steht, während Jesus Christus den rechten Arm um ihn legt. Der Wahrheitsgehalt dieser Geschichte darf nicht als unsicher betrachtet werden, da mehrere, vor allem neuere Quellen davon berichten. Diese erzählen, wie der meditierende Heilige, erfüllt von zärtlicher Liebe, beim Gedanken an die Schmerzen und die Passion des Herrn viele Tränen vergoß, und wie ihn Jesus Christus mit einer unbeschreiblichen und wahrhaft göttlichen Geste aufforderte, näher zu kommen. Nachdem er mit glühender Leidenschaft diesem Befehl gehorcht hatte, erwies ihm der inkarnierte Logos, der die liebt, die ihn lieben, eine ganz besondere Gunst: er befreite seinen ans Kreuz genagelten rechten Arm und legt ihn um Bernhard, der völlig verzehrt wurde von den Flammen einer fast göttlichen Liebe. Auch wenn ich nicht genau weiß, wie sich diese Weise, ihn in der Malerei darzustellen, entwickelt hat, zweifele ich nicht daran, daß sie auf eine alte Geschichte zurückgeht, die ich nicht auffinden konnte, obwohl

> ich alles gelesen habe, was über das Leben dieses Heiligen geschrieben wurde.[26]

Wie man sieht, wimmelt es in dieser Beschreibung der Ikonographie von eingeschobenen Kommentaren, die sowohl die Ursprünge wie die Bedeutung dieser Episode betreffen. Dennoch gibt es in dem Text ein Schweigen, das mir höchst beredt vorkommt: Wir erfahren nicht, ob das Wunder vor einem skulptierten oder gemalten Kruzifix stattgefunden hat, oder ob man es als eine einbildliche Vision betrachten muß. Ayala spricht von einem Dialog zwischen Bernhard und dem gekreuzigten Christus, verzeichnet die glühende Leidenschaft des Gläubigen und schildert, wie Christus ihn aufforderte, näher zu kommen, vergißt aber, uns zu sagen, woher diese Worte mit ihrem so konkreten Inhalt kamen. Abschließend ist festzuhalten, daß es bei Ayala eine Metaphysik des Bildes gibt, die sich kaum von der unterscheidet, die im dritten Kapitel dieses Werks beschrieben wurde und die die Grenzen zwischen Kunstwerk, Vision und Theophanie verwischt. Dies ist um so bezeichnender, als Gabriele Paleotti in seinem berühmten *Discorso,* den Ayala zweifellos kannte, die Frage bereits sehr bündig geklärt hatte:

> Man liest von der großen Andacht und geistigen Inbrunst, die der heilige Bernhard mehrmals vor Bildern des Gekreuzigten in sich empfand.[27]

Die Lösung Paleottis erweist sich als höchst bemerkenswert: Hervorgerufen wird die geistige Inbrunst von einem Bild, aber erlebt wird sie im Inneren. Ayala läßt die Frage dieser »ganz besonderen Gunst« in der Schwebe und rechtfertigt dies, wie mir scheint, durch die Anspielung auf den einigermaßen dunklen Charakter der schriftlichen Quellen über das Leben des heiligen Bernhard.

In Wahrheit ist der Mythos des *Amplexus,* ganz so wie der der *Lactatio,* eine Narrativisierung, deren Ausgangspunkt die Kommentare Bernhards von Clairvaux zum *Hohenlied* sind. In seinem 69. Sermo nämlich liest man folgenden Ausruf: »Gut bist du, Herr, für die Seele, die dich sucht! Du eilst ihr entgegen, du umfängst sie [*amplecteris*], du gibst dich ihr als Bräutigam, du der Herr, der Gott über alles.«[28] Aus diesem allegorischen Kommentar wurde recht bald eine biographische Erzählung. Der Übergang ist diesmal sehr viel besser dokumentiert als im Fall der Lactatio:

> Menardus, einst Abt von Mores, des Nachbarklosters von Clairvaux, ein sehr frommer Mann, berichtete seinen Freunden, als hätte ein anderer es gesehen, von einer wunderbaren Bege-

> benheit, doch glauben wir, daß er selbst sie erlebt hat. Ich kenne jemanden, sagte er, der eines Tages dem heiligen Abt Bernhard begegnete, wie er in einer Kirche betete. Nachdem er sich vor dem Altar niedergeworfen hatte, erschien ihm über dem Fußboden ein Kreuz mit dem Gekreuzigten daran. Der Selige betete es an und küßte es mit Inbrunst. Da schien der Herr, der seine angenagelten Arme vom Kreuz befreite, den Diener Gottes zu umarmen und an sein Herz zu drücken. Der Mönch, der diese Szene eine Zeitlang beobachtete, war vor Ergriffenheit wie gelähmt, konnte sich nicht bewegen und war gleichsam außer sich. Schließlich, da er Angst hatte, er könnte entdeckt werden, wie er seinen heiligen Vater beobachtete, zog sich der Mönch still zurück und ihm wurde klar, daß die Frömmigkeit und das Leben dieses heiligen Mannes übermenschlich waren.[29]

Die von diesem Text beschriebene Szene ist so typisch, daß sich ein Kommentar fast erübrigt: sie entspricht letztlich dem voyeuristischen Szenario, das man, unter anderem, auch in der *Vita* des heiligen Antonius von Padua oder in der von Alonso Cano gemalten *Lactatio* (Abb. 63) findet.

Wichtig in diesem Zusammenhang ist allerdings, daß bei pikturalen Darstellungen dieser Begebenheit bereits im Mittelalter die oben beschriebene Ursprungssituation berücksichtigt wurde, was bei den ersten Bildern des *Heiligen Antonius mit dem Jesuskind* oder denen der *Lactatio* nicht der Fall war. So sieht man etwa in einer Miniatur, die aus einer oberrheinischen Werkstatt des 14. Jahrhunderts stammt (Abb. 62), innerhalb der Majuskel »O« die Szene des *Amplexus,* der der Mönch als Zeuge beiwohnt. Am rechten Seitenrand gibt es einen weiteren Mönch und eine Nonne, die die Anbetungsgebärde dieses Zeugen wiederholen. Der zugehörige Text hilft uns, den Sinn der ganzen Darstellung zu begreifen: So wie Menardus, der Augenzeuge des *amplexus,* haben auch der Mönch und die Nonne am Seitenrand, die kniend über das Bild/die Erzählung des Ereignisses meditieren, die Heiligkeit Bernhards erkannt und rufen ihn als Fürbitter an, um die Gnade des Herrn zu erlangen.[30] Betont werden muß auch, daß – trotz der Häufigkeit des *topos* des beseelten Kruzifixes während des Mittelalters – weder der Text des *Exordium Magnum* noch diese Miniatur, die ihn getreu illustriert, klar angeben, ob das Wunder durch ein Kunstwerk hervorgerufen wurde.

Der bereits zitierte spanische Ikonograph Interían de Ayala führt diese absichtliche Zweideutigkeit fort, auch wenn man in der Zwischenzeit in den wichtigsten ›Heiligenviten‹, die nach dem Tridentinum in Spanien erschienen sind, nämlich im *Flos sanctorum* von Pedro de Ribadeneira, lesen konnte:

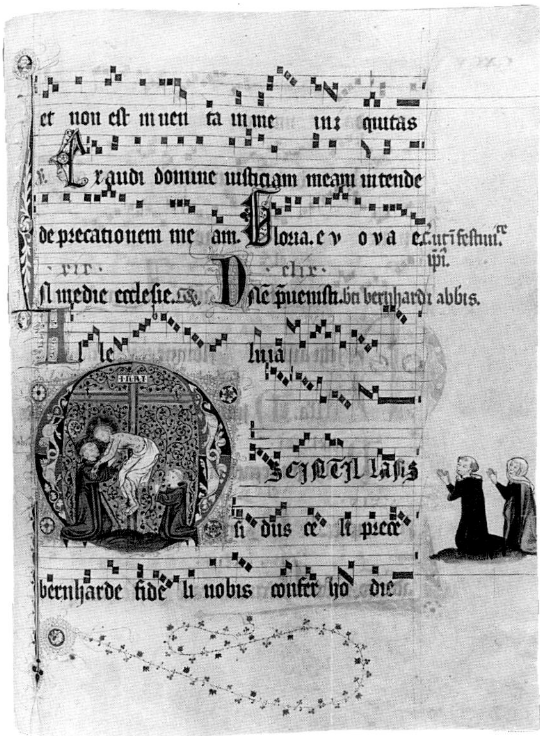

62. Oberrheinische Schule, *Der Gekreuzigte umarmt den heiligen Bernhard (Amplexus),* Seite aus einem Graduale der ersten Hälfte des 14. Jahrhunderts, Karlsruhe, Badische Landesbibliothek, Cod. U. H., 1, fol. 195^{r}.

> Der Herr liebte den heiligen Bernhard so sehr, daß der Gekreuzigte eines Tages, als Bernhard vor dem Kreuz kniete, seinen Arm ausstreckte und auf ihn legte, ihn umarmte und mit größter Zärtlichkeit liebkoste. In einer unaussprechlichen Süße, in tiefem Schweigen und in der allerkeuschesten Umarmung vereinte er sich mit dem Höchsten.[31]

In dem Bild, das Francisco Ribalta diesem Thema um 1625 widmete (Abb. 64), bemerkt man, daß der wahre Gegenstand der ekstatischen Erfahrung weiterhin zweideutig bleibt. Dieses Werk, das seit seiner Entdeckung in der Priorszelle eines Klosters nahe Valencia völlig zu Recht gepriesen wird, läßt sich nicht restlos enträtseln: Hat man es mit einer einbildlichen Vision zu tun oder mit der Beseelung eines Kruzifixes? Erinnern wir uns daran, daß das Trompe-l'œil, mit dem man dem Körper des Gekreuzigten einen gesteigerten Realitätsgrad gab, eine Methode war, welche die spanischen Künstler bereits in Werken anwandten, die durch ihren Illusionscharakter eine direkte, gleichsam physische Kommunikation mit dem Betrachter herstellen sollten (Abb. 14, 27, 28). Die Zweideutigkeit im Bild Ribaltas ist wahrscheinlich gewollt.

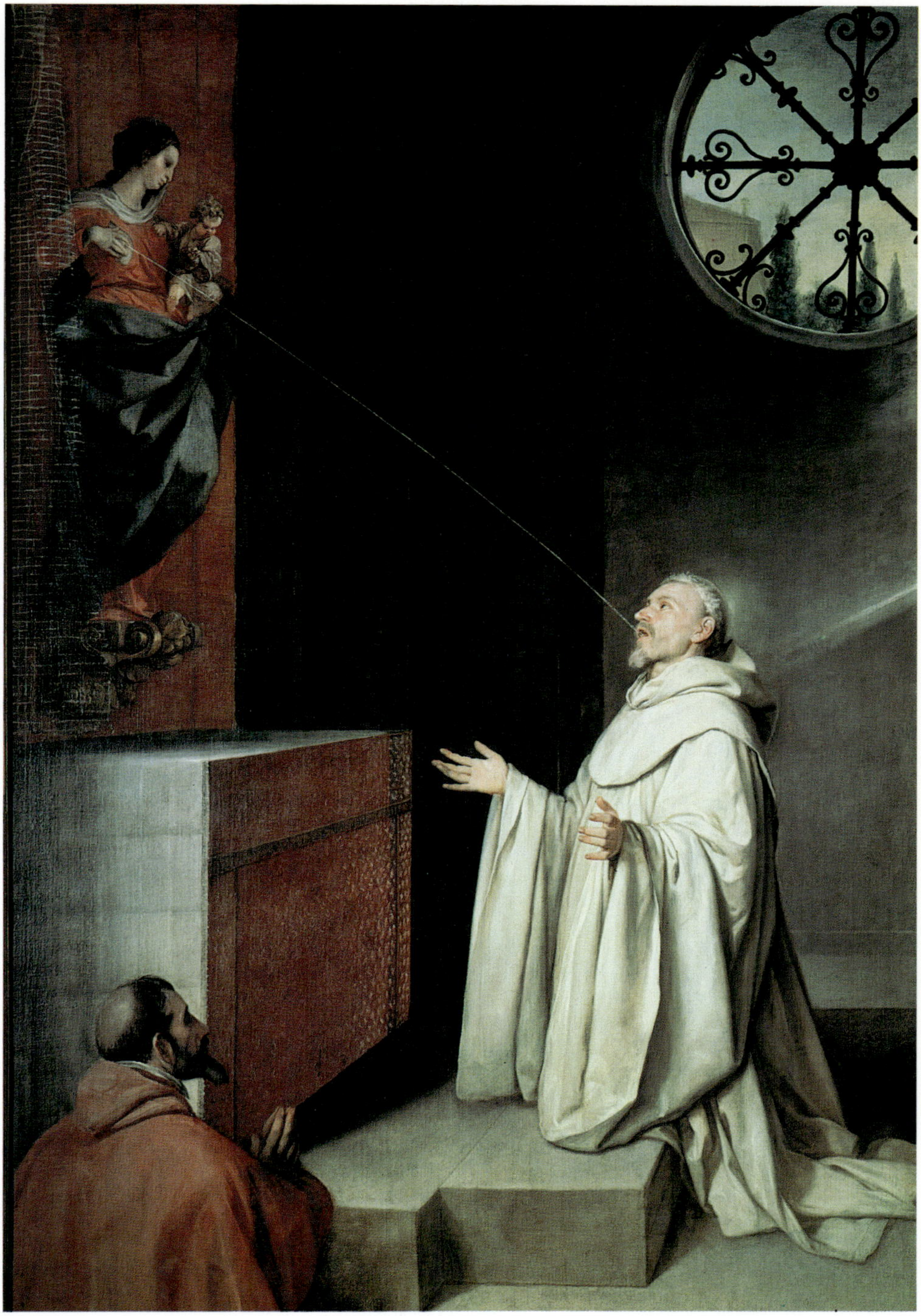

63. Alonso Cano, *Die Lactatio des heiligen Bernhard,* um 1658-1660, Öl auf Leinwand, 267 x 185 cm, Madrid, Museo del Prado.

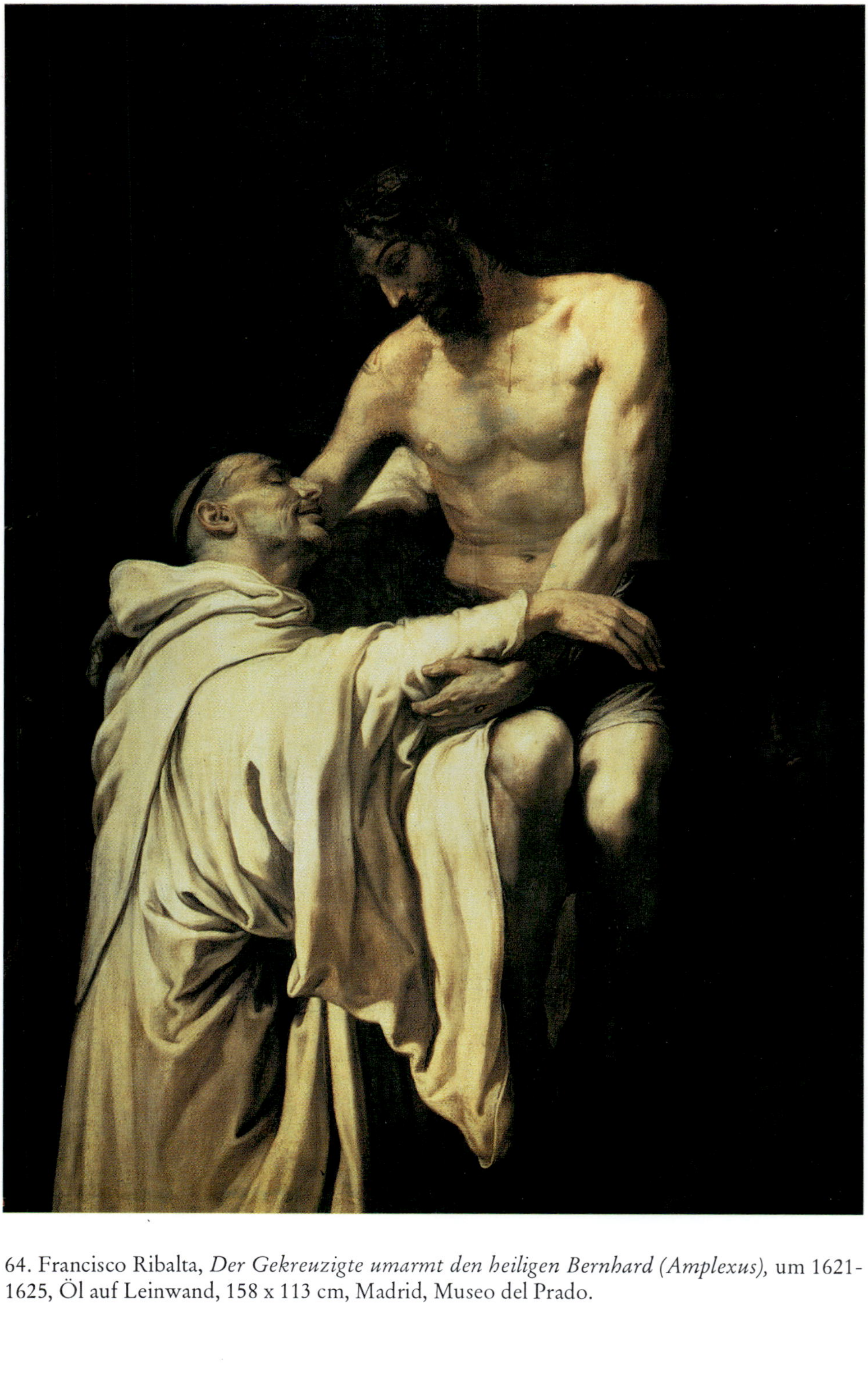

64. Francisco Ribalta, *Der Gekreuzigte umarmt den heiligen Bernhard (Amplexus),* um 1621-1625, Öl auf Leinwand, 158 x 113 cm, Madrid, Museo del Prado.

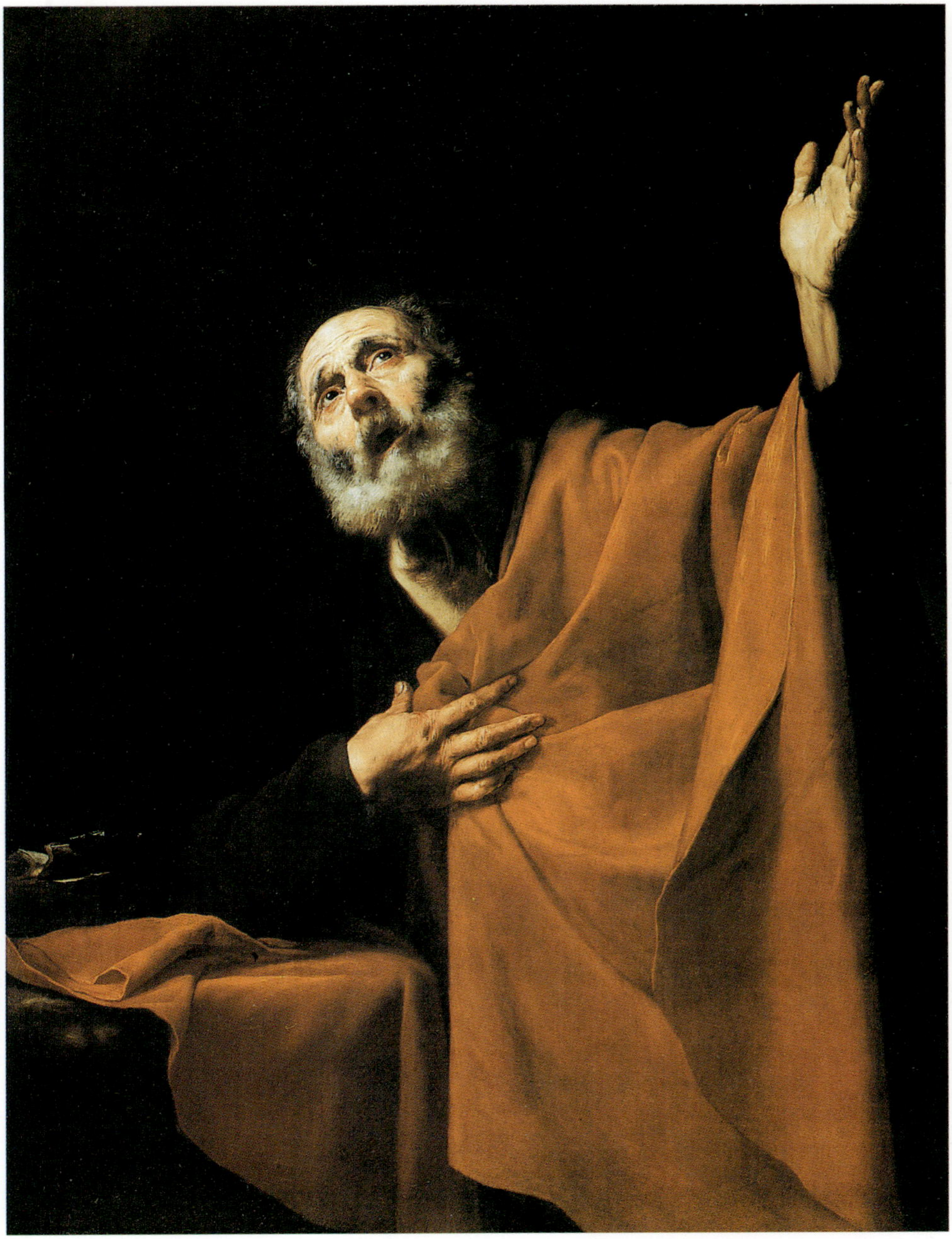

65. Jusepe de Ribera, *Die Reue des heiligen Petrus,* um 1630, Öl auf Leinwand, 126 x 97 cm, London, Privatsammlung.

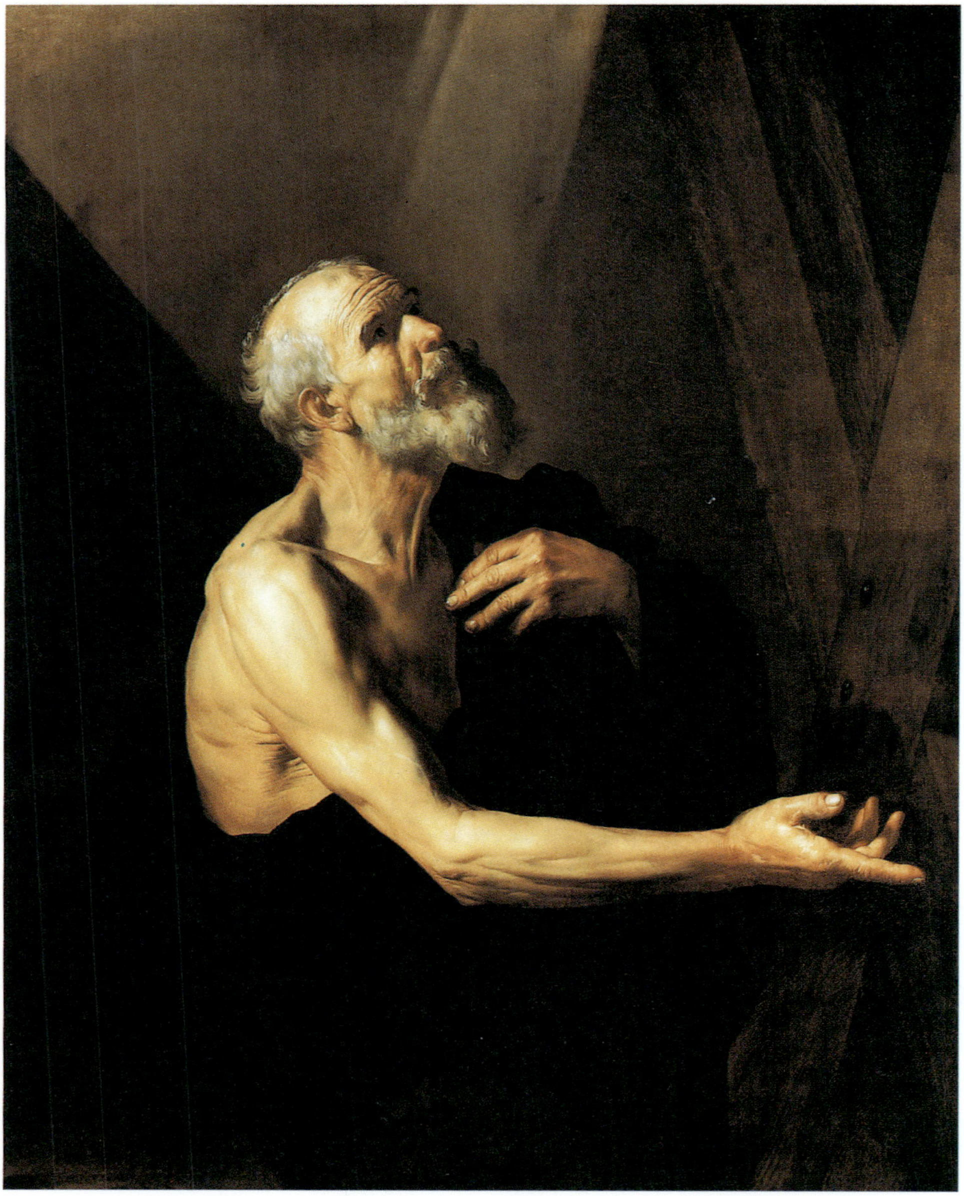

66. Jusepe de Ribera, *Der heilige Andreas,* um 1620, Öl auf Leinwand, 136 x 112 cm, Neapel, Quadreria dei Girolamini.

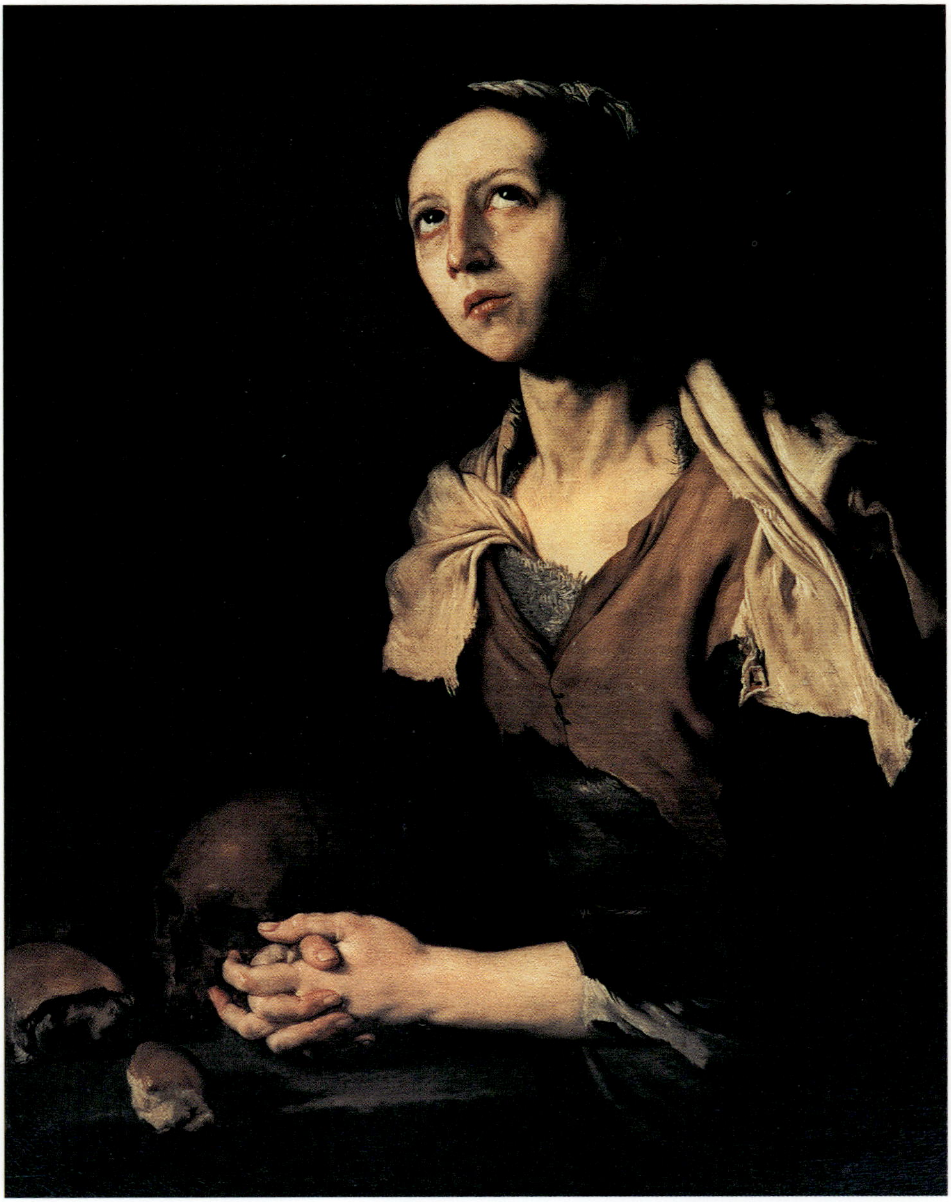

67. Jusepe de Ribera, *Maria von Ägypten,* 1651, Öl auf Leinwand, 88 x 71 cm, Neapel, Museo Civico Gaetano Filangieri.

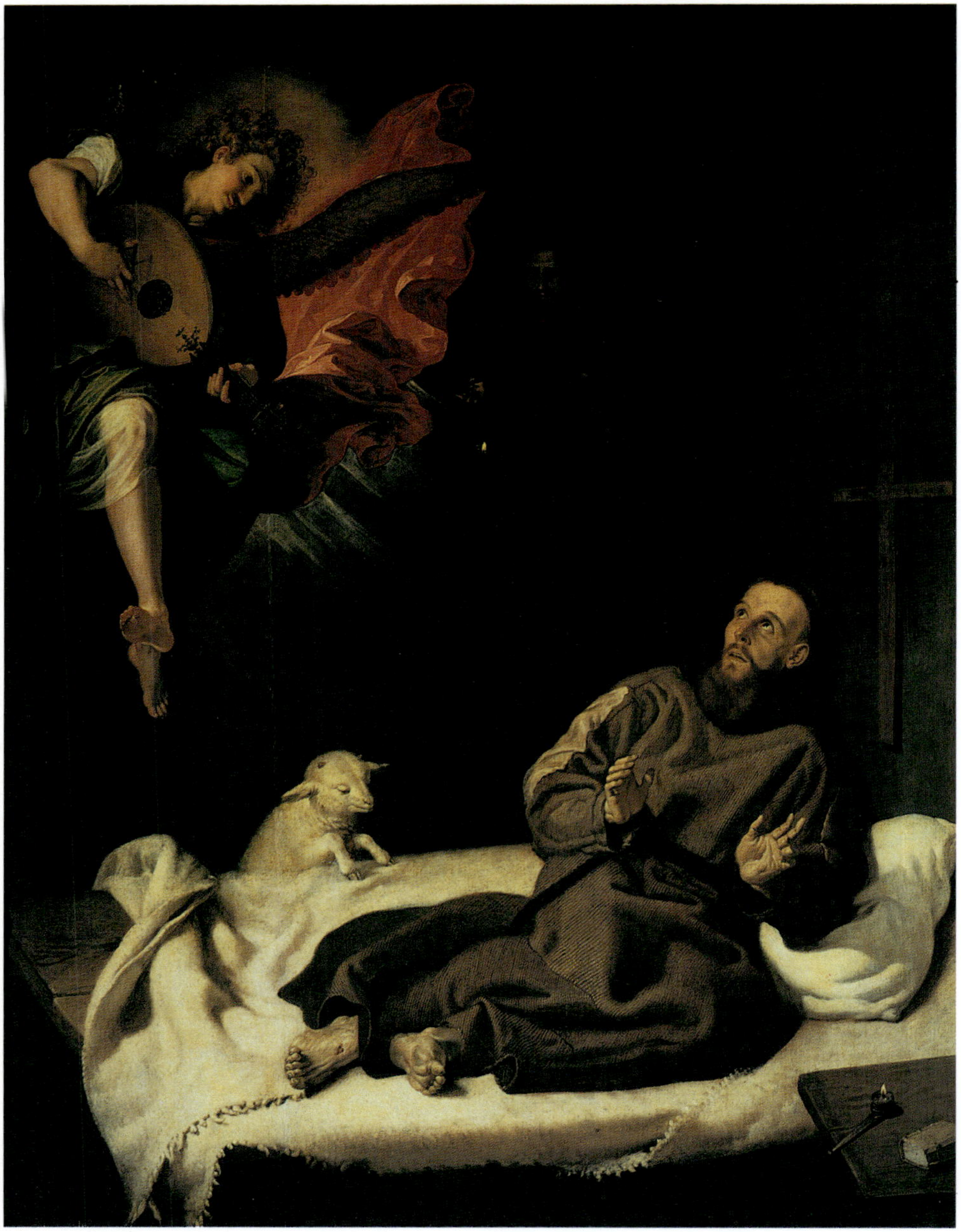

68. Francisco Ribalta, *Die Vision des heiligen Franziskus,* um 1620, Öl auf Leinwand, 204 x 158 cm, Madrid, Museo del Prado.

In einem stark hervorgehobenen Vordergrund sieht man dort den Gekreuzigten, der sich vom dunklen Hintergrund des Bildes abhebt, wie er seinen Kopf Bernhard zuneigt, ihn mit beiden Armen umarmt, während letzterer, in einer markanten ekstatischen Pose, seine Umarmung erwidert, indem er sein Gesicht auf seinen rechten Arm legt. Die Unsichtbarkeit der Standlinie steigert die Ungewißheit. Man könnte sich sogar vorstellen, daß Bernhard schwebt und von Christus gehalten wird oder daß er umgekehrt den vom Kreuz herabgestiegenen Christus hält.

Durch die Umarmung wird der Kontrast zwischen dem (fast) nackten Körper Christi und dem vom Kleid verdeckten Körper Bernhards besonders augenfällig. Dieser Kontrast hat zweifellos eine symbolische Bedeutung. Wie in vielen Szenen, die die mystische Vereinigung thematisieren, hat die Gottheit die heilige Nacktheit zum Attribut, während der Körper des Gläubigen vom dichten Vorhang seiner Kleider verborgen wird.[32] Die Beleuchtung jedoch, welche die beiden Figuren mit ein und demselben Lichthof umgibt, tendiert dazu, diese Kontraste zu mildern, indem sie die Modellierung der beiden Körper vereinheitlicht und ihre Zugehörigkeit zur selben Wirklichkeitsebene unterstreicht. Auf ganz besondere Weise in Szene gesetzt sind die Zonen der Berührung: Man achte nur auf die Überkreuzung der Arme und die Position der Hände in der Bildmitte. Ihre Begegnung, die auf der Höhe des Unterleibs Christi ein X bildet, kann als ein doppeltes Zeichen interpretiert werden: Zeichen der Berührung und Zeichen der Zensur zugleich.

Die Beleuchtung, die das Volumen der beiden Körper vereint, betont andererseits den Kontrast zwischen dem klassischen, idealisierten, geheimnisvollen und beschatteten Antlitz des Gekreuzigten und dem extrem individualisierten, transparenten und dem vollen Licht ausgesetzten Gesicht Bernhards.

Das Thema der ekstatischen Begeisterung erreicht hier seinen Höhepunkt. Selbst der Begriff ›Vision‹ wird offenkundig noch überschritten; denn indem das Gemälde den körperlichen Kontakt zwischen den beiden Personen hervorhebt, verzichtet es auf den Dialog der Blicke, oder genauer gesagt, es kehrt ihn um. Tatsächlich ist es Christus, der Bernhard anschaut, und nicht Bernhard, der auf Christus schaut. Dafür gibt es gewiß eine Rechtfertigung: Bernhard schließt die Augen, um besser die heilige Umarmung zu genießen; es ist ein Zeichen höchster Gunst, von der Gottheit ›angeschaut zu werden‹.

Vergeblich würde man allerdings in anderen, vergleichbaren Darstellungen dieses Themas nach dem Motiv der geschlossenen Augen suchen. Es scheint eine persönliche Erfindung Ribaltas zu sein, der es in einem thematisch eng verwandten Werk bereits

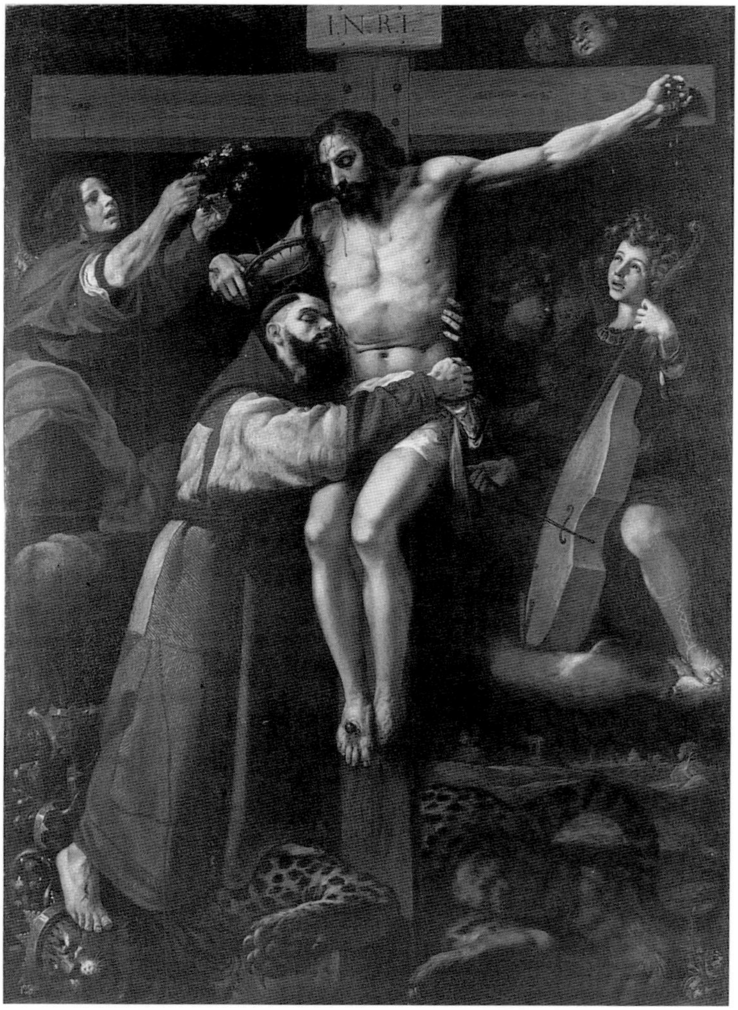

69. Francisco Ribalta, *Der heilige Franziskus umarmt den Gekreuzigten,* um 1620, Öl auf Leinwand, 228 x 167 cm, Valencia, Museo Provincial de Bellas Artes.

einmal verwendet hat: in seinem *Der heilige Franziskus umarmt den Gekreuzigten,* das im Museum von Valencia hängt (Abb. 69). Diese Erfindung war jedoch nicht frei von Problemen. So weiß man insbesondere, daß kurz vor der Entstehung dieses Bildes in Spanien eine regelrechte Polemik zwischen zwei Gebetsmethoden ausgetragen wurde: gestritten wurde darüber, ob man besser mit offenen oder mit geschlossenen Augen beten sollte.[33] Letzteres wurde für wenig empfehlenswert gehalten, denn es löste den Gläubigen aus der Gemeinschaft heraus und erleichterte ihm so die private Versenkung in mystische Erfahrungen. Tatsächlich findet man bei Teresa von Avila eine kleine Phänomenologie der Ekstase, in der sie eine Situation beschreibt, die jener in den Bildern Ribaltas dargestellten sehr ähnlich ist:

> Während also die Seele in besagter Weise Gott sucht, fühlt sie, wie sie in übergroßer, süßer Wonne fast ganz dahinschmachtet und in eine Art Ohnmacht versinkt. Der Atem stockt, und alle Körperkräfte schwinden, so daß sie nicht imstande ist, auch nur die Hände zu rühren, außer nur mit großer Pein. Die Augen schließen sich, ohne daß sie es will; und hält sie diese offen, so sieht sie fast nichts.[34]

Welchen Einfluß diese Diskussion auf die Bilder Ribaltas hatte, läßt sich nur schwer sagen, doch es ist klar, daß er in seinen Werken die ekstatische Trance der Person akzentuiert sowie den inneren Charakter der Erfahrung, die er uns zeigt. Doch handelt es sich wirklich nur um eine ›innere Erfahrung‹ oder muß man nicht eher von einer ›verinnerlichten Erfahrung‹ sprechen? Spielt sich diese Szene nur auf einer imaginären Ebene ab oder ist sie eine Realität *»in spiritu et in carne«?*

Die direkte und grelle Fokalisierung, die Ribalta gewählt hat, scheint die Waage zugunsten der zweiten Lösung ausschlagen zu lassen. Ein weiteres, scheinbar nebensächliches Element stützt diese Einschätzung. Es handelt sich um die heute fast unsichtbare Gegenwart der Silhouette zweier Zeugen, verloren im tiefen Dunkel des Bildes.

Diese Personen, die die narrative Funktion ausfüllen, die in der ursprünglichen Erzählung dem Mönch Menardus zufiel, blicken starr auf den Betrachter und lenken die Aufmerksamkeit so auf dessen eigenes Eingebundensein in ein Szenario der Schaulust: Unmittelbar vor unseren Augen sehen wir Bernhard, »der sich in der allerkeuschesten Umarmung mit dem Höchsten vereint« (Ribadeneira), »völlig verzehrt von den Flammen einer fast göttlichen Liebe« (Ayala). Fürwahr ein indiskretes Bild!

VII. DER SCHAUENDE KÖRPER

Die Simulation der Ekstase wurde im Spanien des 16. und 17. Jahrhunderts mit dem Ausdruck ›Gesichter machen und Posen einnehmen‹ bezeichnet *(hacer visages y meneos).* Eine ›Erleuchtete‹ *(alumbrada)* aus Valencia – ein Beispiel unter anderen – wurde 1582 wegen einer solchen Simulation angeklagt, und man beschuldigte sie, immer wieder öffentlich »Gesichter zu machen und Posen einzunehmen, um vorzutäuschen [*para representar*], daß sie von Geistern besucht würde und sich im Zustand der Elevation befinde.«[1] Diese Anklage ist höchst bezeichnend. Sie betrifft keine wirkliche und echte mystische Erfahrung, sondern eine falsche: ihre ›Repräsentation‹, ihre bloße ›Darstellung‹ oder ›Vortäuschung‹. Die Möglichkeit, die Ekstase – trotz ihres inneren und persönlichen Charakters – nachzuahmen oder zu mimen, war jedoch nur eine Folge ihrer äußeren Manifestation, deren Ausdruckskomponenten kodifizierbar waren. Die Erleuchtete von Valencia (und andere) wurde also nicht verurteilt, weil sie eine mystische Erfahrung gehabt hatte, sondern weil sie keine gehabt und doch deren Sprache benutzt hatte.

Tatsächlich war die Ekstase schon des öfteren beschrieben worden, so etwa im *Tercer Abecedario espiritual* von Francisco de Osuna, dem Lieblingsbuch aller großen spanischen Mystiker.[2] Andererseits gab es zugleich eine Tradition der Kritik an der veräußerlichten Ekstase, welche die Entstehung einer Körpersprache der mystischen Erfahrung begleitete. Eine besonders ironische Form dieser Kritik findet man bereits im Mittelalter:

> Manch wunderliche Praktiken entdeckt man bei denen, die auf den Irrweg des Nachäffens geraten sind [...]. Einige von ihnen verdrehen die Augen im Kopf als wären sie verstörte Schafe, denen man einen Schlag auf den Schädel versetzt hat und die jeden Augenblick sterben müssen. Andere wiederum neigen den Kopf zur Seite, als hätten sie einen Wurm im Ohr. [...] Wenn sie selbst lesen oder andere vorlesen oder sagen hören, daß man sein Herz zu Gott erheben müsse, beginnen sie sofort die Sterne anzugaffen, als wären sie bereits jenseits des Mondes, und spitzen ihre Ohren, als hörten sie die Engel im Himmel singen. Manchmal, im Überschwang ihrer Phantasie, durchbohren diese Leute mit ihrem Blick die Planeten und starren ein Loch ins Firmament, um durchzugucken.[3]

Zwischen den Zeilen dieses Textes kann man den von neueren Studien schön herausgearbeiteten mittelalterlichen Gegensatz zwischen der Geste *(gestus)* als erlaubter kommunikativer Praxis und der Gestikulation *(gesticulatio)* erkennen, die eine mißbräuchliche Übertreibung dieser Praxis ist.[4] Diese Spannung beherrscht das ganze Mittelalter und den Beginn der Neuzeit, um schließlich in jene Extremsituation zu münden, die nicht nur die überschwengliche Gestikulation aus der Gebetsübung verbannt, sondern auch die Geste selbst:

> Das vollkommene Gebet bedarf keiner Förmlichkeiten, keiner großartigen Bekreuzigungen, Posen oder Gesichter mit Hilfe der Augen, des Kopfs oder der Hände.[5]

Diese Extremlösung ist insofern interessant, als sie das Problem der Gesten unter dem Nützlichkeitsaspekt betrachtet. Statt die Geste zu zensieren oder zu ridikülisieren, erklärt die zitierte Stelle sie für überflüssig im Blick auf die Ziele des Gebets.

Bis heute gibt es keine umfassende Arbeit über die Körpersprache von Mystikern und Visionären, nicht einmal für die spanische Mystik der Gegenreformation, und die folgenden Seiten können diese Lücke natürlich nicht füllen. Auf ihnen soll nur die figurative Darstellung der mystischen beziehungsweise der Visionserfahrung in den Blick genommen werden, das heißt, es handelt sich um eine Untersuchung, die den Repräsentationscharakter der Geste in der Malerei zum Gegenstand hat. Des näheren suche ich eine Antwort auf folgende Frage: Wenn die Gestik der Ekstase eine Sprache ist, wie funktioniert sie dann im Rahmen der figurativen Darstellung dieser Erfahrung? Unser Problem ist also nicht so sehr, zu bestimmen, ob diese oder jene Geste ›falsch‹, ›mißbräuchlich‹, ›nützlich‹ oder ›überflüssig‹ für das ›vollkommene Gebet‹ ist, sondern es geht darum, den benutzten figurativen Kode und die durch die Darstellung dieser Gestik bezweckte Botschaft ans Licht zu bringen. Letztlich haben wir es mit einem Problem der *Darstellung* zu tun, das dem sehr ähnlich ist, das bereits zu Beginn dieses Kapitels erwähnt wurde. Mit dem einzigen Unterschied, daß die Gemälde (anders als die simulierende ›Erleuchtete‹, die in Valencia verurteilt wurde) von Anfang an ihren Repräsentationsstatus einbekennen, weshalb unser Vorgehen auch nicht mit einem Prozeß vergleichbar ist, der die ›Wahrheit‹ feststellen soll, sondern eher mit einer Suche nach den Koordinaten einer ›Kunst der Simulation‹.

Nun trifft es sich, daß eine solche Kunst in der abendländischen Kultur bereits existierte, nämlich seit der Renaissance, als Leon Battista Alberti in seinem grundlegenden Text *Über die Malerei*

(1435) dem Körper, seiner Sprache und der Darstellung dieser Sprache einen wesentlichen Platz in der Rhetorik der gemalten Erzählung einräumte:

> Ein Geschichtsbild [*historia*] wird dann das Gemüt bewegen, wenn die in demselben vorgeführten Menschen selbst starke Gemütsbewegung zeigen werden. [...] Diese Gemütsbewegungen aber erkennt man aus den Körperbewegungen.[6]

Zur Zeit der Gegenreformation ist das Paradigma der Albertischen *historia* noch ungebrochen in Kraft, und die Gebärdensprache ist ein unverzichtbarer Bestandteil davon. Sie muß durch ihre Klarheit den rhetorischen Zielen des Bildes entsprechen: »die Gesten müssen so ausgedrückt werden, daß sie selbst für einen Unkundigen verständlich sind.«[7]

Auch das, was den Malern der Gegenreformation im spezifischen Fall eines Visionsbildes aufgegeben ist, unterliegt diesem grundlegenden Imperativ. Sie müssen eine Handlung darstellen (den Dialog zwischen dem Menschen und dem Sakralen) und sie dem Betrachter zeigen. Was jedoch die Schwierigkeit, aber auch das Interesse der pikturalen Visionserzählung ausmacht, ist ihr Sekundärcharakter: Ein Mensch kommuniziert mit dem Heiligen (oder versucht es); das Bild wiederum teilt diese Erfahrung dem Betrachter mit (oder versucht es). Das Visionsgemälde ist zumeist eine *historia* mit einer einzigen Person, die in dem Moment überrascht wird, wo sie intensiv mit ›dem Anderen‹ kommuniziert. Während dieses Andere, das Heilige, das sich gewöhnlich im oberen Register des Bildes befindet, als eine – um den schönen Ausdruck von Pacheco wiederaufzugreifen – *historia de aire* betrachtet werden kann, enthält das untere Bildregister die Szene, in der derjenige agiert, den wir die ›einführende Person‹ genannt haben. Dieser Mensch ›schaut‹ und läßt uns an seiner Schau teilhaben. Es ist an der Zeit, sich ein wenig um ihn zu kümmern, ohne jedoch zu vergessen, daß sein Spiel ambivalent ist, da sein Körper einer doppelten Rhetorik gehorcht: jener der Grenzerfahrung der Ekstase und jener der »Darstellung« dieser Ekstase, welche das Bild von ihm verlangt.

1. Gesichter

> Der Körper des Gerechten ist wohlproportioniert, seine Haare sind dunkel und lang, seine Augen groß, würdig und erhaben, funkelnd und feucht, die Kreise der Iris sind gleichmäßig, der innere Kreis, der die Pupille umgibt, eng und schwarz, der

> äußere glutvoll; [...] die Augenlider sind schwer, die Stirn breit auf der Höhe der Schläfen und letztere sehr hoch; die Nase ist groß oder lang, nicht zu grob und die Nasenlöcher nicht zu offen; die Ohren sind mittelgroß und deutlich konturiert, der Mund eher groß als klein, die Füße mittelgroß und wohlgeformt, die Bewegungen männlich und großzügig, gewandt und gemessen, streng, ruhig und sanft, gleichsam auf sich selbst konzentriert.[8]

So sieht das Phantombild aus, das Carducho von unserer ›einführenden Person‹ zeichnet. Der Text ist klar, verlangt aber doch einen kurzen Kommentar. Um den ›Körper des Gerechten‹ zu schildern, widmet Carducho acht von insgesamt zwölf Zeilen dem Kopf. Von diesen acht Zeilen ist die Hälfte den Augen vorbehalten, die übrigen Teile des Kopfes werden nur in einer kurzen Aufzählung genannt. Nachdem er vom Kopf gesprochen hat und die Idealform des Munds des ›Gerechten‹ erwähnt hat, geht Carducho unvermittelt zu dessen Füßen über. Der restliche Körper – Arme, Hände und Rumpf – scheint auf einmal verschwunden zu sein und wird nicht eigens behandelt. Implizit aber hat Carducho auch diese Teile im Blick: Ohne genannt zu werden, sind sie in der Beschreibung/Charakterisierung der ›Bewegungen‹ präsent. Schließlich noch zwei Randbemerkungen: Die eine betrifft den offen diskriminierenden Charakter dieses Textes, der die ›Männlichkeit‹ des gottesfürchtigen Körpers betont, und die zweite die letzten Worte des zitierten Satzes, die nahelegen, daß hier tatsächlich eine ›einführende Person‹ porträtiert wird, die eine Vermittlungsaufgabe erfüllt.

Das von Carducho kodifizierte Bild dieser Person entspricht recht gut dem, was man über die spanische künstlerische Praxis des 17. Jahrhunderts weiß. Auf einem schönen Bild mit Kopfstudien von Antonio de Pereda (oder einem Künstler aus seinem Umkreis) kann man erkennen, zu welchen Ergebnissen die Suche nach der Physiognomie des ›Gerechten‹ führte (Abb. 70). Es handelt sich um Männerköpfe, die getrennt von ihren Körpern im neutralen Raum des Gemäldes schweben, uns aber doch – ein wichtiger Umstand – durch eine präzise Bewegung ihr Losgelöstsein vom Irdischen zeigen. Zwei von den vier Köpfen richten den Blick nach oben. Sie gehören zweifellos Visionären und sind durch das charakterisiert, was ein Francisco de Hollanda bereits ein Jahrhundert zuvor wie folgt beschrieb: »die Augen sind emporgewandt und in die Beschauung versunken«[9].

Derselbe Francisco de Hollanda, der der Darstellung der Augen sehr wichtige Seiten gewidmet hat, hat auch die Aufmerksamkeit auf die Ausdruckskraft der Augenbrauen gelenkt, die, wie er sagt, echte ›Zeichen‹ im Ausdruckssystem der Person sind (wobei das Wort ›Person‹ hier in seiner ursprünglichen Bedeutung verstanden werden muß, in der von ›Maske‹).[10] Dieser Aspekt scheint Carducho nicht interessiert zu haben, der in dem zitierten Passus kein Wort darüber verliert, doch Antonio de Pereda, der die verbindende Funktion der Augenbrauen für das Gesicht im ganzen betont, hat ihn nicht vernachlässigt.

Besonders eindringlich studiert wurde die Form der Augen von Jusepe de Ribera. Der spanische Maler, der bekanntlich in Neapel wirkte, hat uns einen Stich hinterlassen, auf dem ausschließlich Augen dargestellt sind (Abb. 71) und der wohl in ein Handbuch der Malerei aufgenommen werden sollte. Die Augen Riberas – von vorn, in Dreiviertelansicht oder im Profil gezeigt – sind isolierte Elemente einer unsichtbaren Erzählung bzw. Elemente, die in eine mögliche Erzählung eingefügt werden können. Deshalb wird ihre rhetorische Funktion auch in Abwesenheit des Körpers deutlich. Wenigstens drei dieser Modell-Augen sind, um den Ausdruck Hollandas zu wiederholen, »emporgewandte Augen«, das heißt Augen, deren eigentlicher Kontext das Visionsgemälde ist.

Ohne Gesicht, ohne Körper, ohne Geschichte dargestellt, besitzen sie überdies auch kein Geschlecht. Diese Bemerkung könnte man für überzogen oder auch einfach für überflüssig halten. Warum dieses Problem überhaupt aufwerfen? Ich glaube jedoch, daß man den ›exemplarischen‹ Charakter der Augen Riberas wie auch die Tradition, in die sein Stich gehört, besser begreift, wenn man ihre Geschlechtslosigkeit berücksichtigt, durch die sie sich insbesondere von den Köpfen abheben, die Antonio de Pereda gemalt hat.

Man erinnere sich hier an die für spätere Maler so wichtige *Heilige Cäcilie* Raffaels (Abb. 2, 72) wie auch an Vasaris Bemerkung, daß »ihr Gesicht die Verzückung der Ekstase widerspiegelt«[11]. Durch diese Behauptung wird dem – weiblichen – Kopf der Cäcilie ein *exemplarischer* Charakter zuerkannt. Über die Tradition, in der dieser Kopf seinerseits steht, und insbesondere über das Erbe Peruginos schweigt Vasari sich aus. Dieses Schweigen ist bezeichnend, denn es paßt zum allgemeinen Ziel seiner *Lebensbeschreibungen,* die aus Raffael eine Norm der Kunst machen wollten, die sich selbst genügt.

Der Kopf der heiligen Cäcilie war also für den Historiographen (und die späteren Maler) »die Inkarnation der Ekstase« oder, um genauer zu sein, das Gesicht der Cäcilie mit seinen verdrehten Augen wurde als die sichtbare Manifestation der »Seele in Ekstase« betrachtet. Der entscheidende Schritt wurde im folgenden Jahrhundert getan. Für Bernini war die selige Seele, die *Anima beata*, ein Kopf (Abb. 73). Man kann gar nicht genug die rhetori-

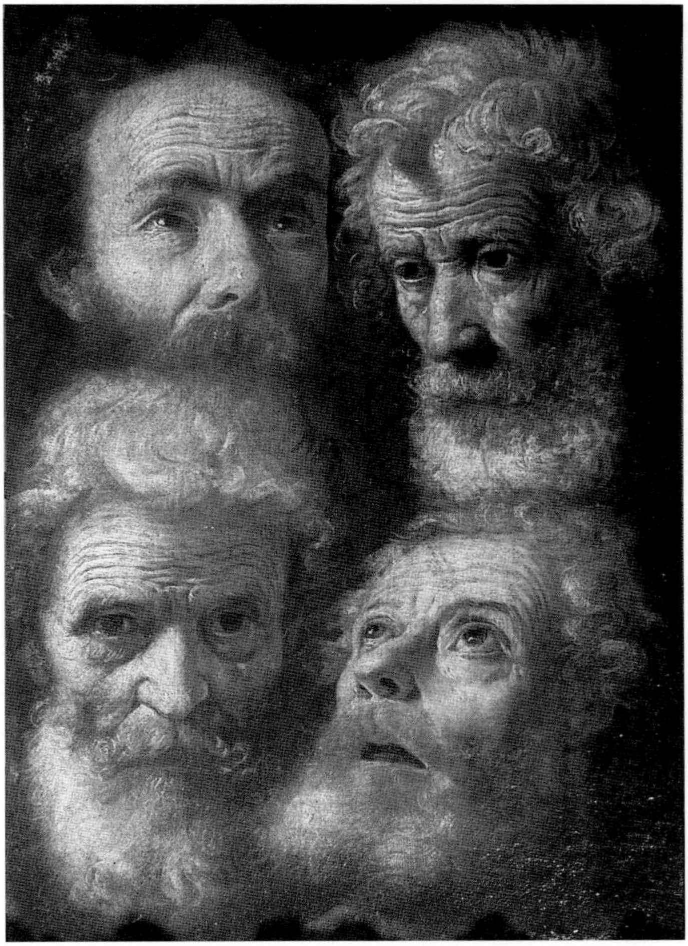

70. Antonio de Pereda (?), *Kopfstudien,* 17. Jahrhundert, Öl auf Leinwand, 24 x 35 cm, Madrid, Instituto de Valencia de Don Juan.

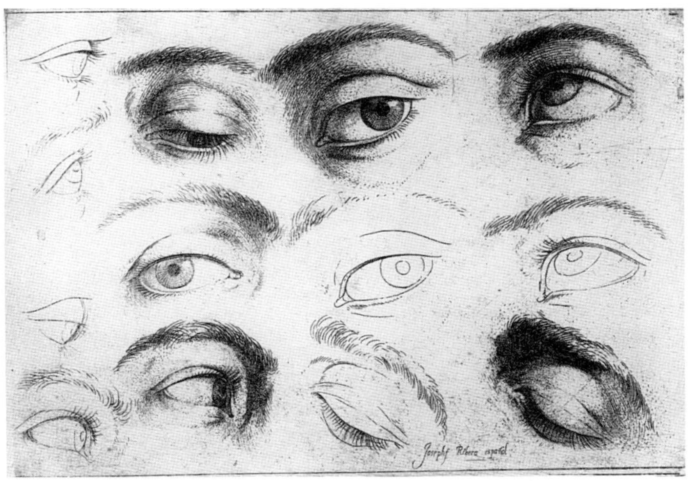

71. Jusepe de Ribera, *Augenstudien,* 1622, Stich, Wien, Graphische Sammlung Albertina.

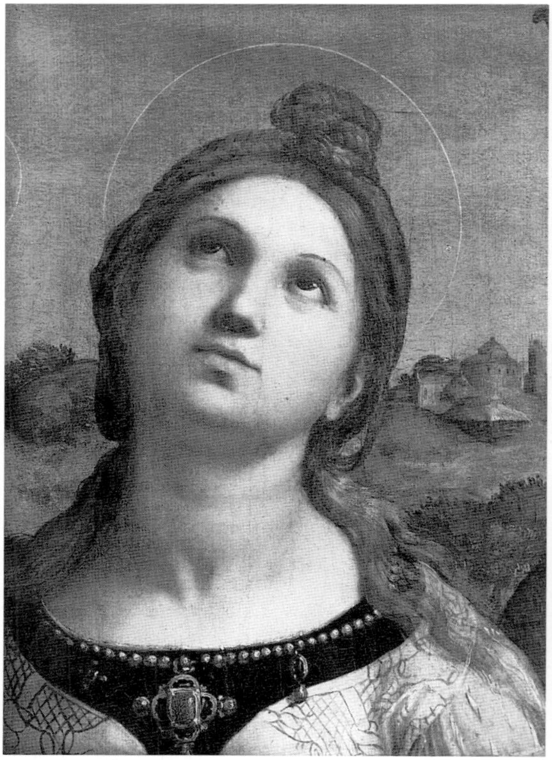

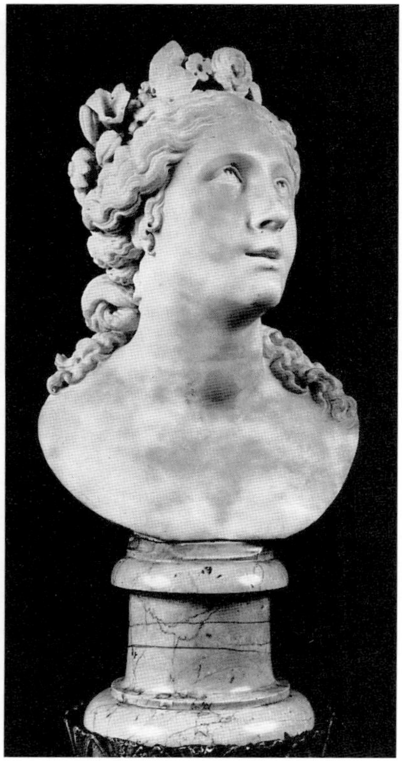

sche Bedeutung dieser Operation unterstreichen, die das Innere durchs Äußere ersetzt, die ›Seele‹ durch den ›Kopf‹, und im Rahmen dieser Ersetzung eine beispiellose Reduktion des Körpers vollzieht. Die *Anima beata* Berninis ist gleichsam das Produkt einer sehr sorgfältigen Abtrennung des Kopfs von Raffaels Heiliger: Bernini hat Cäcilies Körper entfernt, indem er der Linie des Halsausschnittes folgte, die Raffael so genau skizziert hatte. Die Weiblichkeit dieses Kopfs (oder sollte man eher/bereits von ›Engelhaftigkeit‹ sprechen?) dürfte sich aus dem grammatischen Geschlecht des Worts ›Seele‹ *(anima)* erklären, ein Umstand, der Bernini aber nicht daran hinderte, dem Kopf seiner *Anima damnata* männliche Züge zu geben.[12]

72. Raffael, *Die heilige Cäcilie,* Ausschnitt aus Abb. 2.

73. Gian Lorenzo Bernini, *Anima beata,* um 1620, Marmor, Rom, Palazzo di Spagna.

Den wichtigsten Versuch, die Seelenausdrücke allgemein zu systematisieren und zu kodifizieren, hat Charles Le Brun unternommen, und bei ihm ist das Norm-Gesicht endgültig geschlechtsneutral. Die Stiche, die seiner *Méthode pour apprendre à dessiner les Passions* (1667/8) beigegeben sind, zeigen ausschließlich Köpfe, bei denen oftmals selbst die Haare weggelassen worden sind. So als habe Le Brun einen Katalog androgyner ›Masken‹ schaffen wollen, um die Maler zu ermuntern, die fehlenden Attribute nach und nach hinzuzufügen. Dieser ›Katalog‹ hat die Form einer Erzählung, in der sich die Gesichter unablässig verwandeln[13], und in ihm taucht auch die ›Verzückung‹ (Abb. 74) auf – diejenige ›Passion der Seele‹, die uns hier am meisten interessiert. Sie entspricht der ›Ekstase‹ von Raffael/Vasari und ist nur das Glied in einer Kette oder das Moment eines Prozesses, in dem die ›Bewunderung‹ und die ›Verehrung‹ ihr vorhergehen:

> Wenn die Bewunderung durch einen Gegenstand verursacht wird, der das Erkenntnisvermögen der Seele übersteigt, wie es etwa die Macht und Größe Gottes tun, werden sich die Bewegungen der Bewunderung und Verehrung von den vorhergehenden unterscheiden, denn der Kopf wird sich zum Herzen hin neigen, Augenbrauen und Pupille aber werden nach oben gerichtet sein.
> Durch den in der genannten Weise geneigten Kopf wird die Erniedrigung der Seele ausgedrückt. Aus dem gleichen Grund aber sind Augenbrauen und Augen nicht nach unten, sondern zum Himmel gewandt, auf den sich die Blicke heften, um das zu entdecken, was die Seele nicht erkennen kann. Der Mund ist halb geöffnet, die Mundwinkel ein wenig hochgezogen, was auf eine Art von Verzückung hinweist.[14]

Le Brun versucht, eine ganze Tradition physiognomischer Studien zu kodifizieren, die mit der Kunst der italienischen Renaissance anhebt und in seiner *Méthode* das zweideutige Stadium des ›Handbuchs‹ erreicht. Wenn man versucht, die Rhetorik des Gesichts in einem besonderen Fall wie dem der spanischen Kunst des 17. Jahrhunderts zu begreifen, kann einem das ›System Le Brun‹ gleichwohl helfen, sofern man es als die Synthese einer ganzen

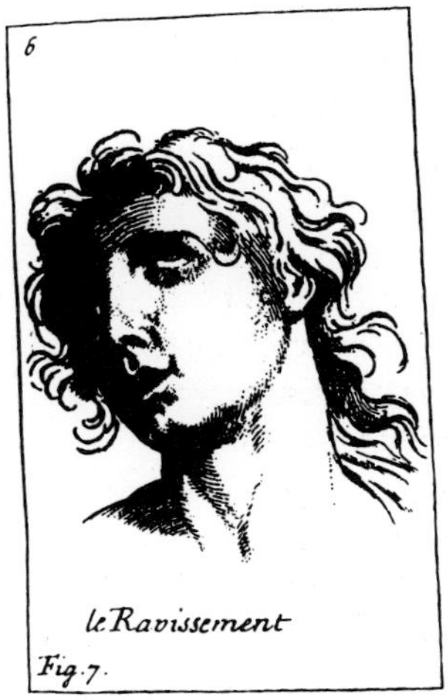

74. Charles Le Brun, *Die Verzükkung,* Illustration aus *Méthode pour apprendre à dessiner les passions* (Ausgabe Amsterdam 1702).

Tradition betrachtet und andererseits die spanische Kunst als einen besonderen Fall dieser Tradition. Der Maler, der in diesem Zusammenhang am aufschlußreichsten für uns ist, ist Jusepe de Ribera. Seine italienische Ausbildung hat ihn zweifellos mit jenen Quellen des physiognomischen Wissens vertraut gemacht, die Le Brun einige Jahre später kodifizieren wird. Betrachten wir sein Bild *Die Reue des heiligen Petrus* (Abb. 65).

Vergleicht man es mit dem Stich der *Verzückung* von Le Brun (Abb. 74), fallen die Ähnlichkeiten ins Auge. Man muß also nur den Text lesen (oder wiederlesen), der den Stich begleitet, um eine vollständige analytische Beschreibung des Gesichts zu haben, das Ribera dem heiligen Petrus gibt. Wie hat man sich diese Ähnlichkeiten zu erklären?

Die erste Erklärung ist recht einfach und wurde bereits angedeutet: Le Brun liefert einen ›Extrakt‹ der Tradition, zu der Riberas heiliger Petrus gehört, und übersetzt diese Tradition in eine ›allgemeine Sprache‹. Die *Verzückung* ist ein zeitloser, geschlechtsloser ›Kopf‹, ohne jede Beziehung zu einer bestimmten Erzählung. Riberas Gestalt hingegen ist der besondere Fall dieses synoptischen Bildes: sie hat ein Alter, ein Geschlecht und eine Geschichte.

Überdies hat sie, und weiterhin im Vergleich zu dem, was die *Verzückung* Le Bruns nicht hat: einen Körper, Arme und Hände. Deren Sprache ergänzt die des Gesichts. Die linke Hand wendet sich – wie der Blick – durch ihre Aufwärtsbewegung an die unsichtbare Gottheit, während die rechte auf den unteren, ebenfalls unsichtbaren Pol dieses Dialogs weist: auf die sündige Seele der Person. Diese Geste war bereits als Bestandteil der Körpersprache der Reue bekannt:

> Sooft man in eine Sünde oder einen Fehler fällt, lege man die Hand an die Brust, was auch in Gegenwart anderer geschehen kann ...[15]

Ich werde später auf den so offenkundigen Ausdruckswert dieser Geste zurückkommen. Fürs erste aber müssen wir versuchen, eine Frage zu beantworten, die sich geradezu aufdrängt. Stellt das Bild Riberas tatsächlich eine ›Verzückungs‹-Szene dar, wie man angesichts so vieler Ähnlichkeiten mit der Figur Le Bruns glauben könnte? Im eigentlichen Sinn des Wortes gewiß nicht. Petrus wendet sich nur an den Himmel, beginnt einen Dialog mit dem Unsichtbaren, ›spricht‹ mit der Gottheit. Er ist nicht wirklich ›in Ekstase‹, sondern kommuniziert mit dem Jenseits. Dieses Jenseits befindet sich sozusagen ›außerhalb des Rahmens‹. Es bleibt dem Betrachter verborgen, während Petrus es aller Wahrscheinlichkeit nach sieht.

Zwei Schlußfolgerungen ergeben sich also aus dem Vergleich des Riberaschen Bildes (gemalt um 1630) mit der ›Methode‹ Le Bruns (veröffentlicht 1667/8). Die erste betrifft die Vereinfachung des Verhaltens der menschlichen Figur in der Systematisierung Le Bruns: Die Figur ist darin aus jedem Kontext gerissen, ihre Botschaft ist schematisiert. Die zweite hat einen unmittelbaren Bezug auf die Erfahrung Riberas, eine ebenfalls reduzierte Erfahrung, da nur eine ›einführende Person‹, ja nur ein Teil ihres Körpers gezeigt wird: Die Szene aber, in der die Handlung spielt, wird nicht dargestellt und ebensowenig – was noch wichtiger ist – der Gegenstand, dem diese »Einführung« gilt: das Jenseits.

Riberas Methode verdient unsere ganze Aufmerksamkeit, sieht es doch so aus, als habe er Visionsszenarien ganz ohne Visionen gemalt, nur mittels einer Fokalisierung auf die Figur des Visionärs. Diese Methode knüpft zweifellos zum einen an Raffaels *Heiliger Katharina* (1508) an und zum anderen an die Wiederentdeckung der *mezze figure*-Malerei, auf die die abendländische Kunst in diesem Bildgenre seit Caravaggio zurückgriff. Hier ist nicht der Ort, diesen so komplexen und für den Begriff des narrativen Bildes im 17. Jahrhundert so wichtigen Prozeß zu behandeln, aber ich möchte doch auf den Platz hinweisen, den Ribera in dieser Entwicklung einnimmt. Die Vorliebe des spanischen Malers gilt eindeutig einem besonderen Typ von Geschichten mit Halbfiguren: Geschichten mit einer einzigen Person, in einer Situation, in der diese Person mit einer höheren Realität, welche die Grenzen der Darstellung überschreitet, visuell und/oder gestisch kommuniziert. Ribera vermeidet so ein ganzes Bündel von Problemen, die die Darstellung des Jenseits betreffen und die wir in früheren Kapiteln erörtert haben (›Luftszenen‹, Wolken, regelwidrige Perspektiven usw.). Dennoch ist das Jenseits rhetorisch in Gestalt einer gewaltigen Ellipse präsent. Trotz seiner Elision wird das Heilige vom Bild ›eingefangen‹ und dem Betrachter ausschließlich durch die Gesichter übermittelt, die bei Ribera als ›Seelenspiegel‹ fungieren.

Mitunter, wie zum Beispiel in dem Gemälde *Der heilige Andreas* (Abb. 66)[16], ist die Ellipse nicht das einzige rhetorische Mittel. Wie der heilige Petrus in dem soeben analysierten Bild hebt der heilige Andreas den Kopf, blickt in die Ferne und beginnt einen gestischen Dialog mit der Transzendenz. Diese – und das ist das Neue an diesem Werk – antwortet ihm. Im Gegensatz zu den anderen Halbfigurenbildern Riberas dringt hier das Jenseits in Gestalt eines großen Lichtstrahls in den Raum des Gemäldes ein. Es handelt sich wirklich um eine unmittelbare, wenngleich symbolische Manifestation des Heiligen.

Dies beweist unzweifelhaft die Wirkung, die dieser Strahl auf dem Gesicht von Andreas zeitigt; eine widersprüchliche, aber bedeutsame Wirkung: der Strahl wirft kein Licht auf das Gesicht, sondern im Gegenteil einen Schatten. Das erklärt sich daraus, daß dieser Strahl keineswegs das Tageslicht darstellt, sondern ein ›anderes Licht‹ symbolisiert. Die Ellipse macht dem Oxymoron Platz, denn das Licht dringt in dieses Gemälde in Gestalt eines ›dunklen Strahls‹ ein (der *rayo de tiniebla* der Mystiker).[17]

Ein anderes Werk Riberas gibt uns noch weiteren Aufschluß über die Darstellung der einführenden Person in elliptischen Bildern. Wegen einiger ikonographischer Details trägt das fragliche Gemälde für gewöhnlich den Titel *Maria von Ägypten* (Abb. 67). Man darf jedoch vielleicht ein kleines Gedankenspiel anstellen und annehmen, daß es eine der zahllosen ›Erleuchteten‹ darstellt, deren Lebensweise die damalige kirchliche Autorität so sehr beunruhigte (diese Hypothese ist natürlich recht abwegig, da eine derartige *beata* nie durch ein Bild von solchen Dimensionen geehrt worden wäre). Nimmt man aber *per impossibilem* an, daß sie doch eine *beata* war, wäre sie vom Maler in dem Moment festgehalten worden, wo sie ›Gesichter macht‹. Wenn man sich dagegen an die weitaus schlüssigere Ansicht hält, daß das Gemälde *Maria von Ägypten* darstellt, gibt man ihm implizit den Charakter einer rhetorisch kodifizierten Darstellung. Den Kode hat der Maler bei diesem Bild, das unbestreitbar eine große Wirkung auf den Betrachter ausübt, allerdings gut verborgen.

Man sieht eine in Lumpen gekleidete Frau an einem Tisch sitzend, auf dem sich ein Schädel und ein Stück Brot befinden. Die Frau hat ihre gefalteten Hände auf den Tisch gelegt, während sie gleichzeitig den Kopf hebt und die Augen nach oben richtet. Es gibt keinen ›dunklen Strahl‹, aber die heraustretenden Augen Marias deuten an, daß sie forschend in die Ferne blickt.

Sieht sie etwas, sieht sie nichts? Die Frage bleibt unbeantwortet. Betrachtet man die kodifizierten Vorbilder dieser Figur, stößt man auf einige Schwierigkeiten. Sie steht nicht direkt in der Linie, in die sich die *Anima beata* Berninis (Abb. 73) einreiht und in die sich etwas später *Die Verzückung* Le Bruns (Abb. 74) einreihen wird. Man merkt jedoch, daß Ribera hier an sein Wissen über das Sujet der verdrehten Augen anknüpft, denn Maria ist gleichsam eine Interpretation jenes Modells, das sich in seinem Stich mit den Augenstudien in der obersten Reihe ganz rechts befindet (Abb. 71).

Auch eine gewisse Übereinstimmung mit dem ›gerechten Menschen‹ Carduchos – aus dem später bei Palomino der ›fromme Mensch‹ wird[18] – fällt auf: die »Augen sind groß, würdig und erhaben, funkelnd und feucht«, die »Nase ist groß«, der »Mund eher groß als klein«. All das sagt in Wahrheit aber nicht viel, denn

75. Charles Le Brun, *Die Verehrung*, Illustration aus *Méthode pour apprendre à dessiner les passions* (Ausgabe Amsterdam 1702).

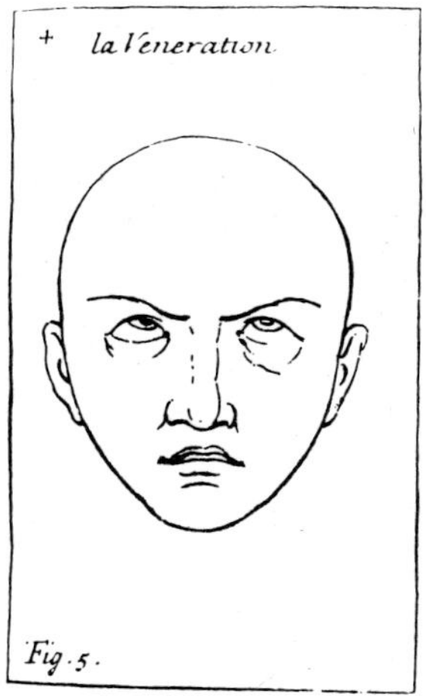

all diese Züge können auch einfach die gemalte Person charakterisieren, ohne uns etwas über den Inhalt der dargestellten Geschichte mitzuteilen, oder genauer gesagt, über die darin wirksame ›Passion der Seele‹. Diese ›Passion‹ mag viel mit der ›Verzückung‹ gemein haben, ist aber nicht mit ihr identisch.

Wir sehen also, wie Ribera, um die Begegnung mit dem Heiligen darzustellen, nach einer Ausdrucksweise sucht, die dramatischer ist als die bloße ›Verzückung‹. Diese Ausdrucksweise ist hier noch im Keimzustand, doch in der zweiten Hälfte des Jahrhunderts wird sie kodifiziert in der ›Passion‹ der ›Verehrung‹ (Abb. 75):

> Die Augenbrauen sind heruntergezogen [...] und auch das Gesicht ist geneigt, aber die Pupillen unter den Brauen sind emporgerichtet, der Mund ist halb geöffnet, und die eingekniffenen Mundwinkel weisen ein wenig nach unten [...]. Dieses Herunterziehen der Brauen und des Munds zeigt die Unterwerfung und die Achtung, die die Seele für einen Gegenstand hat, von dem sie meint, daß er über ihr steht; die nach oben gerichteten Pupillen scheinen die Emporhebung zu dem betrachteten Gegenstand auszudrücken, den die Seele für verehrungswürdig hält.[19]

Dennoch darf man die Werke Riberas keinesfalls als didaktische Bilder ansehen, deren Ziel die kodifizierte Darstellung verschiedener ekstatischer Haltungen wäre. Verglichen mit den maskenhaften Zeichnungen Le Bruns sind Riberas Gemälde kleine Erzählungen. Der Körper, auch wenn er nur zum Teil dargestellt ist, ist gänzlich einbezogen und sorgt – neben dem Diskurs des Gesichts – für einen zweiten Diskurs, der ein neues Darstellungsmittel ins Spiel bringt: die Geste.

2. Posen

In einem 1563 in Lissabon veröffentlichten Buch schildert Francisco de Mosón den sehr bemerkenswerten Fall einer Frau, die imstande war, allein durch die Körpersprache die acht Stationen des Leidenswegs Christi wiederzugeben:

> Ohne ein Wort zu sagen und ohne die Lippen zu bewegen, machte sie verschiedene Bewegungen und Gebärden, die ein Zeichen waren, das auf die verschiedenen Gedanken und Affekte in ihrem Geist hinwies, die Ursache jener Körperbewegungen waren. Manchmal weinte sie oder zeigte sich fröhlich, manchmal seufzte sie oder erhob die Augen zum Himmel, manchmal zeigte sie Furcht oder beruhigte sich mit sichtbarer Anstrengung.[20]

Sie erzählt nicht ›die Passion‹, sondern exteriorisiert ›ihre‹ Passion, ihr ›Leiden‹ vor den Bildern. Das Beispiel ist interessant, denn es gibt Aufschluß über die Rolle des Körpers in der mystischen Kommunikation. Er bekommt plötzlich eine Bedeutung, die ihm die christliche Kultur gewöhnlich verweigert hat, indem sie ihn programmatisch unterdrückte oder ignorierte. Doch man darf sich nicht täuschen: Der Körper wird nur insofern interessant und funktionell, als er das Exteriorisierungsinstrument der Seele ist[21], und nur unter der Bedingung, daß diese Exteriorisierung als ein Leiden auftritt[22].

Francisco de Osuna, in seiner Phänomenologie des mystischen Körpers, aber auch diverse Kunsttheoretiker scheinen sich in diesem Punkt einig zu sein. Carducho etwa schreibt:

> Die Andacht: Man übt sie auf Knien, mit gefalteten Händen oder mit Händen, die zum Himmel gerichtet sind oder auf der Brust liegen, mit erhobenem Kopf, emporgerichteten Augen, die in Tränen schwimmen oder fröhlich blicken, oder aber mit gesenktem Kopf und geschlossenen Augen [...] stets ist der Hals gekrümmt, oder man verschränkt die Finger, mitunter wirft man sich auf den Boden nieder oder beugt sich doch so tief, daß das Gesicht fast die Erde berührt, preßt die Schultern zusammen oder begeht andere Handlungen [*acciones*], je nach der Gemütsbewegung des Andächtigen, der bitten oder geloben kann, traurig, fröhlich oder überwältigt sein kann, denn in der Andacht ist für all das Raum.[23]

Gleichwohl unterscheidet sich dieser Text, wenigstens auf den ersten Blick, von demjenigen Osunas. Osuna stellt wie Mosón die Auswirkungen der Ekstase auf den Körper dar (die physische ›Passion‹), Carducho dagegen handelt von der Aktivität des Körpers in der Andachtsübung (von der physischen ›Aktion‹). Bei Mosón leidet der Körper, bei Carducho handelt er.

Liest man die Stelle aus seinen *Dialogen* indes genau, stellt sich die Frage, ob die dargestellten Handlungen nicht doch ein ›Leiden‹ des Körpers implizieren (der gekrümmte Hals, die verschränkten Finger, die zusammengepreßten Schultern usw.). In den letzten Worten des Zitats scheint der Autor auf einen Bereich hinzudeuten, in dem sich ›Handeln‹ und ›Leiden‹ berühren: dort nämlich, wo das Geloben/Bitten mit dem Traurig-/Fröhlich-/Überwältigtsein einhergeht.

Erneut erweist sich Carducho unter den spanischen Künstlerpersönlichkeiten als derjenige, der mit dem größten Nachdruck versucht hat, eine Theorie des Visionsgemäldes zu liefern. Ihm verdanken wir nicht nur den Schlüsseltext zur Darstellung der ›Ferne‹, sondern auch, mit den Passagen über den ›gerechten Menschen‹ und die ›Andacht‹, die klarsten und umfassendsten Ausführungen über jene Person, die uns in den Ekstasebericht einführt.

Am adäquatesten läßt sich die zuletzt zitierte Stelle interpretieren, wenn man Albertis Theorie des Geschichtsbilds *(historia)* und seinen Begriff der *»varietas«* berücksichtigt. Zwischen den Zeilen dieser Passage entdeckt man dann die Bemühung des Autors, zu zeigen, wie sich die für die klassische *»historia«* so wichtige »Mannigfaltigkeit« im Andachtsbild auswirkt.

Diese Bemühung läßt sich auch in seinem figurativen Œuvre beobachten. In erster Linie sind es seine Zeichnungen, die von seinem ständigen Interesse für die ›Körperhaltungen‹ des andächtigen Menschen zeugen (Abb. 76, 77). Zuweilen hat man sogar den Eindruck, daß diese Skizzen mit dem Text der *Dialoge* zusammenhängen, nicht jedoch, als wären es Stiche für ein Handbuch, sondern in dem Sinne, daß sie die im Text genannten Posen durch ihre Einbindung in eine Erzählung aktiv weiterentwickeln.

So entdeckt man etwa spezifische Beispiele für das Knien oder Sichniederwerfen, für gefaltete oder emporgehobene Hände, man bemerkt auch den durch die Visionsanstrengung seltsam ›gekrümmten‹ Hals und erkennt schließlich (und vor allem) die Leistung Carduchos: er macht einen Körper eloquent, der von Kopf bis Fuß in ein Kleidungsstück gehüllt ist, das ihn im Prinzip zum Schweigen verurteilen sollte.

Das Bild, welches das diesbezügliche Wissen Carduchos am besten zusammenfaßt, ist *Die Vision der Jünger des heiligen Bru-*

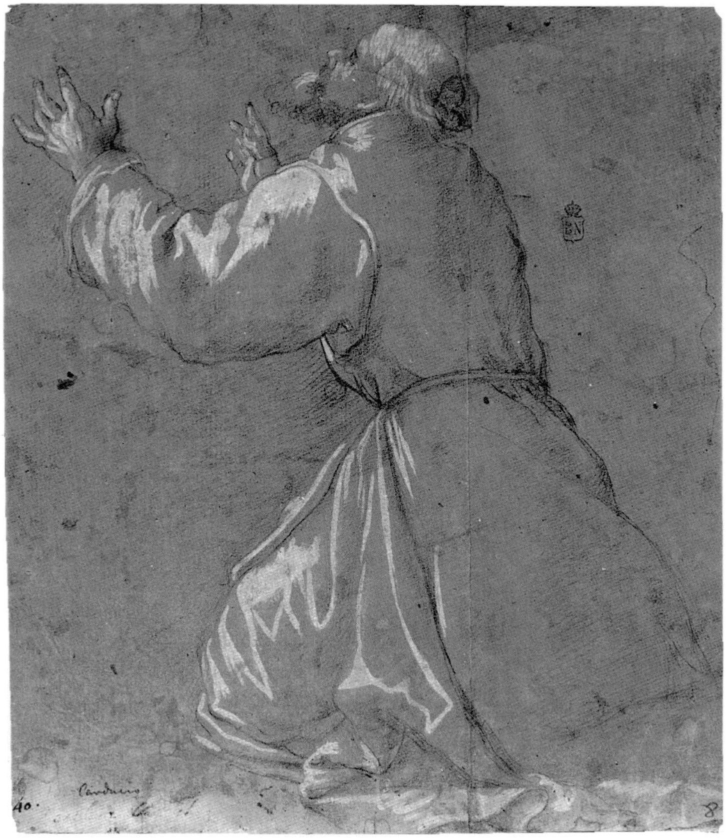

76. Vicente Carducho, *Studie,* ca. 1626-1632, Zeichnung auf Papier, 26,5 x 22,9 cm, Madrid, Biblioteca Nacional.

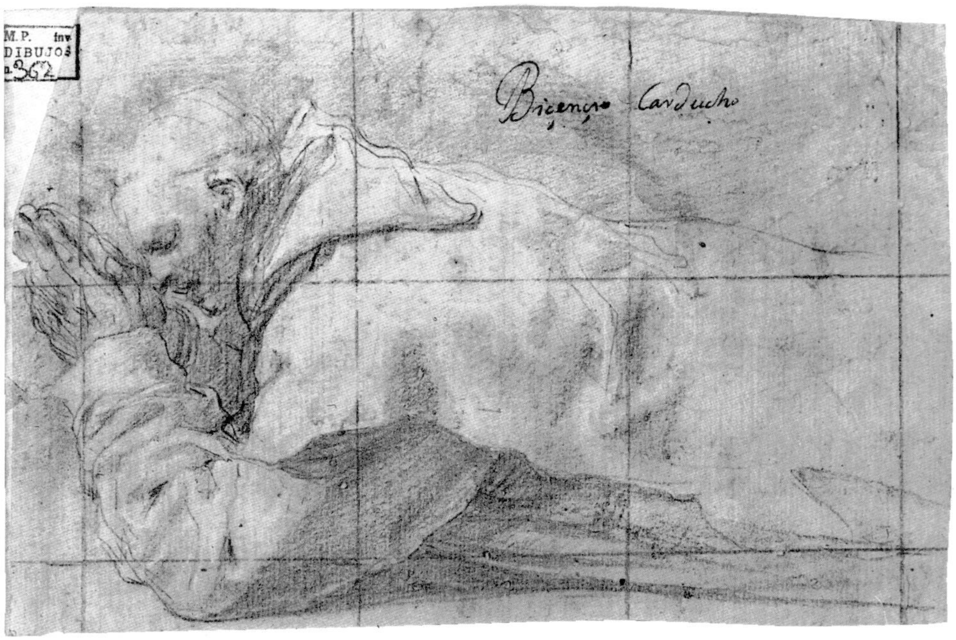

77. Vicente Carducho, *Studie,* ca. 1626-1632, Madrid, Museo del Prado.

no, das für die Kartause von El Paular gemalt wurde (um 1630, Abb. 36). Ich habe schon darauf hingewiesen, wie vorbildlich Carducho die perspektivischen Probleme der ›Ferne‹ gelöst hat. Dasselbe kann man auch über das breitgefächerte Ensemble der Körperhaltungen sagen, die uns im unteren Register der Komposition präsentiert werden. Es handelt sich in der Tat um eine herrliche Veranschaulichung des Begriffs der *varietas* und um eine beispiellose Inszenierung eines Wissens über die ekstatischen Posen:

> In jedem Bilde [*historia*] aber erfreut die Mannigfaltigkeit und ganz besonders setzte sich stets jenes Bild in Gunst, welches in den Stellungen der Figuren große Verschiedenheit zeigt: deshalb mögen also einige aufrecht stehen und das volle Gesicht zeigen, mit emporgehobenen Händen und lebhaftem Fingerspiele, gestützt auf einen Fuß. Andere mögen dastehen mit abgewandtem Gesicht, herabhängenden Armen und geschlossenen Füßen. Und so möge jeder seine besondere Haltung und Gliederwendung zeigen: Einige mögen sitzen, andere sich auf das Knie niedergelassen haben, wieder andere liegen.[24]

Eine Frage jedoch drängt sich auf: Erklärt sich die ›Mannigfaltigkeit‹ bei Carducho allein aus der Achtung vor der Albertischen Poetik des ›Geschichtsbilds‹? Wenn ja, wie läßt sie sich im Blick auf ein anderes Kriterium des klassischen Werks rechtfertigen, nämlich auf das der ›Wahrscheinlichkeit‹ *(verisimile)?* Und in unserem Fall: Wie soll dieses Kriterium in der narrativen Logik einer Visionserzählung Anwendung finden, wo dieselbe Vision (die der Jungfrau Maria und des fliegenden Petrus) so unterschiedliche Reaktionen bewirkt? Um darauf zu antworten, muß man das instabile Verhältnis zwischen einer passiven und einer aktiven Gestik innerhalb der Andachtspraxis berücksichtigen. Das Problem ist alt und geht auf Augustinus zurück:

> Ich weiß nicht, wie es zugeht, daß die äußerlich sichtbaren Bewegungen des Körpers, die doch nur möglich sind, wenn eine Gemütsbewegung ihnen vorhergeht, umgekehrt diese innere und unsichtbare Bewegung steigern können. So müssen die Seelenregungen den äußeren Bewegungen vorangehen und werden doch stärker, wenn letztere vollzogen werden.[25]

Dieser Passus wirft das Problem einer Korrespondenz zwischen Innen und Außen, zwischen Seele und Körper, im speziellen Fall der Andachtsübung auf, und zwar auf eine Weise, die der Albertischen Theorie der *historia* zweifellos unzugänglich war.

Für Alberti wie für die gesamte Tradition der abendländischen figurativen Erzählung war die äußere Bewegung ausschließlich die Wirkung einer inneren: Die »Gemütsbewegungen erkennt man aus den Körperbewegungen«.[26] Doch in Gebet und Andachtsübung gibt es ein ganzes Gebiet, auf dem der Körper auch als Instrument betrachtet wird, das auf das Innere einwirken kann.

In diesem Kontext wird das Problem der Funktionalität der Geste äußerst komplex. Die wichtigste Frage ist folgende: Wird diese oder jene Gebärde vollzogen, weil die ›Passion der Seele‹ unter dem unerbittlichen Diktat der Theophanie den Körper dazu *zwingt,* zu knien, sich niederzuwerfen oder die Hände zu falten – oder kniet man, hebt man die Hände, krümmt man den Hals und weint, um der Theophanie zu *helfen,* sich einzustellen?

Dieser Punkt berührt entscheidende Aspekte der Phänomenologie des Heiligen, auf die ich gleich zurückkommen werde. Fürs erste möchte ich zwei davon herausheben, die sich in gewissem Sinn widersprechen. Der erste Aspekt betrifft die Notwendigkeit dieser Distinktionen, sofern ›Klarheit‹ eine der wichtigsten Forderungen war, die das Bilddenken der Gegenreformation an die Gebärdensprache stellte. Der zweite hat mit der Tatsache zu tun, daß der Unterscheidungsvorgang keine allzu scharfen Trennungen erlaubt. Augustinus hatte bereits darauf hingewiesen, als er sein diesbezügliches Unvermögen gestand (»ich weiß nicht, wie es zugeht«).

Es gibt jedoch einen Fall, in dem sich leicht, wenn auch nicht unbedingt mit letzter Gewißheit, feststellen läßt, daß es sich bei dem, was die dargestellten Gesten denotieren, um eine ›Wirkung‹ der Theophanie handelt. Es ist der Fall, wo der ›Überraschung‹, der ›Verblüffung‹ oder der ›Verwunderung‹ Ausdruck verliehen wird. Man denke etwa an die in dieser Hinsicht paradigmatische *Auferstehung* El Grecos (Abb. 15), bei der die Theophanie die Zeugen überwältigt, sie durch ihre furchtbare Gewalt buchstäblich zu Boden wirft.

Anhand eines anderen Beispiels kann man verfolgen, wie sich der vom Körper geführte Diskurs des Stupors oder Erstaunens im 17. Jahrhundert weiterentwickelt hat. *Der heilige Franziskus und der musizierende Engel* (Abb. 68, 78), von Francisco Ribalta um 1620 gemalt, bezieht sich auf eine Episode, die sich 1225 in Rieti ereignet haben soll, als der Heilige krank daniederlag:

> Als einmal viele Krankheiten zugleich seinen Körper quälten, hätte er gern irgendeine liebliche Musik gehört, um seinen Geist froh zu stimmen. Aus Schicklichkeitsgründen wollte er aber dazu keinen Menschen in Anspruch nehmen. Darum kamen Engel, um seinen Wunsch zu erfüllen. Als er nämlich eines

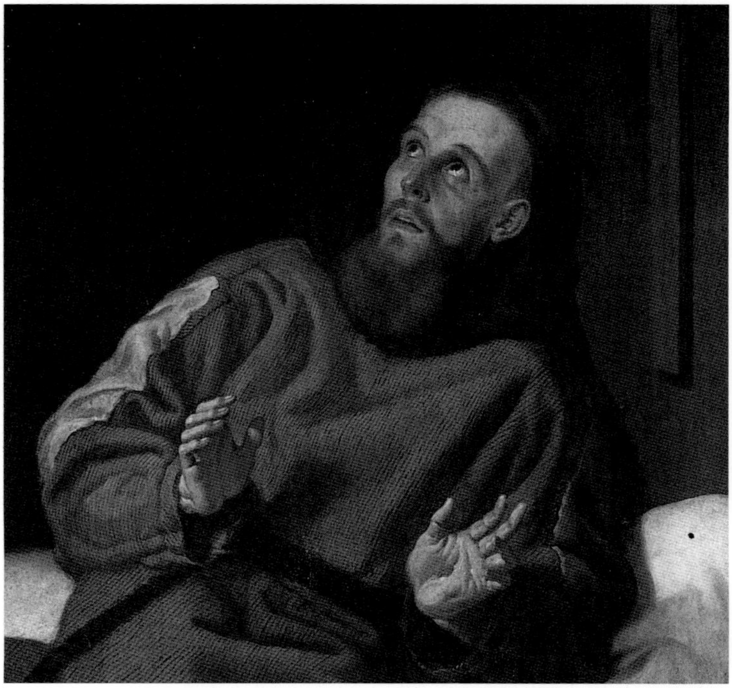

78. Francisco Ribalta, *Die Vision des heiligen Franziskus,* Ausschnitt aus Abb. 68.

> Nachts wach da lag und über seinen Herrn nachdachte, erklang plötzlich ein Zitherspiel von wunderbarer Harmonie und lieblicher Melodie. Er sah zwar niemand, aber das Hin- und Herfluten des Liedes verriet die Bewegungen des Zitherspielers. Während sein Geist bei Gott weilte, erfüllte ihn die liebliche Melodie mit solcher Wonne, daß er sich in die andere Welt versetzt fühlte.[27]

Interessant ist, daß sich alle schriftlichen Quellen, die dieses Bild inspiriert haben, über den rein akustischen Charakter des Wunders von Rieti einig sind *(»er sah zwar niemand, aber ...«).* Ribalta dagegen stellt eher eine ›Vision‹ als eine ›Audition‹ dar. Gezeigt wird die ›natürliche‹ Reaktion des Franziskus in dem Moment, in dem der Engel erscheint. Unter dem Gesichtspunkt der narrativen Struktur spricht das Bild eine deutliche Sprache. Die Plötzlichkeit der Szene schließt, wie man sieht, die Spuren eines zeitlichen Ablaufs nicht aus. Wie David Kowal richtig bemerkt hat, wird Franziskus von der Vision angezogen, will sich erheben, bleibt aber in einem fast kataleptischen ›Zwischenzustand‹ wie festgenagelt an seinem Platz.[28]

Ribalta vollbringt hier eine Glanzleistung, wie sie im übrigen jede Rhetorik der ›Handlung‹ verlangt: Die Geste wird bei ihm gleichzeitig zu einem Höhepunkt des ›Natürlichen‹ und zu einem Höhepunkt der ›Kunst‹.[29]

Die ›Natürlichkeit‹ der Geste ist an der ›Pose‹ und dem ›Gesicht‹ des Franziskus ablesbar, die beide der narrativen Logik entsprechen. Der Maler entfernt sich hier von dem Text, den er illustrieren sollte, denn die Haltung von Franziskus ist nicht einfach die des verzückten Menschen (»während sein Geist bei Gott weilte, ...«), sondern eher die des erstaunten Menschen. Der ›gemachte‹, um nicht zu sagen ›künstliche‹ Charakter derselben Geste wird einem deutlich, wenn man noch einmal einen Blick auf ihre Geschichte wirft. Tatsächlich braucht man sich nur einige Visionsgemälde anzusehen, und man merkt sofort, daß die von Ribalta inszenierte Gestik über eine ziemlich reiche Geschichte verfügt ...

Mit anderen Worten: Sein Franziskus gerät nicht nur in Erstaunen, weil seine ›Seele‹ es ihm diktiert, sondern er folgt zugleich den Vorgaben einer ganzen Tradition, die den abendländischen Menschen gelehrt hat, was Erstaunen heißt und – vor allem – wie man es den anderen mitteilt. Verallgemeinernd kann man sagen, daß die Rolle des ›Erstaunten‹ in allen *coup de théatre*-Handlungen vorkommt, deren Sonderfall die Visionen bilden. Und diese Rolle besteht jeweils darin, auf indirektem Weg zur Handlung beizutragen.

So gesehen gehören Maria in der *Himmelfahrt Christi* von Juan de Flandes (Abb. 8) oder Teresa in der *Vision des auferstandenen Christus* von Alonso Cano (Abb. 11) zur selben ›Kunst‹, zur selben Rhetorik des Erstaunens. Und auch auf Bildern kollektiver Visionen kommt so gut wie immer ›eine in Erstaunen geratene Person‹ vor. Sie kann die Hauptrolle der Geschichte spielen, wie etwa Maria in dem bereits erwähnten Bild von Juan de Flandes (Abb. 8) oder Papst Viktor III. bei Carducho (Abb. 37), sie kann sich aber auch in der anonymen Masse verlieren, wie bei Berruguete (Abb. 20) oder wie auf einem anderen Bild von Carducho (Abb. 36).

Die genaue Bestimmung der gestischen Botschaft erweist sich in manchen Fällen als schwierig. Hier seien Bilder genannt wie *Der heilige Antonius* von Carducho (Abb. 52) oder *Der heilige Bernhard* von Alonso Cano (Abb. 63), bei denen man nicht recht weiß, ob man es mit einem ›Stupor‹ zu tun hat, also mit einer ›Wirkung‹ der Theophanie, oder mit einer ›aktiven‹ Pose, das heißt mit Gebärden, die das Heilige ›einfangen‹ oder herbeiführen sollen.

Gegenüber diesen letztgenannten Beispielen zeichnet sich die Rhetorik der Geste und des Gesichts bei Ribalta (Abb. 78) durch eine bemerkenswerte Klarheit aus. Dies ist auch der Grund, wes-

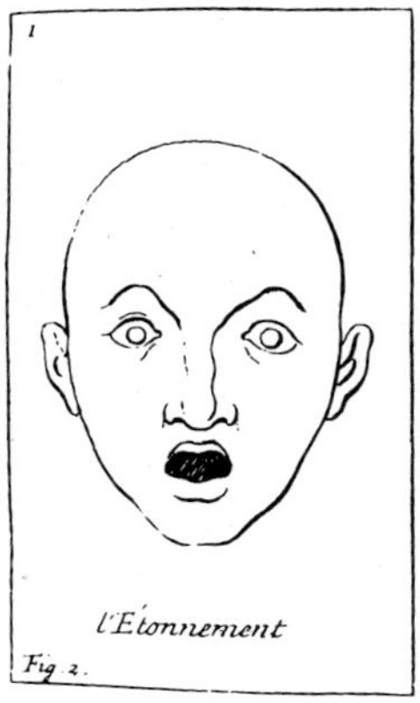

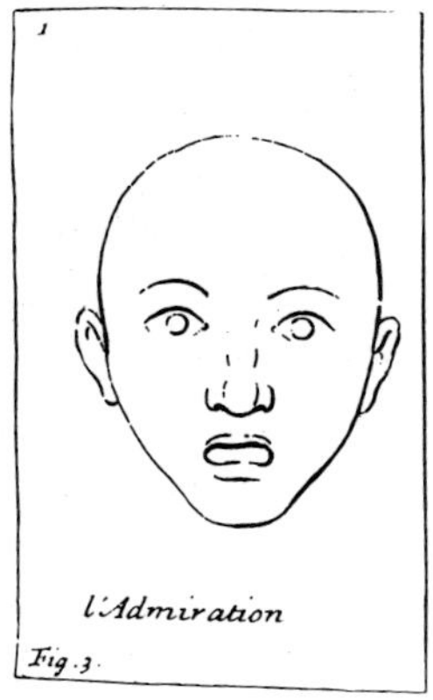

79., 80. Charles Le Brun, *Das Erstaunen* und *Die Bewunderung*, Illustrationen aus *Méthode pour apprendre à dessiner les passions* (Ausgabe Amsterdam 1702).

halb die Kodifizierungen der gestischen und physiognomischen Sprache, die in der zweiten Hälfte des 17. Jahrhunderts vorgenommen werden, der Lösung Ribaltas keineswegs widersprechen, sondern ihre Bedeutung dadurch bestätigen, daß sie ihr – natürlich indirekt – die Möglichkeit eröffnen, *a posteriori* in eine allgemeine Grammatik der »Passionen« aufgenommen zu werden. Lesen wir noch einmal Le Brun:

> DIE BEWUNDERUNG ist ein Überraschtsein, das bewirkt, daß die Seele aufmerksam die Gegenstände betrachtet, die ihr selten und außergewöhnlich vorkommen, und dieses Überraschtsein hat soviel Macht, daß die Lebensgeister zuweilen alle an den Ort gezogen werden, wo der Gegenstand auf die Sinne trifft, ja die Seele kann so sehr mit der Betrachtung dieses Eindrucks beschäftigt sein, daß keine Lebensgeister mehr für die Muskeln übrigbleiben; dieses Übermaß an Bewunderung ruft das Erstaunen hervor, und das Erstaunen kann sich einstellen, ehe wir wissen, ob dieser Gegenstand uns zuträglich ist oder nicht. [...] Die Bewunderung ist die erste und gemäßigtste aller Passionen, die, die unser Herz am wenigsten beunruhigt. Auch das Gesicht verändert sich kaum, und wenn doch, so werden nur die Augenbrauen hochgezogen, das aber auf beiden Seiten gleichmäßig, so daß das Auge etwas offener ist als sonst, desgleichen die Pupille zwischen den Wimpern, die bewegungslos auf den Gegenstand starrt, der die Bewunderung hervorruft. Auch der Mund ist halb geöffnet, doch man sieht ihm keine Veränderung an, sowenig wie allen übrigen Teilen des Gesichts. Diese Passion bewirkt nur einen Stillstand der Bewegung, um der Seele Zeit zu geben, über das, was zu tun ist, nachzudenken, und um aufmerksam den Gegenstand zu betrachten, der sich ihr darbietet.[30]

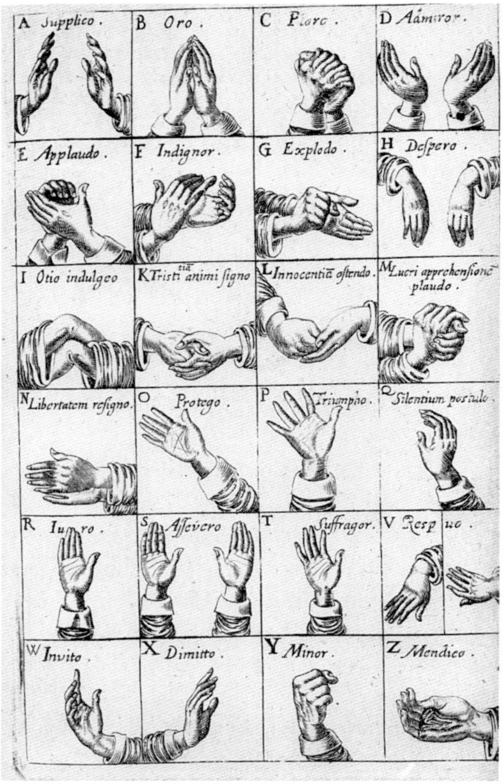

81. *Chirogrammatische Tafel,* Stich aus John Bulwers *Chirologia, or the Natural Language of the Hand,* London 1644.

Ohne jeden Zweifel spiegelt sich in Ribaltas Bild ein physiognomisches Wissen, das einige Jahrzehnte später von Le Brun kodifiziert wurde, und dasselbe gilt für die Gebärdensprache.

In dem wichtigsten Handbuch zu diesem Thema, in John Bulwers *Chirologie oder Die natürliche Sprache der Hand* (1644), finden wir die Geste der ›Bewunderung‹ an der vierten Stelle einer ›chirogrammatischen‹ Tafel wieder, die der Autor selbst entworfen hat. Der Text zu der Tafel ist nicht so detailliert wie der von Le Brun und auch nicht frei von Zweideutigkeiten. Völlig verständlich wird er nur, wenn man zugleich die graphische Darstellung betrachtet (Abb. 81):

> Vierte Geste: ADMIROR (Ich bewundere)
> Die Hände gen Himmel heben ist ein Ausdruck von Bewunderung, Verblüffung und Erstaunen [...]. Zum ersten Mal dürfte diese Bewegung der Hand sicherlich anläßlich eines neuen, unerwarteten Ereignisses aufgetreten sein, für das die Menschen Gott dankten, der ihnen seine Güte so unmittelbar bewiesen hatte.[31]

Le Brun, der ein Handbuch für Maler schrieb, und Bulwer, der sich vor allem an Redner wandte, haben die Kodifizierung der Sprache des Gesichts und der Hand beide sehr weit vorangetrieben. Doch was bedeutet diese Reduktion der Körpersprache, die von zwei Disziplinen (von der ›Physiognomie‹ und der ›Chirologie‹) bewirkt wurde, welche die Gesamtheit des Körpers beiseite ließen, um einzig und allein von seinen Extremitäten zu handeln? Die Frage wird wichtig, wenn man feststellt, daß es zur damaligen Zeit fast keinen Versuch gab, eine allgemeine Linguistik des menschlichen Körpers zu erarbeiten.

Zweifellos kommt einem hier die geraffte Darstellung Carduchos in den Sinn, dessen ganze Beschreibung des ›Körpers des Gerechten‹ ausschließlich den Kopf, ja im Grunde nur das Auge betraf. Carducho vergaß jedoch nicht, die Bewegungen dieses ›schauenden Körpers‹ zu erwähnen, und er kam auf das Problem zurück, als er detailliert die ›Andacht‹ beschrieb. Erst in der Andachtsübung bekommt ›der Gerechte‹ (Kopf/Auge) einen Körper. Als hätte ›der Gerechte‹ in der Kultur, zu der Carducho gehörte, *nur* in der Praxis der Andacht eines Körpers bedurft. Jedenfalls nennt Carducho in dem betreffenden Passus außer dem Kopf, dem Auge und der Hand auch die Knie, die Brust, den Hals und die Schultern.

Betrachten wir noch einmal den *Heiligen Franziskus* Ribaltas (Abb. 68, 78). Die Erscheinung des musizierenden Engels hat ihn getroffen wie ein Blitz. Durch seinen ganzen Körper, vom Kopf bis zu den Füßen, scheint ein Stromstoß zu gehen. Das Gesicht und die Hände reden, der Maler hat diese kodifizierte Sprache in einen freien und spontanen Diskurs des Körpers integriert. Die Botschaft des Bildes ist klar: Der Erscheinung ist es gelungen, dem ›gequälten Körper‹ des heiligen Mannes neue Lebenskraft zu geben.

3. Ekstasetechniken und Rhetorik des Körpers

In Ermangelung einer allgemeinen Grammatik des bewegten Körpers mußte die Malerei selbst die Vorgaben weiterentwickeln, die ihr die alte Rhetorik des narrativen Bildes machte (»das Hauptwerk des Malers ist das Geschichtsbild; Teile des Geschichtsbildes sind die Körper, Teile der Körper die Glieder, Teile der Glieder die Flächen«[32]). Andererseits mußte sie, was die religiöse Kunst betraf, die einzige Körpergrammatik wiederentdecken, die die abendländische Kultur geschaffen hatte, und sie ihren Zwecken anpassen – eine Grammatik indes, die sehr speziell war, da sie nicht den Körper im allgemeinen betraf, sondern nur das Verhalten des Körpers beim Gebet.

In den Kunsttraktaten der Gegenreformation sind einige Spuren dieses Erbes erkennbar. So zum Beispiel in dem Passus, den Carducho in seinen *Dialogen* der ›Andacht‹ gewidmet hat, und deutlicher noch in dem *Traktat über die Malerei* von Lomazzo (1584), der den Betrachtungen der *Dialoge* als Ausgangspunkt gedient hatte.[33] Lomazzos Text ist insofern erstaunlich, als darin offen der Wunsch zutage tritt, die pikturale Darstellung der Körpersprache der Andacht historisch zu fundieren:

> Bei unseren Propheten und Heiligen gab es eine Vielzahl von Gebetsweisen. So liest man, daß Abraham, als Gott ihm befahl, die Regel der Beschneidung einzuhalten, sich auf die Knie warf und mit dem Angesicht den Boden berührte, wie es auch Mose auf dem Berg Sinai zu tun pflegte. Hesekiel betete zu Gott mit dem Gesicht zur Wand; Elias legte seinen Kopf auf die Knie, und noch von anderen, ähnlichen Weisen zu beten lesen wir. Daneben gibt es weitere Haltungen der Andacht: das Gesicht zur Erde gewandt, wie es Christus im Garten Gethsemane tat, oder den Kopf nach einer Seite geneigt, wie es bei sehr heiligen Mönchen Brauch ist, oder das Gesicht zum Himmel gewandt, die Arme offen oder nach dem Vorbild des Gekreuzigten weit von sich gestreckt, wie die Könige es tun, oder sich auf die Brust schlagend, die Hände zum Himmel emporgehoben, mit nur einem Knie auf der Erde, die Finger der Hand am Kinn verschränkt und das Gesicht geneigt, mit geöffneten Armen und den Kopf gesenkt, niedergeworfen auf der Erde, mit dem Gesicht nach unten, und andere Weisen mehr, von denen wir Christen Gebrauch machen, um überall demütig und fromm zum Herrn zu beten.[34]

Die Absicht des Autors wird beim Lesen dieser Stelle recht deutlich. Er wollte einen Überblick über die Rolle des Körpers im Dialog mit der Gottheit geben, auch wenn die Andachtsgesten vom Kopf (oder dem Gesicht) und den Armen (oder Händen) ausgeführt werden. Carducho knüpft daran an, geht aber einen wichtigen Schritt über Lomazzo hinaus, denn er läßt den Körper in seiner ganzen Komplexität handeln.

Wundern wir uns also nicht darüber, daß die Kunsttheoretiker nach Carducho vor allem darum bemüht sind, der Darstellung des bewegten Körpers Regeln zu geben:

> Die Figuren dürfen in ihren Handlungen nicht zuviel Heftigkeit zeigen, damit sie sich in der Bewegung nicht verrenken und durch sie entstellt werden. Der Kopf muß das richtige Verhält-

> nis zum Körper wahren, und der Hals muß auf der Achse der Figur liegen. Die Arme und die Beine dürfen nicht dieselbe Bewegung ausführen. Die Kleider dürfen nicht den Umrissen des nackten Körpers folgen. Die Figur darf sich nicht derart vorbeugen, daß sich die Schultern über dem Nabel befinden. Bei knienden Figuren dürfen die Knie einander nicht berühren.[35]

Diese Ausführungen García Hidalgos enthalten eine kaum verhüllte Polemik gegen die exzessive Dynamik einer gewissen Malerei. Zwar wird die religiöse Malerei nicht ausdrücklich genannt, aber Elemente wie die Anspielung auf die kniende Position, auf das Herabneigen des Oberkörpers und auf die Notwendigkeit, die Formen des Körpers zu verbergen, bezeugen, daß sie der unmittelbare Adressat ist. Das mag einem paradox vorkommen, aber die geistlichen Kreise Spaniens verschlossen sich nicht völlig einer Aufwertung des Körpers, auch wenn dieser natürlich weiterhin einer strengen Kontrolle unterworfen blieb. So liest man in einem Lehrbuch für Novizen des Mönchs Martin de la Vera die folgenden Betrachtungen:

> Gott hat diesen Körper nicht geschaffen, um die Seele einzukerkern, wie einige gesagt haben, sondern eher um sie zu vervollkommnen und damit sie vieles tun kann, was ihr ohne den Körper nicht möglich wäre.[36]

In diesem Satz von de la Vera entdeckt man leicht das Augustinische Erbe wieder, von dem zu sprechen ich schon Gelegenheit hatte. Der von Augustinus postulierte Einfluß des Körpers auf die Seele muß streng im Rahmen der Theorie des Gebets begriffen werden: Man darf sich seines ganzen Körpers bedienen, (doch nur) um Gott anzubeten. Gleichwohl machte bereits Thomas von Aquin auf die Gefahren aufmerksam, die drohen, wenn man eine aktive Körperpraxis zuläßt: »Vom Menschen werden bestimmte sinnfällige Handlungen verrichtet, nicht um durch diese Gott anzuregen, sondern um die Menschen selbst durch dieselben anzuregen, wie das Sichniederwerfen, Hinknien, das Verrichten hörbarer Gebete und Gesänge.«[37] Nur als Stimulans wurden die Andachtsgebärden von Thomas akzeptiert, er warnte jedoch davor, sie zu Beschwörungszwecken zu mißbrauchen. Damit widersetzte er sich, wenn auch natürlich indirekt, einer Praxis, die von der Tradition längst abgesegnet worden war:

> Immerfort rezitierte sie Psalmen und betete,
> Bis sie mit ihrer frommen Andacht den Himmel durchstieß.

82.-88. *Die sieben Gebetsweisen,* Illustrationen für Petrus Cantor *De oratione et partibus eius,* 13. Jahrhundert, London, British Library, Ms. 19 767.

> Der gütige Gott, erfreut über so viele Gebete,
> Zeigte ihr im Himmel ebensoviele große Visionen.[38]

Diese Verse behaupten naiv, aber deutlich, daß die Vision durch die Andacht vorbereitet und erleichtert werden kann (bzw. muß).[39] Sie halten es für eine ausgemachte Tatsache, daß das Gebet die Seele nicht nur in Kontakt mit Gott bringen, sondern auch die Theophanie heraufbeschwören kann.

Die Verse nennen nicht ausdrücklich den Anteil, den der Körper an diesem Vorgang hat, doch man kann ihn ermessen, wenn man Andachtsbücher des Mittelalters heranzieht.[40] Für Petrus Cantor, den mutmaßlichen Autor eines *Liber de oratione et speci- bus illius* (spätes 12. Jahrhundert), von dem es mehrere Fassungen mit erläuternden Miniaturen gibt, ist der Beter ein *»artifex«*[41], das heißt ein Künstler, der ein Wissen von den Bewegungen haben muß, die das Handbuch systematisch in sieben Grundhaltungen einteilt (Abb. 82-88). Das körperliche Gebet wird als eine Übung angesehen, mit der das Göttliche ›eingefangen‹ werden soll *(captatio)*[42], und im Rahmen dieser Übung wird der *»artifex«* gewissermaßen größer als Gott selbst *(quasi maior deo)*[43].

Ein anderes Werk, das den Titel trägt *De modo orandi corporaliter sancti Dominici,* ist für uns von ganz besonderem Interesse. Es wurde Ende des 13. Jahrhunderts in Bologna verfaßt, doch schon im 14. Jahrhundert gab es eine Übersetzung ins Spanische[44] (Abb. 89-95), und man weiß, daß sie noch im 17. Jahrhundert in Umlauf war[45]. Der Autor beginnt mit Bemerkungen, die an Augustinus erinnern, denn was er lehren will, ist

> jene Gebetsweise, in der die Seele den Körper und seine Glieder besitzt beziehungsweise vom Körper besessen wird, damit die Seele gegebenenfalls die Ekstase der Beschauung erreicht, als hätte sie den Körper verlassen ...[46]

Festzuhalten ist, daß dieser Traktat eine esoterische, persönliche und geheime Gebetsmethode illustriert, die der heilige Dominikus nie in der Öffentlichkeit anwandte. Wenn der Novize, der eingeweiht werden wollte, den Text aufmerksam las und zur weiteren Verdeutlichung die Miniaturen betrachtete, sollte er sich eine Körpertechnik der Ekstase aneignen können.

Man hat nicht genug den Umstand beachtet, daß das Handbuch keine isolierten ›Gebetsweisen‹ illustriert, und war gewöhnlich der Ansicht, daß der Novize ihre Reihenfolge nach Belieben variieren konnte. In Wirklichkeit scheint es sich jedoch um eine Abfolge von Positionen zu handeln, die geschickt und dynamisch auf den Endzweck ausgerichtet sind. Es gibt einen einzigen Weg

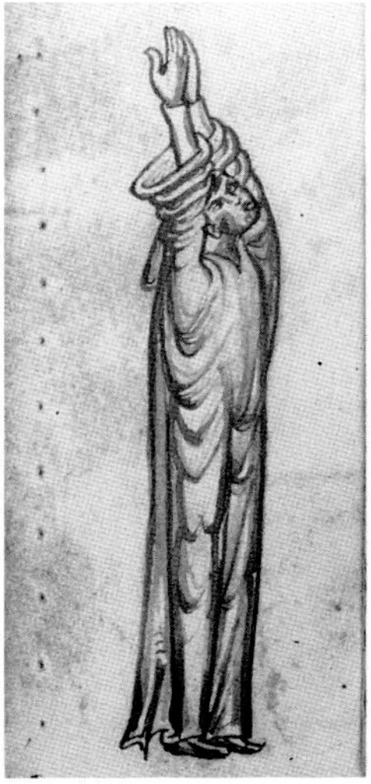

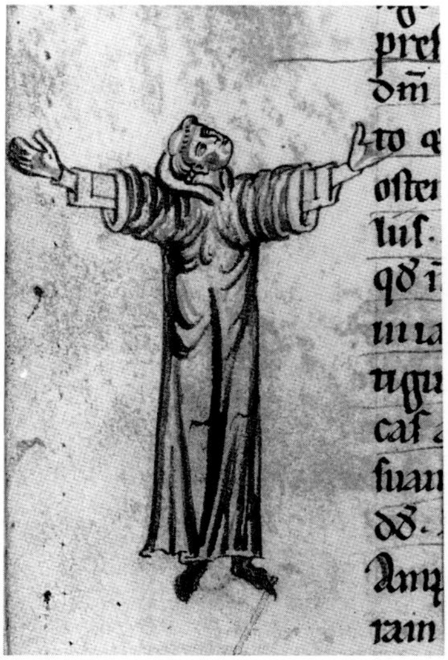

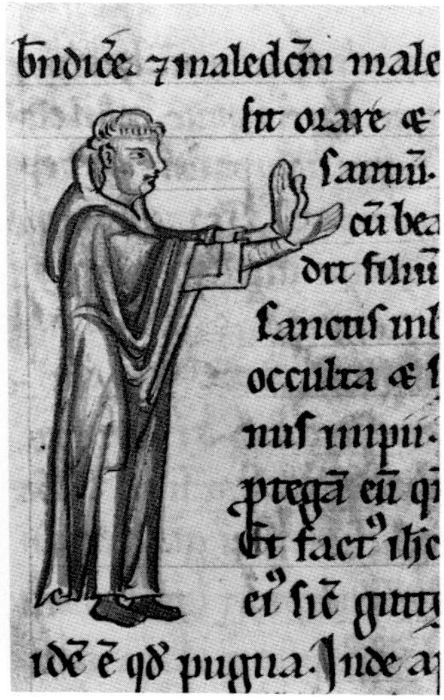

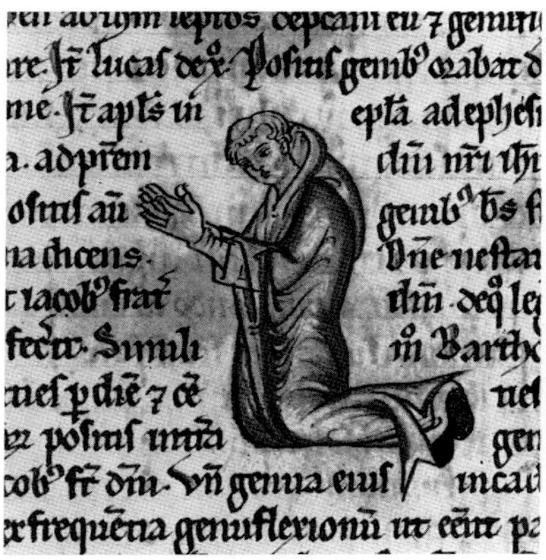

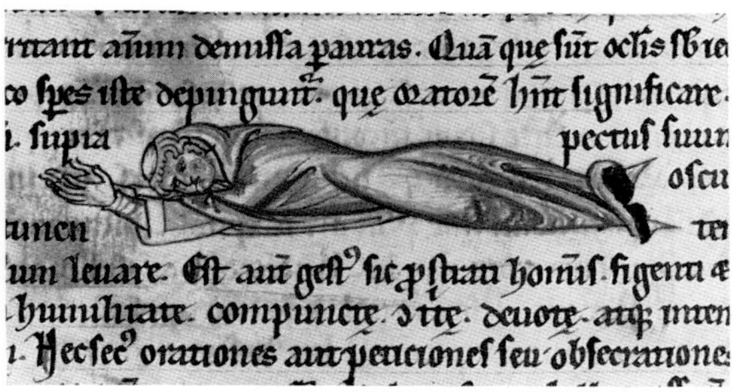

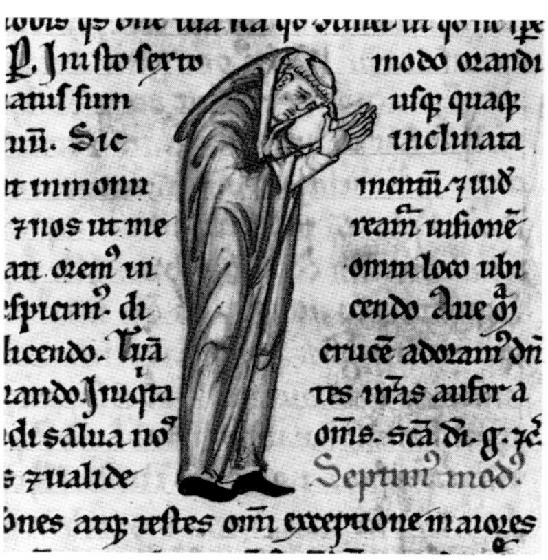

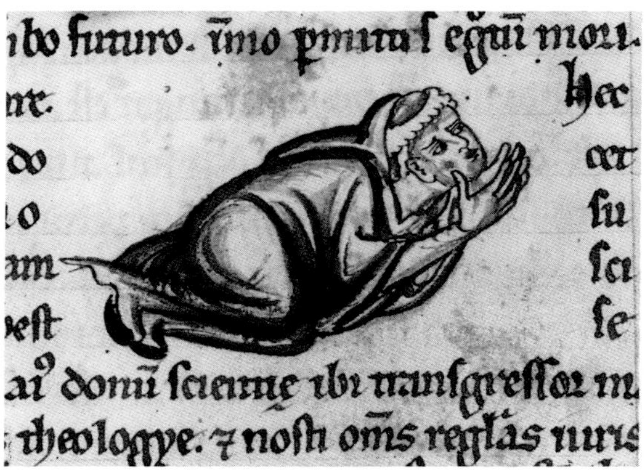

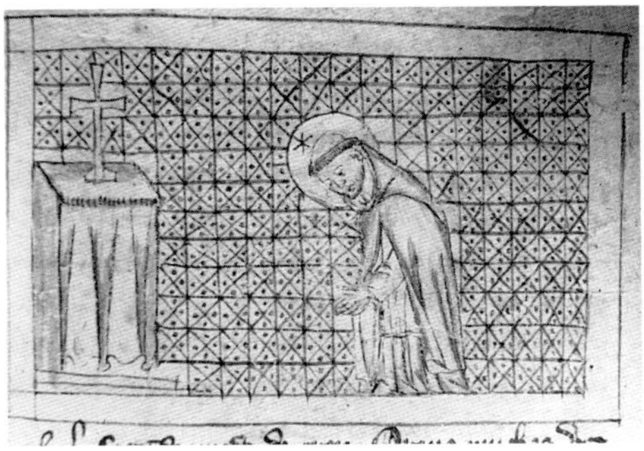

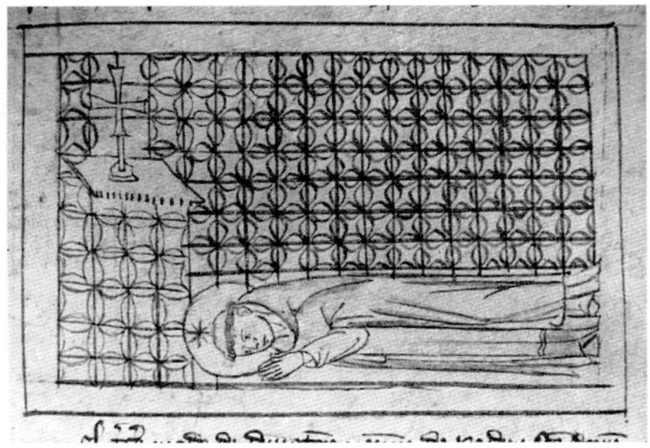

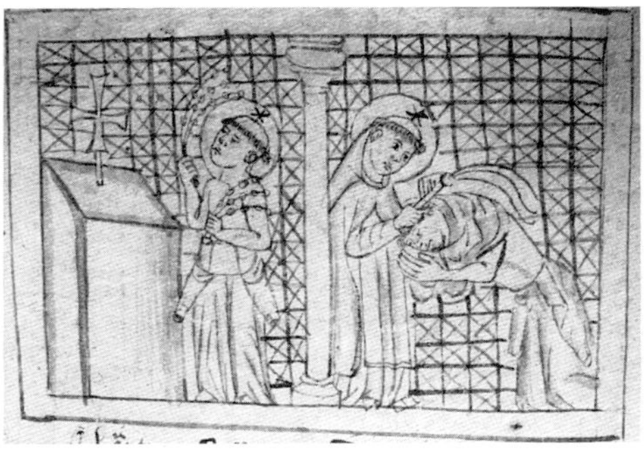

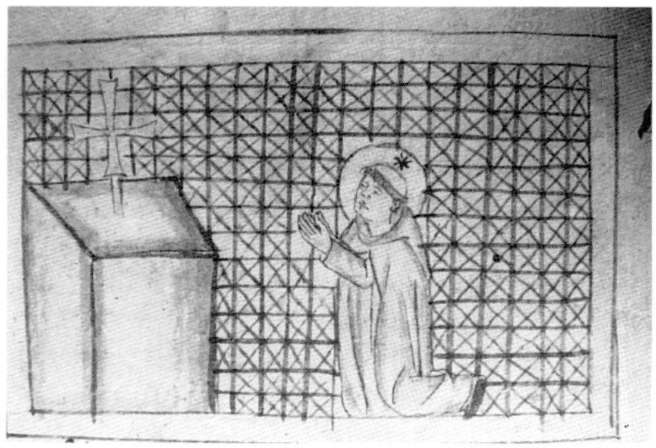

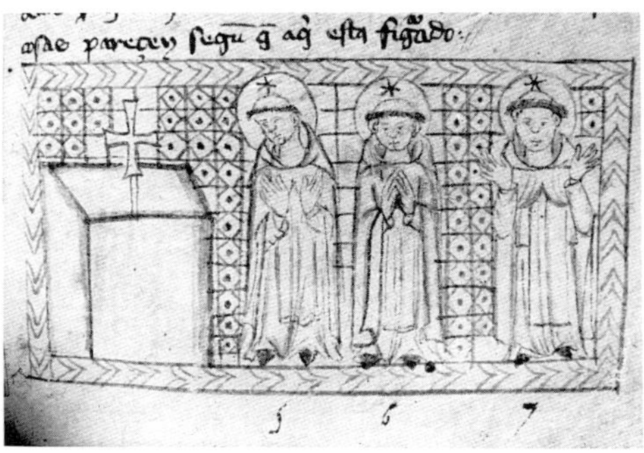
5 6 7

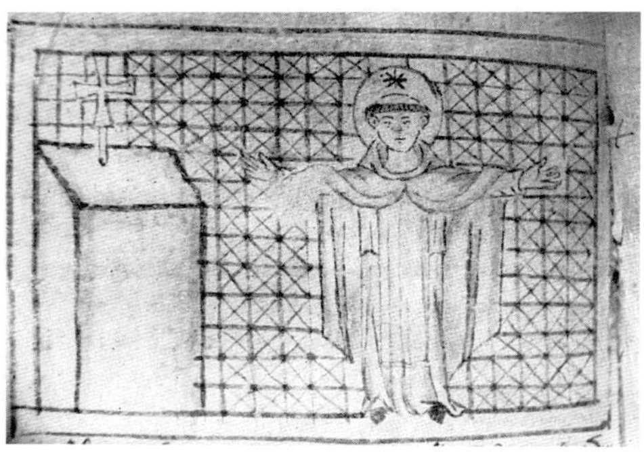

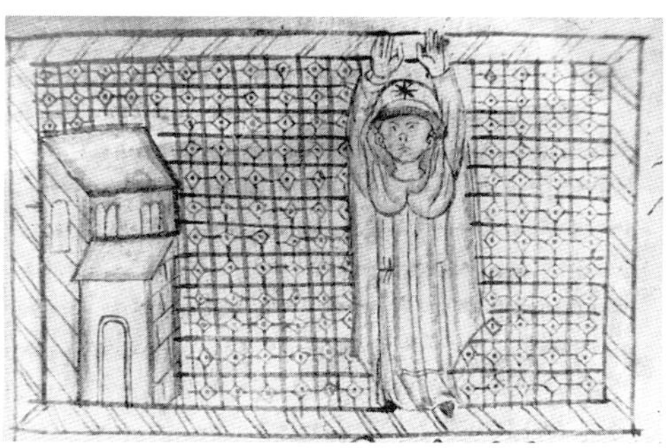

89.-95. *Die ersten sieben Gebetsweisen des heiligen Dominikus,* Illustrationen für *Los nueve modos de orar,* 14. Jahrhundert, Madrid, Monasterio de Santo Domingo el Real.

des körperlichen Handelns, aber mehrere Stationen: Erniedrigung durch Vorneigen des Oberkörpers, Sichniederwerfen, Flagellation, Hinknien, dann aufrechte Haltung mit wechselnden Handgebärden, schließlich Ausbreitung und Emporheben der Arme, so daß der Körper seine größte Ausdehnung erreicht.[47] Tatsächlich übernimmt dieses Handbuch zum größten Teil Positionen, die schon von Petrus Cantor kodifiziert worden waren, ändert aber ihre Reihenfolge. Das *De oratione et speciebus illius* war Teil eines größeren Werks, das von der Buße handelte *(De penitentia et partibus eius).* In ihm sollte die Notwendigkeit des Gebets für die Buße nachgewiesen werden, und es wurde betont, daß es einen ihrer Zweige bildet. Der ideale Beter, wie Petrus Cantor ihn sich vorstellt, geht daher von der extremen Ekstasesituation aus (Abb. 82), um zu den Positionen der Erniedrigung zu gelangen (Abb. 88). Bei Dominikus, dessen Ziel ein ganz anderes ist, beginnt der Gläubige seine Andacht mit den Positionen der Buße (Abb. 89-92), um dann zu versuchen, »die Wolken zu durchbrechen« *(traspassar las nubes)* (Abb. 95), damit er am Ende seines Wegs die Ekstase erreicht.

Die Aufstiegsbewegung in der Ekstasetechnik des heiligen Dominikus tritt deutlich hervor, wenn man den Text liest und aufmerksam die ihn begleitenden Bilder betrachtet. Die ersten Positionen, die beschrieben werden, betonen die Schwierigkeit des direkten Kontakts mit dem Göttlichen. So heißt es etwa bei der zweiten Position, der der vollständigen Prostration: »Ich bin nicht würdig, die Höhe des Himmels zu schauen« (Abb. 90).[48] Erst ab der vierten Übung, dem wiederholten Niederknien (Abb. 92), wird die Öffnung des Himmels erzwungen und seine Grenzen werden durch das alleinige Verdienst des ›Herzens‹ des Beters überschritten: *»intellectu penetrasse coelum/pareçia en el su gestu que con el coraçon passaua los çielos«.*[49] Nachdem man dann in der fünften Position eine geradezu gymnastische Andachtsübung mit Armen und Händen vollführt hat (Abb. 93), erreicht man in der sechsten (Abb. 94) und siebten (Abb. 95) den direkten Kontakt mit dem Heiligen.

In der sechsten Gebetssituation (Abb. 94) wird die Position Christi am Kreuz imitiert (aufrecht, mit ausgestreckten Armen/*los braços tendidos e las palmas a semejança de cruz mucho intenso estando enfiesto sobre los pies ...).*[50] In diesem Moment kann es sogar zu Levitationsphänomenen kommen *(fue leuantado de la tierra en el ayre).* In der siebten und letzten Position schließlich (Abb. 95) wird der Körper des Gerechten zu einer Art Pfeil, der gen Himmel geschossen wird *(orando todo leuantado al çielo en manera de saeta electa lançada del arco tendido)*[51], und der ekstatische Übergang in ›die andere Welt‹ findet statt *(pareçia entonçe santo Domingo padre que entraua arebatada mente en el logar santo de los santos e en terçero çielo)*[52].

Der exemplarische Charakter dieser dominikanischen Schrift sowie ihr unbestreitbarer Erfolg werden sowohl durch Kopien bewiesen wie durch recht offenkundige Übernahmen, auf die man in den mystischen Schriften derselben Epoche stößt. Die Lobrede auf den Körper im Gebet bei de la Vera ist ohne diese Tradition nicht zu begreifen. Selbst eine der wichtigsten Schriften der klassischen spanischen Mystik – *Die Innere Burg* Teresas von Avila – gehört mit ihrer Symbolik der Zahl Sieben und der visionären Öffnung des Himmels im siebten Zustand zum selben Paradigma.

Es wäre jedoch verfehlt, wollte man die gesamte Rhetorik des Körpers, die in der europäischen Kunst zu finden ist, auf Glossen zu diesen Handbüchern reduzieren. Wenn etwas aus ihnen gleichwohl überlebte, so zweifellos der Glaube an eine Interaktion zwischen Körper und Seele, die hier stärker ist als auf anderen Gebieten des menschlichen ›Handelns‹. Was hingegen verlorenging, war der starre Kode und die obligatorische Abfolge der Haltungen, die diese Handbücher forderten.

Lomazzo oder auch Carducho etwa listen auf, welche ›Gebetsweisen‹ dargestellt werden sollen, doch beide verzichten auf eine allzu strenge Systematisierung. Betrachtet man andererseits die Skizzenhefte der spanischen Maler (Abb. 76, 77, 96-99), stellt man fest, daß sie sich stets für eine wirklichkeitsnahe oder ›wahrscheinliche‹ Darstellung des schauenden Körpers interessiert haben, und ist vom Reichtum der gefundenen Lösungen überrascht. Wichtig auch: Die Mystik selbst befreit sich von jedem Zwang. Diese Befreiung beobachtet man sowohl in den Schriften, die von den ›Gebetsweisen‹ handeln, wie in denen, die sich dem Verhalten des in Ekstase begriffenen Körpers widmen:

> Hierauf beginne ich die Betrachtung, sei es kniend oder zur Erde hingeworfen, sei es auf dem Rücken liegend, das Gesicht nach oben, oder sitzend oder stehend, immer mit der Absicht, das zu suchen, was ich wünsche.[53]

Oder auch:

> Die Verzückung kann sich auf verschiedene Weise äußern, je nach der inneren Kraft des Betroffenen und nach der Zusammensetzung seiner Körpersäfte. Einigen schwinden die Sinne [...], andere erheben sich vom Boden, wieder andere bleiben stehen, verharren auf den Knien oder in einer fast liegenden Haltung. Jeder reagiert gemäß seiner inneren Kraft, nach der Beschaffenheit seines Geistes oder der Art der erlebten Ekstase.[54]

96. Unbekannter spanischer Künstler, *Studie,* 17. Jahrhundert, Zeichnung, Privatbesitz.

97. Jusepe de Ribera, *Studie,* zwischen 1635 und 1637, Feder und braune Tinte auf cremefarbenen Papier, Paris, Musée du Louvre, Département des arts graphiques, Inv.-Nr. 18 467 a.

98. Juan Carreño de Miranda (1614-1685), *Studie,* Madrid, Biblioteca Nacional.

99. Juan Carreño de Miranda, *Studie,* Madrid, Biblioteca Nacional.

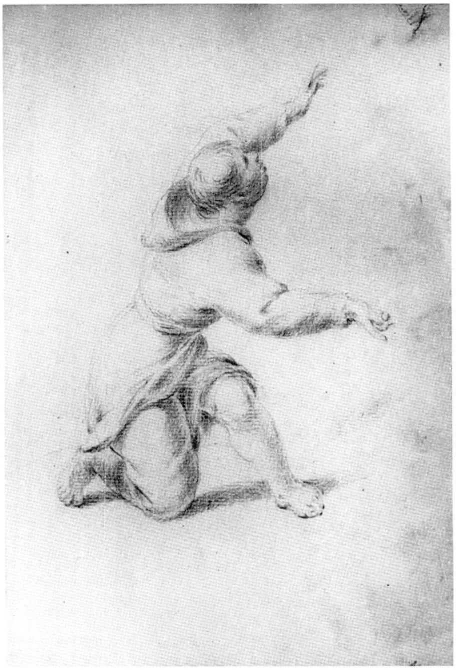

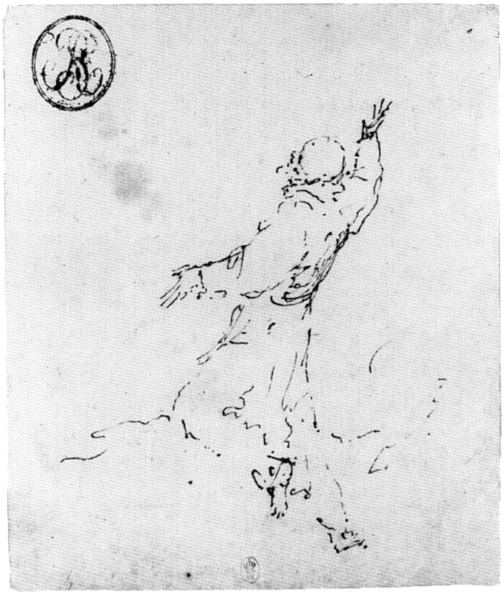

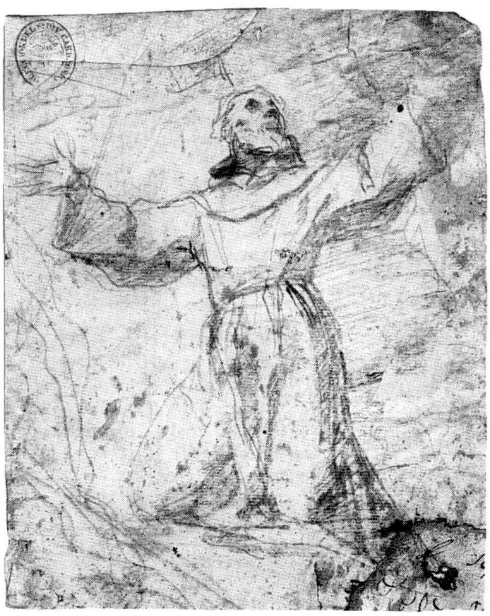

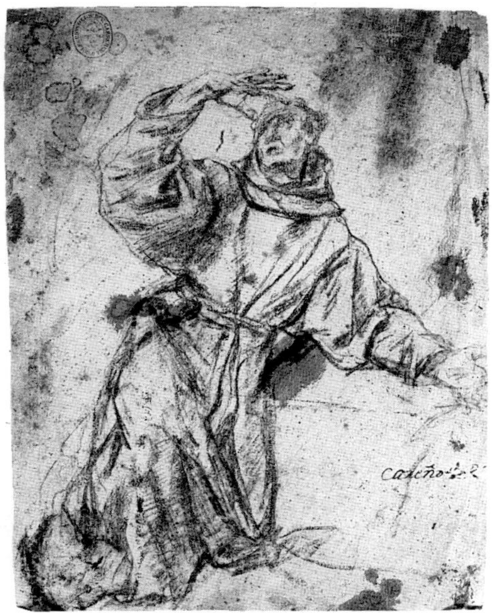

Es ist recht verblüffend, festzustellen, daß eine Beziehung zwischen dem Glauben an die Ekstase und der Lehre von den Körpersäften hergestellt wurde, um so die Unterschiede im Verhalten von Personen zu erklären, die identische Situationen durchleben. Eine ähnliche Freiheit herrscht in der Kunst des 17. Jahrhunderts, wo ein und dieselbe Geste Bedeutungen ausdrücken kann, die von einem Bild zum anderen variieren. Betrachten wir zum Beispiel die Haltung der offenen Arme. Im Rahmen der Geschichte der Andachtsgebärden nimmt sie einen besonderen Platz ein, da sie in mehreren Religionen auftaucht und seit den ersten christlichen Jahrhunderten als die ursprüngliche Gebärde des im Gebet begriffenen Körpers gilt (die sogenannte »Orantengeste«).[55] Der heilige Dominikus meinte, daß diese Position durch diejenige Christi am Kreuz inspiriert worden sei[56] und die Levitation erleichtern könne. Es überrascht zu sehen, daß Carducho im 17. Jahrhundert diese Anregungen aus dem Körperdiskurs der Dominikaner aufnimmt, um sie fast unverändert auf die Szene zu übertragen, die den Franziskanermythos begründet hat: die Stigmatisation (Abb. 100). Obwohl er sich recht weit von der ikonographischen Tradition entfernt, kombiniert der Maler im Grunde zwei Themen in ein und demselben Bild, das der *Imitatio Christi* und das des mystischen Flugs.

Ribera dagegen benutzt dieselbe Geste in einem höchst statischen Kontext. Sein *Paulus der Einsiedler* (Abb. 101) bleibt nicht nur sitzen (eine von den Gebetshandbüchern des Mittelalters perhorreszierte Position), sondern schlägt sogar die Beine übereinander, während seine Arme, seine Hände und sein Blick in reinster mittelalterlicher Tradition versuchen, das Göttliche ›einzufangen‹. In dem Bild gibt es eine Dialektik, die der Maler sicherlich bewußt hineingelegt hat.

Die Stellung der übereinandergeschlagenen Beine wurde traditionell als ein Attribut des *otium sapientis* betrachtet, der körperlichen Inaktivität des Intellektuellen.[57] Ribera wollte also betonen, daß sich Paulus der Einsiedler in einem Zustand körperlicher Ruhe befindet, von dem sich die intensive Aktivität des Geistes abhebt. Gleichzeitig aber, indem er die geistige Arbeit seiner Person mit der ›divinatorischen‹ Aktivität der erhobenen Arme verbindet, deutet er an, daß der Körper im Rahmen der ›geistlichen Übung‹, der sich der Heilige unterzieht, eine wichtige Rolle spielt.

Trotz der so strengen gegenreformatorischen Rhetorik herrscht in der Malerei also eine gewisse Polysemie der Gebärde. Ich habe bereits darauf hingewiesen, wie sich Carducho mit diesem Problem in seinem Gemälde *Die Jungfrau Maria und der heilige Petrus erscheinen den Jüngern des heiligen Bruno* (Abb. 36) auseinandergesetzt hat, wo dieselbe Erscheinung durch verschiedene

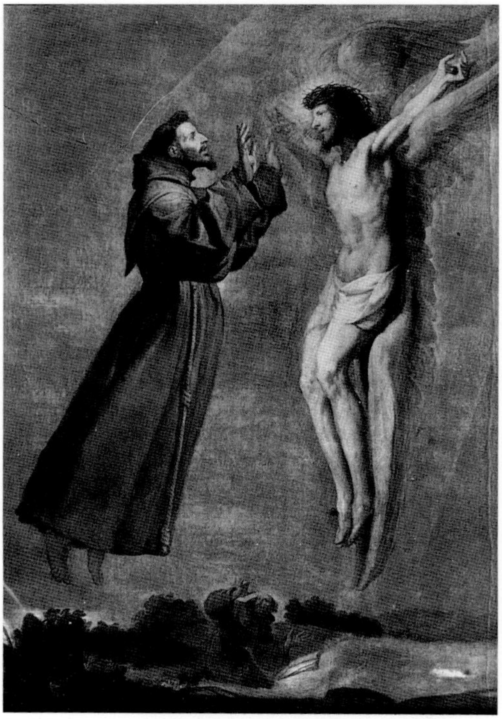

100. Vicente Carducho, *Die Stigmatisation des heiligen Franziskus,* Madrid, Monasterio de la Orden Terciaria.

Gesten herbeigeführt worden war und ihrerseits verschiedene Reaktionen auslöste. Eine ähnliche, aber nicht identische Frage taucht auf, wenn dasselbe ikonographische Thema unterschiedliche pikturale Darstellungen hervorruft.

Murillo und Zurbarán haben, wie wir bereits sahen, die franziskanische Legende der Portiunkula auf diametral entgegengesetzte Weise dargestellt (Abb. 19 und 34). Die Unterschiede liegen vor allem in der Art, wie jeder der beiden Maler die Beziehung zwischen heiligem Visionär, Vision und Bildbetrachter behandelt. Murillo löst das rhetorische Problem der Vermittlung der (gemalten) Vision durch eine Filter-Figur, während Zurbarán eine Spiegel-Figur vorzieht.

Betrachtet man aufmerksam den einen und den anderen heiligen Franziskus, stellt man fest, daß ihre Positionen nicht so verschieden sind, wie es einem vielleicht auf den ersten Blick vorkommt. Die Art, wie sie die Vision vermitteln, variiert zwar, doch die eingenommene Andachtspose ist dieselbe. Beide knien, haben den Kopf erhoben, den Blick starr auf die Vision gerichtet, die Arme ausgebreitet wie der Gekreuzigte, und die Innenflächen ihrer Hände weisen nach oben. Diese Position ist in dieser Form in den alten Andachtsbüchern nicht kodifiziert, sondern resultiert

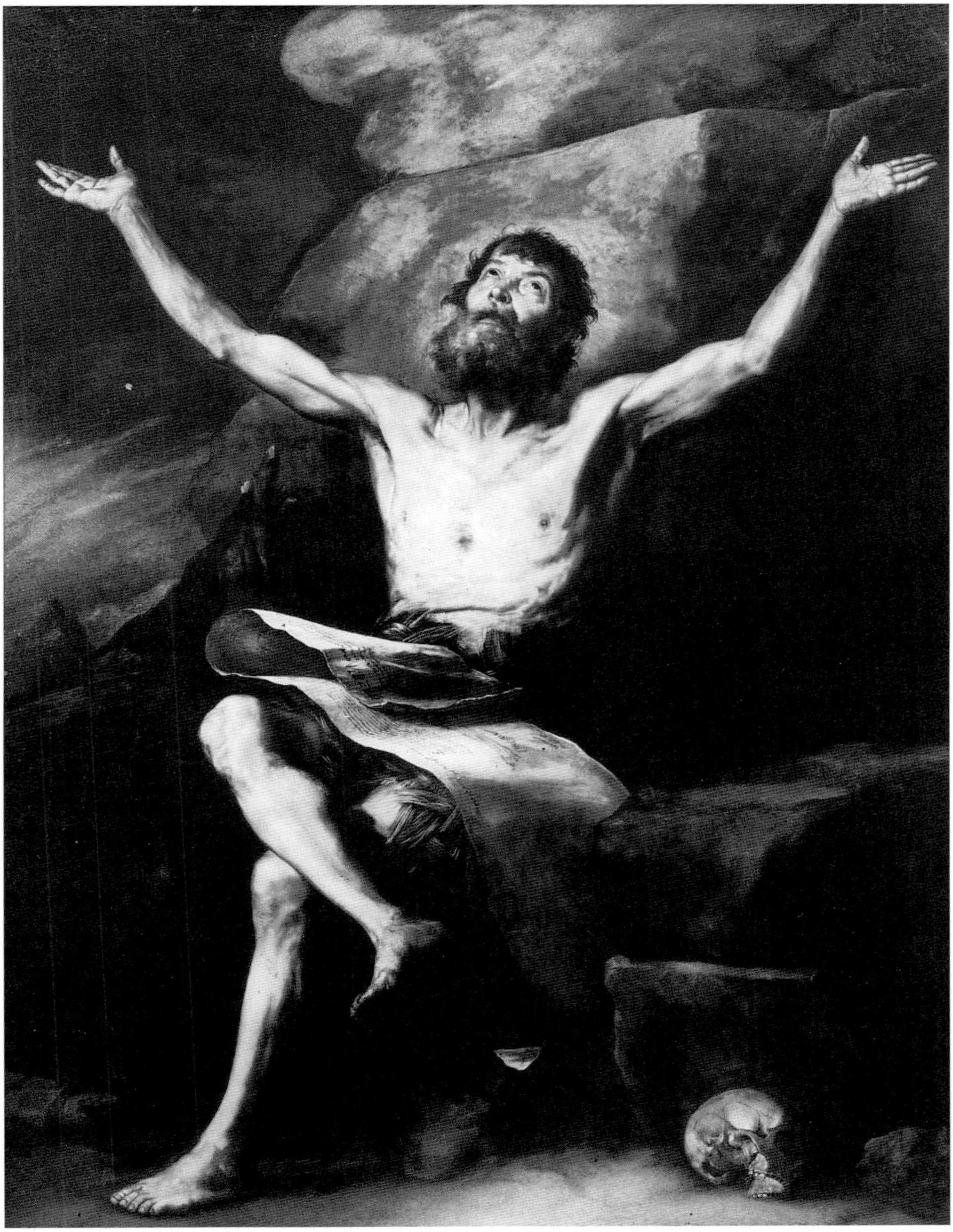

101. Jusepe de Ribera, *Paulus der Einsiedler,* 1644, Öl auf Leinwand, 208 x 157 cm, Stockholm, Nationalmuseum.

aus einer neuen Erforschung der Ausdrucksmöglichkeiten des in Ekstase begriffenen Körpers. Was das kodifizierte Wissen angeht, so gibt es höchstens Reminiszenzen daran, die aber in einem komplexen Aneignungs- und Anpassungsprozeß gefiltert worden sind.

Unter diesem Blickwinkel kann man die Haltung der beiden Heiligen als das Ergebnis einer Mischung betrachten. Vermischt wurde die kniende Position (also die, in der der Himmel sich zu öffnen beginnt) mit der Position der offenen Arme, wo dem heiligen Dominikus zufolge die körperlichen Bedingungen erfüllt sind, damit das Wunder *(aliquid grande et mirabile/alguna cosa grande e maravillosa)* geschehen kann.

Wenn es hier Reminiszenzen gibt, sind sie doch so gut integriert, daß die Haltung des heiligen Franziskus (fast) nichts mehr gemein hat mit der Haltung seines Rivalen, der des heiligen Dominikus.

Der gestische Kode Murillos und Zurbaráns ist ein »neuer« Kode, eine Neuerfindung des 17. Jahrhunderts. Andere Bilder zum selben Thema bezeugen das. Aufschlußreich ist es, an dieser Stelle einen Schritt zurückzugehen, zu den ikonographischen Ursprüngen des »Wunders der Portiunkula«. Im 16. Jahrhundert, als dieses Thema Einzug in die Malerei hielt, war die Haltung des heiligen Franziskus stärker von der authentischen franziskanischen Tradition bestimmt als später bei den großen Malern. Ein anonymer Meister vom Ende des Jahrhunderts (Abb. 102) entwarf seinen Heiligen bereits als eine ›Filter-Person‹. Franziskus befindet sich in kontemplativer Haltung vor einem Altar und wird uns als das glückliche Opfer eines heiligen Trompe-l'œil gezeigt: Seine Vision ist im Grunde nichts anderes als eine »leuchtende Wolke«, die aus dem Altarbild hervorquillt. Er nimmt die charakteristische Pose der visionären Kontemplation ein, das heißt, er hat die Hände gefaltet. Der anonyme Meister lenkt unsere Aufmerksamkeit also nicht (wie Murillo und Zurbarán es später tun werden) auf die »große und wunderbare Sache«, die sich vor unseren Augen ereignet, sondern legt statt dessen Gewicht auf die ›orthodoxe‹ franziskanische Lehre, bei der es um die adäquateste Reaktion auf eine Vision geht:

> Oft sagte [Franziskus] auch seinen Vertrauten Worte wie diese: »Wenn ein Knecht Gottes beim Gebete vom Herrn mit einer neuen Tröstung heimgesucht wird, soll er, bevor er vom Gebete kommt, seine Augen zum Himmel erheben und mit gefalteten Händen zum Herrn sprechen: Diese Tröstung und Süßigkeit hast du mir Sünder und Unwürdigen vom Himmel geschickt, o Herr, und ich will sie dir jetzt zurückschicken, daß du sie mir

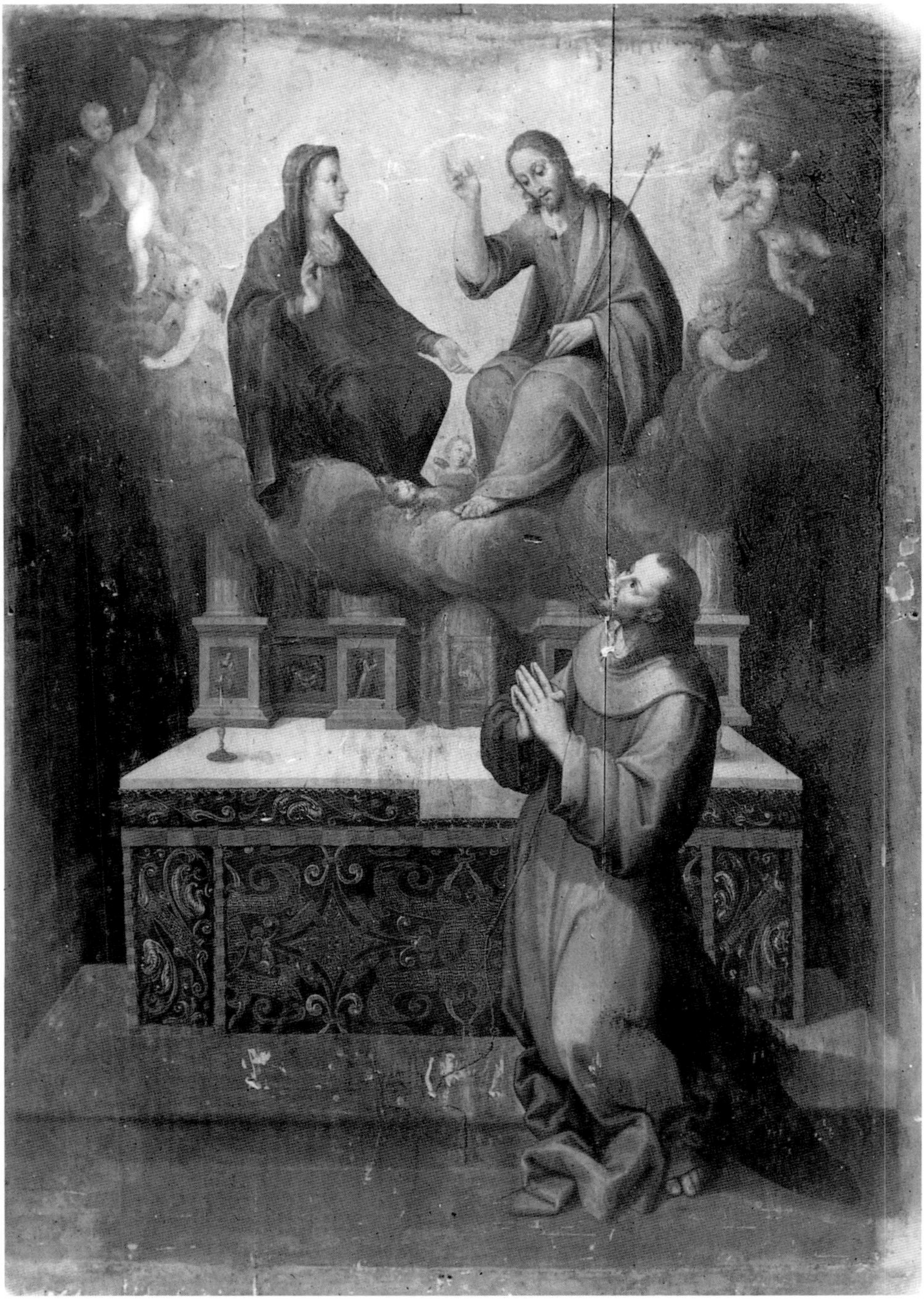

102. Unbekannter spanischer Künstler, *Der heilige Franziskus in der Portiunkula,* Ende des 16. Jahrhunderts, Tempera auf Holz, Mondéjar (Guadalajara), Pfarrkirche.

> aufbewahrest [bis ich selbst im Himmel bin]; denn ich bin ja ein Räuber deines Schatzes!«[58]

Schon in der anfänglichen Konzeption des Visionsbildes machen sich demnach beim anonymen Meister des 16. Jahrhunderts und bei den großen Künstlern des 17. Jahrhunderts zwei fundamental verschiedene Einstellungen bemerkbar. Für den ersteren ist die Vision noch Privileg, Trompe-l'œil und kaum verdiente ›Tröstung‹. Für letztere ist sie vor allem eine exemplarische Theophanieerfahrung, die ihre wahre Funktion nur auf dem Umweg über einen Vermittlungsmechanismus erfüllen kann, dessen Hauptkomponente der schauende Körper ist.

Daß diese Untersuchung mit Seiten endet, die der Rolle des Körpers in den pikturalen Darstellungen von Visionen gewidmet sind, ist sicherlich kein Zufall. Tatsächlich handelt es sich um ein letztes Paradox, das für alle Ekstase- und Erscheinungsbilder typisch ist: Obwohl sie übersinnliche Erfahrungen darstellen, sind die Visionsgemälde ohne die aktive Inszenierung eines »schauenden Körpers« undenkbar. Dieser aber gehorcht den Imperativen einer doppelten Rhetorik, die zum einen die Kommunikation mit dem Heiligen betrifft und zum anderen die Übermittlung dieser Erfahrung an den gläubigen Betrachter. Im Visionsgemälde wird die mystische Erfahrung von innen nach außen verlagert. Dieser Akt der ›Exteriorisierung‹ ist sein eigentliches Sujet.

STATT EINES SCHLUSSWORTS:

EINUNDZWANZIG THESEN ZUR DARSTELLUNG DER VISIONSERFAHRUNG

Gemälde, die Visionserfahrungen darstellen, sind insofern interessant, als sie einen schwierigen ontologischen Status haben. Als visuelle Dokumente einer Erfahrung, die prinzipiell unaussprechlich ist und deren Wahrheitsgehalt sich unmöglich bestimmen läßt, sind sie von Grund auf zweideutig. Die meisten unserer Beispiele stammten zwar aus der spanischen Kunst der Gegenreformation, doch zeigt sich spätestens jetzt, wo die Schlußfolgerungen gezogen werden sollen, daß es in dieser Untersuchung um mehr ging.

Wir haben uns mit einem Grenzfall der abendländischen Malerei beschäftigt. Dieser Grenzfall pikturaler Darstellung (das Visionsgemälde) ist die Inszenierung einer extremen Erfahrung (des Visionsakts). Wenn sich also gültige Schlußfolgerungen aus unserer Untersuchung ergeben, so betreffen sie die Beziehung zwischen einer Grenzerfahrung und einer Grenzdarstellung.

Wir fassen sie hier für den Leser zusammen:

1. Die Visionserfahrung ist eine Bild-Erfahrung.
2. Die pikturale Darstellung einer Vision macht ein schwer faßbares Phänomen der inneren Schau sichtbar und greifbar.
3. Die pikturale Darstellung eines Visionsakts inszeniert eine privilegierte Person (für gewöhnlich ›einen Heiligen‹) im Moment einer privilegierten Handlung (der visionären Ekstase).
4. Das Visionsgemälde hat den Charakter eines visuellen Dokuments (eines ›Zeugnisses‹), das eine von Grund auf unbestimmte Handlung betrifft.
5. Auch wenn weder der Visionär selber noch ein Beobachter seiner Ekstasen die ›Wirklichkeit‹ der Vision mit Gewißheit bestätigen oder leugnen kann, spielt der Betrachter eines Visionsgemäldes die Rolle eines Beobachters des Visionsakts, der die ›sichtbare Wirklichkeit‹ der Erscheinung bezeugen kann.
6. Dem Betrachter des Visionsgemäldes wird eine Rolle zugewiesen: er ist ›derjenige, der dem Schauenden bei seiner Schau zuschaut‹.
7. Das Visionsgemälde ist ein Gegenstand der Metakunst: es ist ein Bild, dessen Sujet eine Erfahrung des Bildes ist.
8. Das Visionsgemälde ist ein intermediärer Gegenstand. Im

Rahmen der Repräsentation gewährt es dem Betrachter einen Zugang zur Transzendenz.

9. Der Visionär ist eine intermediäre Person. Er ist der ›Filter‹, durch den hindurch die ›Transzendenz‹ für den Betrachter sichtbar wird.
10. Das Visionsgemälde ist ein gemischtes, teils ikonisches, teils narratives Bild, mit dem das Heilige in visueller Form eingefangen werden soll. Das Visionsgemälde ist die *historia* des Sichtbarwerdens einer ›Ikone‹.
11. Da die Transzendenz unaussprechlich und undarstellbar ist, bedient sich ihre Darstellung der Rhetorik des Paradoxes.
12. Das Visionsgemälde ist in sich ein doppeltes: es stellt den Einbruch der Unwirklichkeit in die Wirklichkeit dar.
13. Der ›gemischte‹, ›doppelte‹, ›intermediäre‹ und ›Metakunst‹-Charakter des Visionsgemäldes findet seinen konkreten Ausdruck zur Zeit der Gegenreformation in einer vertikalen und zweigeteilten Form der Figuration.
14. Die Ikone/das Unwirkliche/das Heilige/die Transzendenz befinden sich im Visionsgemälde der Gegenreformation oben. Sie bilden das obere Register der Darstellung.
15. Das obere Register des Visionsgemäldes ist stilistisch durch Vagheit und Unbestimmtheit charakterisiert.
16. Der figurative Gegenstand, der die Darstellung der Hierophanie definiert, ist die Wolke.
17. Das figurative Mittel, das die Darstellung der Hierophanie definiert, ist der Fleck.
18. Die Darstellung im unteren Register des Visionsgemäldes ist stilistisch durch den ›Wirklichkeitseffekt‹ charakterisiert. Der reale Raum des Betrachters findet hier gleichsam eine Fortsetzung im Bild.
19. Die visuelle Verbindung der beiden Register erreicht ihren Höhepunkt in der figurativen Darstellung der *unio mystica.*
20. Die ekstatische Schau ist eine Bilderfahrung, die den Körper des Visionärs einbezieht.
21. Der schauende Körper ist das Instrument einer Rhetorik der Darstellung: seine kodifizierte Inszenierung exteriorisiert das Undarstellbare.

ANMERKUNGEN

EINLEITUNG

1 Thomas von Aquin, *Summa theologica,* I, q. LXVII, a, 1.
2 *Exodus,* 33, 20 (alle Bibelzitate aus der *Einheitsübersetzung,* Stuttgart 1980).
3 V. Carducho, *Diálogos de la pintura. Su defensa, origen, esencia, definición, modos y diferencias* (Madrid 1633), hg. von Fr. Calvo Serraller, Madrid 1979, S. 152.
4 V. I. Stoichita, *L'Instauration du tableau. Métapeinture à l'aube des Temps Modernes,* Paris 1993, dt. *Das selbstbewußte Bild. Der Ursprung der Metamalerei,* München 1997.
5 D. Freedberg, *The Power of Images. Studies in the History and Theory of Response,* Chicago/London 1989; H. Belting, *Bild und Kult. Eine Geschichte des Bildes vor dem Zeitalter der Kunst,* München 1990. In einem engen Zusammenhang mit den Problemen, die im vorliegenden Buch diskutiert werden, steht die theoretische Klärung des Status von Bild und Fiktion, die W. Iser in *Das Fiktive und das Imaginäre. Perspektiven literarischer Anthropologie,* Frankfurt a. M. 1991, vorgenommen hat.
6 E. Benz, *Die Vision. Erfahrungsformen und Bilderwelt,* Stuttgart 1969.
7 E. Mâle, *L'Art religieux de la fin du XVIe siècle, du XVIIe siècle et du XVIIIe siècle. Étude sur l'iconographie après le Concile de Trente, Italie-France-Espagne-Flandres,* Paris ²1972; W. Weisbach, *Der Barock als Kunst der Gegenreformation,* Berlin 1921.
8 Vgl. jedoch die Arbeiten von C. Walker Bynum, etwa sein unlängst erschienenes Buch: *Fragmentation and Redemption. Essays on Gender and the Human Body in Medieval Religion,* New York 1992.

KAPITEL I

1 *Apostelgeschichte,* 7, 48 und 54-57.
2 Vgl. Sixten Ringbom, »Action and Report: The Problem of Indirect Narration in the Academic Theory of Painting«, *Journal of the Warburg and Courtauld Institutes,* 52 (1989), S. 34-51.
3 Vgl. Ae. Forcellini, *Totius Latinitatis Lexicon,* Leipzig/London 1835, S. 287.
4 Vgl. etwa Fray Juan de los Angeles, *Obras místicas,* Primera parte, *Nueva Biblioteca de Autores Españoles,* 20, Madrid 1912, S. 263: »Escucha, oh Señor, la voz de mi humilde súplica cuando estoy orando a Ti; cuando extiendo en alto mis manos hacia tu santo templo.«
5 Andere Maler tun es dann, wobei sie sich an norditalienischen Vorbildern orientieren; vgl. zum Beispiel die *Verkündigung* von Pedro de Villegas Marmolejo in San Lorenzo (Sevilla).
6 D. Fitz Darby, *Francisco Ribalta and his School,* Cambridge, Mass. 1938, S. 163-165.
7 D. M. Kowal, *Ribalta y los ribaltescos: La evolución del estilo barroco en Valencia,* Valencia 1985, S. 64 f. und 242 f.
8 Vgl. É. Mâle, *L'Art religieux ... après le Concile de Trente,* S. 1-17, und V. Casale, »I quadri di canonizzazione: Lazzaro Baldi, Giacomo Zoboli. Produzione, riproduzione e qualità«, *Paragone,* 389 (1982), S. 33-61.
9 Fitz Darby, *Francisco Ribalta,* S. 164.
10 A. M. Brizio, »La Santa Cecilia di Raffaello«, *Arte Lombarda,* 1965, S. 103.
11 S. Mossakowski, »Raphael's ›St. Cecilia‹. An Iconographical Study«, *Zeitschrift*

für Kunstgeschichte, 31 (1968), S. 1-26.

12 Vgl. Daniel Arasse, »Extases et visions béatifiques à l'apogée de la Renaissance. Quatre images de Raphaël«, *Mélanges de l'Ecole Française de Rome. Moyen Age. Temps Modernes,* 84 (1972), S. 403-491, hier: S. 437.

13 Eine umfassende Untersuchung zum Ursprung und zur Entwicklung der *Sacra Conversazione* steht noch aus. Vgl. jedoch den hervorragenden Aufsatz von Rona Goffen, *»Nostra Conversatio in Coelis est:* Observations on the *Sacra Conversazione* in the Trecento«, *Art Bulletin,* 61 (1979), S. 198-222.

14 Zu Einzelheiten vgl. J. Caro Baroja, *Las formas complejas de la vida religiosa,* Madrid 1978, und W. A. Christian, Jr., *Local Religion in Sixteenth-century Spain,* Princeton 1981.

15 Vgl. hierzu G. Labrot, »Un type de message figuratif: l'image pieuse«, in: *Mélanges d'Archéologie et d'Histoire. Ecole française de Rome,* 78 (1966), S. 595-618.

16 Philippe Hamon, »Pour un statut sémiologique du personnage«, in: R. Barthes et al., *Poétique du récit,* Paris 1979, S. 115-180, gebraucht den Ausdruck ›Kupplungs-Person‹ [personnage-embrayeur]. Zu den verschiedenen Formen, in denen der ›Verbindungs‹- oder ›Relais‹-Gedanke in der älteren Malerei verwirklicht wurde, vgl. J. Shearman, *Only Connect: Art and the Spectator in the Italian Renaissance* (=The A. W. Mellon Lectures in Fine Arts, 1988), Princeton 1992, vor allem S. 94-107.

17 Zu Einzelheiten vgl. Hubert Jedin, »Entstehung und Tragweite des Trienter Dekrets über die Bildverehrung«, *Tübinger Theologische Quartalschrift,* 115/116 (1934-1935), S. 181 f. (wiederabgedruckt in ders., *Kirche des Glaubens,* Tübingen/Basel/Wien 1966, Bd. II, dort S. 481), und unsere Bemerkungen weiter unten in Kapitel 7.

18 Zum Problem des Blickpunkts in den Visionsgemälden vgl. die wichtigen Ausführungen von W. Kemp, *Der Anteil des Betrachters,* München 1983, S. 38-40.

19 Fr. Pacheco, *El Arte de la Pintura* (Madrid 1649), hg. von B. Bassegoda í Hugas, Madrid 1990, S. 563.

20 Vgl. Bartolomé Carranza, *Catechismo christiano,* Madrid 1972, Bd. I, S. 472.

21 Teresa von Avila, *Obras completas,* Biblioteca de Autores Cristianos, 212, Madrid 1977, S. 470.

22 E. Benz, *Die Vision,* S. 495.

23 In diesem Zusammenhang sei darauf hingewiesen, daß schon in der alten spanischen Kunstliteratur zwischen *cuadro de devoción* und *cuadro de historia* unterschieden wurde. Vgl. A. Palomino, *El Museo pictórico y escala óptica* (1715-1724), Madrid 1988, Bd. III, S. 106 f.

24 G. Paleotti, *Discorso intorno alle immagini sacre e profane* (Bologna 1582), hg. von Paola Barocchi, *Trattati d'arte del Cinquecento,* Bd. II, Bari 1961, S. 215.

25 Fr. Pacheco, *El Arte de la Pintura,* S. 253.

26 Paleotti, *Discorso,* S. 209.

27 Paleotti, *Discorso,* S. 211 und 214-216; Pacheco, *El Arte de la Pintura,* S. 249 und 252 f.

28 Paleotti, *Discorso,* S. 271 f.

29 Augustinus, *De Genesi ad litteram,* l. XII; *De Trinitate,* l. XV; *De diversis quaestionibus* LXXXIII, q. XLVI.

30 Ich halte mich hier an die systematische Darstellung von P. F. Cayré, *La Contemplation augustinienne,* Tournai 1927, S. 9-11.

31 J. Gerson, *Œuvres complètes,* hg. von Mgr. Glorieux, Paris/Rom/New York 1962, Bd. III, S. 40. Vgl. auch P. Boland, OSB, *The Concept of* Discretio Spirituum *in John Gerson's »De probatione spirituum« and »De distinctione verarum visionum a falsis«,* Washington, D. C. 1959, S. 82.

32 D. Pérez de Valdivia, *Aviso de gente recogida* (Barcelona 1585), Kap. XXI, S.150: »... raras y ocultas o disimuladas son las revelaciones en este tiempo las que son verdaderas, ciertas y seguras.«

33 Vgl. Teresa von Avila, *Obras completas,* S. 430 *(Moradas,* VI, 9, 9), dt. *Die Seelenburg,* in: *Sämtliche Schriften,* Bd. V, München/Kempten [5]1973, S. 183.
34 Johannes vom Kreuz, *Subida del Monte Carmelo,* 2. Buch, Kap. 20, in: *Obras completas,* Biblioteca de Autores Cristianos, 15, Madrid 1982, S. 206, dt. *Aufstieg zum Berge Karmel,* in: *Sämtliche Werke,* Bd. I, München [6]1967, S. 215.
35 Ich entnehme dieses Beispiel R. De Maio, *Pittura e Controriforma a Napoli,* Bari 1983, S. 253-255.

KAPITEL 2

1 Teresa von Avila, *Cuentas de conciencia,* 133 a, 10-11, in: *Obras completas,* S. 461, dt. »Berichte und Gunstbezeigungen«, in: *Das Leben der heiligen Theresia von Jesu, Sämtliche Schriften,* Bd. I, München/Kempten [5]1979, S. 472 f.
2 Vgl. hierzu: G. Durand, *Les Structures anthropologiques de l'imaginaire,* Paris/Brüssel/Montréal 1969.
3 Vgl. L. Reypens, »Ame (son fond, ses puissances et sa structure d'après les mystiques)«, in: *Dictionnaire de Spiritualité,* Bd. I, Paris 1937, Sp. 433-469.
4 Augustinus, *Confessiones,* 3. Buch, 6, 11, dt. Übers. von J. Bernhart, *Bekenntnisse-Confessiones,* lat.-dt. Ausgabe, München [4]1980, S. 115.
5 E. Mâle, *L'Art religieux .... après le Concile de Trente,* S. 196.
6 Vgl. hierzu H. Damisch, *Théorie du Nuage. Pour une histoire de la peinture,* Paris 1972, S. 92-99, und A. W. A. Boschloo, *Annibale Carracci in Bologna,* Den Haag 1974, S. 17-20 und S. 150-159. Zum selben Problem in der Kunst des Mittelalters vgl. Jean Wirth, »La représentation de l'image dans l'art du Haut Moyen Age«, *Revue de l'Art,* 1988, S. 9-21.
7 Näheres dazu in Craig Harbison, »Visions and Meditations in Early Flemish Painting«, *Simiolus,* 15 (1985), S. 87-118, und in Sixten Ringbom, »Vision and Conversation in Early Netherlandish Painting: The Delft Master's *Holy Family*«, *Simiolus,* 19 (1989), S. 181-190.
8 Näheres dazu in Chiara Frugoni, »Le Mistiche, le visioni e l'iconografia: rapporti ed influssi«, in: *Temi e problemi nella mistica femminile trecentesca,* Todi 1983, S. 139-179, und in Klaus Krüger, »Bildandacht und Bergeinsamkeit. Der Eremit als Rollenspiel in der städtischen Gesellschaft«, in: H. Belting/D. Blume (Hg.), *Malerei und Stadtkultur in der Dantezeit. Die Argumentation der Bilder,* München 1989, S. 187-200.
9 Vgl. die bahnbrechende Studie von J. Burckhardt, *Das Altarbild, Beiträge zur Kunstgeschichte von Italien,* Basel 1898, und die Aufsätze in P. Humfrey/M. Kemp, *The Altarpiece in the Renaissance,* Cambridge 1990.
10 Einzelnes dazu in Herbert von Einem, »Bemerkungen zu Raffaels *Madonna di Foligno*«, in: I. Lavin/I. Plummer (Hg.), *Studies in Honor of Millard Meiss,* New York 1977, S. 131-142, und in Christa Gardner von Teuffel, »Raffaels römische Altarbilder: Aufstellung und Bestimmung«, *Zeitschrift für Kunstgeschichte,* 50 (1987), S. 1-45.
11 *Matthäus,* 17, 2 und 17, 5-6.
12 *Apostelgeschichte,* 1, 9-11.
13 Vgl. I. Jucker-Scherrer, *Der Gestus des Aposkopein. Ein Beitrag zur Gebärdensprache in der antiken Kunst,* Zürich 1956.
14 Meyer Schapiro, »The Image of the Disappearing Christ. The Ascension in English Art around the Year 1000«, *Gazette des Beaux-Arts,* 23 (1943), S. 135.
15 *Apostelgeschichte,* 1, 11.
16 *Matthäus,* 24, 30.
17 Zur figurativen Tradition dieser Gestalt vgl. R. Steiner, *Prometheus. Ikonologische und anthropologische Aspekte der bildenden Kunst vom 14. bis zum 17. Jahrhundert,* München 1991, S. 236-239 und S. 271-284.
18 Alonso de Orozco, *Vergel de oración* (Sevilla 1548), Kap. 21, in: P. Saínz Rodríguez, *Antología de la Literatura espiritual española, II, Siglo XVII,* Bd.

I, Madrid 1983, S. 547.

19 Cornelio Musso, *Prediche sopra il simbolo de gli Apostoli ...*, Venedig 1601, S. 616 f.

20 Rudolf Wittkower, »El Greco's Language of Gestures«, *The Art News,* 56 (März 1957), S. 44-51.

21 Jacobus de Voragine, *Legenda aurea,* dt. von R. Benz, Heidelberg 1979, S. 590.

22 Pacheco, *El Arte de la Pintura,* S. 656.

23 Ich zitiere nach P. Prodi, »Ricerche sulla teorica delle arti figurative nella Riforma Cattolica«, *Archivio italiano per la storia della pietà,* 4 (1965), S. 192.

24 P. Prodi, »Ricerche«, S. 193.

KAPITEL 3

1 Teresa von Avila, *Libro de su Vida,* 28, 3-7, in: *Obras completas,* S. 133-135, dt. *Das Leben der heiligen Theresia von Jesu,* in: *Sämtliche Schriften,* Bd. I, München/Kempten [5]1979, S. 262-265.

2 Augustinus, *De Genesi ad litteram,* 12. Buch.

3 Fr. Pacheco, *El Arte de la Pintura,* S. 654.

4 Vgl. Augustinus, *De diversis quaestionibus LXXXIII,* 74, und, zu den Kommentaren, W. Dörig, *Imago. Ein Beitrag zur Terminologie der römischen Liturgie,* München 1952.

5 Teresa von Avila, *Cuentas de conciencia,* 22a, 19. Januar 1572, in: *Obras completas,* S. 464, dt. »Berichte und Gunstbezeigungen«, in: *Das Leben,* a. a. O., S. 478.

6 Es handelt sich der Überlieferung zufolge um ein Gemälde, das heute in der Sankt-Josephs-Kirche zu Avila aufbewahrt wird. Zur mittelalterlichen Tradition eines Austausches zwischen ›Bildern‹ und ›Visionen‹ vgl. Sixten Ringbom, »Devotional Images and Imaginative Devotions«, *Gazette des Beaux-Arts,* 23 (März 1969), S. 159-170, und, in einem weiteren Kontext, D. Freedberg, *The Power of Images. Studies in the History and Theory of Response,* Chicago/London 1989, S. 283-317.

7 Vgl. Teresa von Avila, *Obras completas,* S. 476 f., S. 691 und S. 924.

8 Gerhard von Frachet (Gerardus de Fracheto), *Vitae fratrum ordinis praedicatorum nec cronica ordinis ab anno MCCIII ad MCCCLIV,* hg. von B. M. Reichert, in: *Monumenta ordinis fratrum predicatorum historica,* Löwen 1896, S. 58. Hier zitiert nach der französischen Übersetzung von Guy de Tervarent, *Les Enigmes de l'art du Moyen Age,* Paris 1938, S. 13 f. (Tervarent war auch der erste, der diesen Text mit dem Gemälde von Berruguete in Beziehung brachte).

9 Teresa von Avila, *Obras completas,* S. 572.

10 Johannes vom Kreuz, *Subida del Monte Carmelo,* 2. Buch, Kap. 7, in: *Obras completas,* S. 147, dt. *Aufstieg zum Berge Karmel,* in: *Sämtliche Werke,* Bd. I, München [6]1967, S. 107.

11 Zur Einteilung der spanischen mystischen Lehren nach Maßgabe der verschiedenen Mönchsorden vgl. nach wie vor: M. Menéndez Pelayo, *Historia de los heterodoxos españoles,* 7 Bde., Madrid 1966.

12 Vgl. M. Florisoone, *Jean de la Croix. Iconographie générale,* Brügge 1975, S. 376.

13 *Procès Apostolique,* Granada, fol. 14, bei M. Florisoone, *Esthétique et Mystique d'après sainte Thérèse d'Avila et saint Jean de la Croix,* Paris 1956, S. 128.

14 *Déposition de Francisco de Yepes,* Ms. 12 738, fol. 613, und Ms. 8568, fol. 371, in der Nationalbibliothek von Madrid, bei Florisoone, *Esthétique et Mystique,* S. 130.

15 Vgl. S. Ringbom, *Icon to Narrative. The Rise of the Dramatic Close-Up in Fifteenth-century Devotional Painting,* Abo 1965.

16 *Les Petits Bollandistes. Vie des Saints,* Paris 1882, Bd. III, S. 288.

17 Juan Acuña de Adarve, *Discursos de las effigies y verdaderos retratos non*

manufactos de Santo rostro y cuerpo de Jesu Christo, Villanueva, 1637, S. 233r. Vgl. auch V. I. Stoichita, »Zurbaráns Veronika«, *Zeitschrift für Kunstgeschichte,* 54 (1991), S. 190-206.

18 Pacheco, *El Arte de la Pintura,* S. 116.

19 J. Martínez, *Discursos practicábles del nobilisimo arte de la pintura,* hg. von J. Gallego, Madrid 1988, S. 50-56.

20 Paleotti, *Discorso,* S. 214 f.

21 Johannes vom Kreuz, *Subida al Monte Carmelo,* 3. Buch, *Noche activa del espíritu,* Kap. 35, in: *Obras completas,* S. 298, dt. *Aufstieg zum Berge Karmel,* S. 384. Vgl. auch Florisoone, *Esthétique et Mystique,* S. 154 f., und E. Orozco-Diáz, *Mística, plástica y barocco,* Madrid 1977, S. 45.

22 Martínez, *Discursos,* S. 51.

23 Hans Belting, *Bild und Kult. Eine Geschichte des Bildes vor dem Zeitalter der Kunst,* München 1990, S. 510-540.

24 E. Tesauro, *Il Cannocchiale aristotelico* (Turin 1670), photomechanischer Nachdruck, hg. von A. Buck, Bad Homburg/Berlin/Zürich 1968, S. 26.

25 Vgl. hierzu die von A. Pérez Sánchez vorgestellten und kommentierten Beispiele, »Trampantojos ›a lo divino‹«, *Lecturas de Historia del Arte,* 1992, S. 139-155.

26 A. Palomino, *El Museo pictórico y escala óptica,* Bd. III, S. 139 f.

27 Pacheco, *El Arte de la Pintura,* S. 123.

28 Pacheco, *El Arte de la Pintura,* S. 137 f.

29 Palomino, *Museo pictórico,* Bd. III, S. 275. Vgl. auch: José Milicua, »El Crucifijo de San Pablo, de Zurbarán«, *Archivo Español de Arte,* 26 (1953), S. 177-187.

30 Ich zitiere nach B. Gilman Proske, *Juan Martínez Montañés, Sevillan Sculptor,* New York 1967, S. 40. Vgl. auch J. Hernández Díaz, *Juan Martínez Montañés, 1568-1649,* Sevilla 1987, S. 106-114.

31 Vgl. P. Fontanier, *Les Figures du discours,* Paris 1968, S. 128: »Zur *Metalepse* kann man auch jenen Kunstgriff zählen, durch den ein Dichter oder Schriftsteller so tut, als brächte er das, was er im Grunde nur erzählt oder beschreibt, selbst hervor«. Zu diesem Problem vgl. Victor I. Stoichita, »Nomi in cornice«, in: M. Winner (Hg.), *Der Künstler über sich in seinem Werk,* Weinheim 1992, S. 293-315.

32 Zum Begriff des *desengaño* in der spanischen religiösen Literatur vgl. H. Schulte, *El Desengaño. Wort und Thema in der spanischen Literatur des Goldenen Zeitalters,* München 1969, S. 31-33 und 52-56.

33 Vgl. S. Waldmann, *Der Künstler und sein Bildnis im Spanien des 17. Jahrhunderts. Ein Beitrag zur spanischen Porträtmalerei,* Frankfurt a. M. 1995, S. 149-157.

34 Ich übernehme hier den von R. Barthes geprägten Begriff. Vgl. dessen »L'effet de réel« (1968), in: R. Barthes et al., *Littérature et réalité,* Paris 1982, S. 81-90.

35 Palomino, *Museo pictórico,* Bd. III, S. 413. Palomino übernimmt hier eine Anekdote, die Torre Fanfán bereits 1672 erwähnt hat. Vgl. D. Angúlo Iñiguez, *Murillo,* Madrid 1980, Bd. I, S. 298-300.

36 Palomino, *Museo pictórico,* Bd. III, S. 414 f.

37 Vgl. hierzu M. García Felguera, *La Fortuna de Murillo,* Sevilla 1989, S. 141-177.

38 Zum theoretischen Status des Stillebens im 17. Jahrhundert vgl. N. Bryson, *Looking at the Overlooked. Four Essays on Still Life Painting,* London/Cambridge, Mass. 1990, S. 60-135, und V. I. Stoichita, *Das selbstbewußte Bild,* 1. Teil, Kap. 2..

39 Zu weiteren Einzelheiten vgl. Victor I. Stoichita, »Der Quijote-Effekt. Bild und Wirklichkeit im 17. Jahrhundert unter besonderer Berücksichtigung von Murillos Œuvre«, in: H. Körner (Hg.), *Die Trauben des Zeuxis,* Hildesheim/Zürich/New York 1990, S. 106-139.

40 Vgl. W. Krause, »PLANTA NUDA. Metamorphosen eines antiken Motivs in der früh- und hochmittelalterlichen Kunst«, *Wiener Jahrbuch für Kunstge-*

schichte, 33 (1980), S. 17-29. Vgl. auch E. Kantorowicz, *The King's Two Bodies,* Princeton 1957, S. 70-74; K. Gross, Artikel »Fuß«, in: *Reallexikon für Antike und Christentum,* Bd. VIII, Stuttgart 1972, Sp. 722-742; D. Arasse, *Le Détail. Pour une histoire rapprochée de la peinture,* Paris 1992, S. 42-52.

41 Vgl. Fr. Heiler, *Das Gebet,* München 1923, S. 196.

42 Augustinus, *Enarrationes in Psalmos XCI,* 11, in: *P.L.,* XXXVII, Sp. 1163.

KAPITEL 4

1 Alberti, *De la Peinture/De Pictura,* hg. und übers. von J. L. Schefer, Paris 1992, S. 74 f., dt. *Drei Bücher über die Malerei,* in: *Kleinere kunsttheoretische Schriften* (1877), hg. und übers. von H. Janitschek, Osnabrück 1970, S. 50 f.

2 Pacheco, *Arte de la Pintura,* S. 75.

3 Pacheco, *Arte de la Pintura,* S. 108. Ein ähnlicher Ausdruck *(cuerpos de aire)* taucht in den mystischen Schriften auf; vgl. A. Venegas, *Agonia del transito de la Muerte* (Toledo 1537), in: M. Mir (Hg.), *Escritores Místicos Españoles,* Bd. I, Madrid 1911, S. 200-205.

4 Carducho, *Diálogos,* S. 158.

5 Vgl. Vitruv, *De architectura libri X,* 7, 5: »Pictura imago fit eius, quod est, seu potest esse.«

6 Carducho, *Diálogos,* S. 186:»como redurcirá a imagenes visibles las [...] otras cosas infinitas que no son visibles?« Zur mittelalterlichen Tradition dieses Problems vgl. H. de Lubac, *Surnaturel. Etudes historiques,* Paris 1946, S. 396-413, und Jean Wirth, »L'Apparition du surnaturel dans l'art du Moyen Age«, in: Fr. Dunand/J.-M. Spieser/J. Wirth (Hg.), *L'Image et la production du sacré,* Paris 1991, S. 139-161.

7 M. de Certeau, *La Fable mystique. XVIe-XVIIe siècle,* Paris 1982, und »›Mystique‹ au XVIIe siècle. Le problème du langage ›mystique‹«, in: *L'homme devant Dieu. Mélanges offerts au Père Henri de Lubac,* Paris 1964, Bd. II, S. 267-291. Vgl. auch Carlo Ossola, »Apoteosi ed ossimoro«, in: F. Bolgiani (Hg.), *Mística e Retorica,* Florenz 1977, S. 47-103, und Marguerite Harl, »Le language de l'expérience religieuse chez les pères grecs«, im selben Sammelband, S. 5-34; S. T. Katz (Hg.), *Mysticism and Language,* New York/Oxford 1992; S. H. Webb, *Blessed Excess: Religion and the Hyperbolic Imagination,* New York 1993. Zur Tradition der dunklen Sprache vgl. M. Fuhrmann, »›Obscuritas‹. Das Problem der Dunkelheit in der rhetorischen und literarischen Theorie der Antike«, in: W. Iser (Hg.), *Immanente Ästhetik (Poetik und Hermeneutik* II), München 1966, S. 47-72.

8 M. Sandaeus, *Pro theologia mystica clavis* ... (Köln 1640), S. 6, zitiert nach Ossola, »Apoteosi ed ossimoro«, S. 47.

9 M. Sandaeus, a. a. O., S. 49: »Character Mysticorum est obscurus, involutus, elevatus, sublimis, abstractus, et quadam tenus inflatus. Stylus ipsorum habet frequentes hyperbolas, excessus, improprietates. Vocabula faciunt, si non inveniat, grandiloquia, unde ipsis adscribitur ab obtrectatoribus granditas affecta-ta.«

10 Zur fundamentalen Andersheit des Heiligen vgl. immer noch das klassische Werk von R. Otto, *Das Heilige. Über das Irrationale in der Idee des Göttlichen und sein Verhältnis zum Rationalen,* Gotha [18]1929, Kap. 5.

11 Vgl. Henri-Charles Puech, »La ténèbre mystique chez le Pseudo-Dionys l'Aréopagite et dans la tradition patristique«, *Etudes Carmélitaines,* 23 (1938), S. 35-53, und Jean Rousset, »Les images de la nuit et de la lumière chez quelques poètes religieux«, *Cahiers de l'Association Internationale des Etudes Françaises,* 10 (Mai 1958), S. 56-68.

12 Angela von Foligno, *Le livre des visions et instructions,* fr. Übers. von E. Hello, Paris 1991, S. 84.

13 *I Fioretti di San Francesco,* Kap. 17, Mailand 1979, S. 110 f., dt. *Blütenkranz des heiligen Franciscus,* Jena/Leipzig 1905, S. 45 f.
14 Teresa von Avila, *Vida,* 39, 22, in: *Obras completas,* S. 183, dt. *Das Leben,* S. 409.
15 G. A. Gilio da Fabriano, *De la Emulatione che il Demonio ha fatta a Dio ...,* Venedig 1613, S. 70-73.
16 C. Sorte, *Osservazioni nella pittura* (Venedig 1580), zitiert nach der Ausgabe von P. Barocchi, *Trattati d'arte del Cinquecento,* Bari 1960, Bd. I, S. 293-296.
17 W. Iser, *Der Akt des Lesens,* München [2]1984, S. 267-280.
18 R. Ingarden, *Vom Erkennen des literarischen Kunstwerks,* Tübingen 1968, S. 49-63 und S. 300-311.
19 Vgl. J. Luzárraga, *Las tradiciones de la nube en la Biblia y en el Judaísmo primitivo,* Rom 1973.
20 Johannes vom Kreuz, *Subida al Monte Carmelo,* 2. Buch, Kap. 15, in: *Obras completas,* S. 90, dt. *Aufstieg zum Berge Karmel,* S. 147.
21 Teresa von Avila, *Vida,* 20, 2, in: *Obras completas,* S. 90, dt. *Das Leben,* S. 180.
22 Teresa von Avila, *Moradas,* 7, 1, 6, in: *Obras completas,* S. 439, dt. *Die Seelenburg,* in: *Sämtliche Schriften,* Bd. V, München/Kempten [5]1973, S. 202 f.
23 H. Damisch, *Théorie du nuage,* S. 152. Vgl. auch J. Shearman, »Corregio's Illusionism«, in: M. Dalai Emiliani (Hg.), *La Prospettiva rinascimentale. Codificazioni e trasgressioni,* Bd. I, Florenz 1980, S. 281-294, und »Raphael's Clouds and Corregio's«, in: M. Sambucca Hamond/M. L. Strocchi (Hg.), *Studi su Raffaello. Atti del Congresso Internazionale di Studi,* Urbino 1987, S. 657-668.
24 Erasmus von Rotterdam, *Dialogus de recta Latini Graecique sermonis pronuntiatione* (1528), Leiden 1643, S. 70; ich zitiere nach E. Panofsky, »›Nebulae in Pariete‹, Notes on Erasmus' Eulogy on Dürer«, *Journal of the Warburg and Courtauld Institutes,* 14 (1951), S. 36.
25 Plinius der Ältere, *Historia naturalis,* XXXV, 96.
26 Erasmus von Rotterdam, *Adagia,* Basel 1520, S. 405; zitiert nach Panofsky, »›Nebulae in pariete‹«, S. 39.
27 Vgl. Panofsky, »›Nebulae in pariete‹«, S. 36 und S. 40 f.
28 Carducho, *Diálogos,* S. 255.
29 Carducho, *Diálogos,* S. 223.
30 Carducho, *Diálogos,* S. 223 f.
31 Carducho, *Diálogos,* S. 227.
32 Vgl. A. Pérez Sánchez, »Presencia de Tiziano in la España del Siglo de oro«, *Goya,* 135 (1976), S. 140-159, und F. Checa, *Tiziano y la monarquia hispanica. Usos y funciones de la pintura veneciana en España (siglos XVI y XVII),* Madrid 1994, S. 60-65.
33 Palomino, *Museo pictórico,* S. 68.
34 Vgl. in diesem Zusammenhang die Beobachtungen von D. Frey, »Das religiöse Erlebnis bei Tizian. Zur Darstellung des Übersinnlichen in der Malerei des 16. Jahrhunderts«, *Jahrbuch der Berliner Museen,* 1 (1959), S. 242-248.
35 Carducho, *Diálogos,* S. 226 f.
36 Zu allen ikonographischen Fragen vgl. B. Cuartero y Huerta, »Relación descriptiva de los cincuenta y seis cuadros pintados por Vicencio Carduchi para el claustro grande de la Cartuja del Paular«, *Boletín de la Real Academia de Historia,* 126 (1950), S. 351-385, und 127 (1951), S. 179-201 und S. 481-525.
37 J. Martínez, *Discursos practicables,* S. 90 f.
38 Marco Boschini, *La Carta del navegar pitoresco* (Venedig 1660), hg. von R. Palluchini, Venedig/Rom 1996, S. 132.
39 Vgl. Mario Socrate, »›Borrón‹ e pittura ›di macchia‹ nella cultura del Siglo de Oro«, *Studi di letteratura spagnola,* 1966, S. 25-70, und, in einem größeren Zusammenhang, J.-Cl. Lebensztejn, *L'Art de la tache. Introduction à la ›Nouvelle méthode‹ d'Alexander Cozens,* Paris 1990, S. 79-104.
40 G. Vasari, *Le Vite,* hg. von G. Milanesi, Florenz 1881, Bd. VII, S. 452, dt. *Die Lebensbeschreibungen,* hg. von A. Gottschewski und G. Gronau, Straßburg

1904-1927, Bd. V, S. 176. Zur späteren Entwicklung dieses Themas vgl. Ph. Sohm, *»Pittoresco«. Marco Boschini, his Critics, and their Critiques of Painterly Brushwork in Seventeenth- and Eighteenth-century Italy,* Cambridge 1991.

41 Carducho, *Diálogos,* S. 263.

KAPITEL 5

1 A.-M. Lépicier, *L'Immaculée Conception dans l'art et l'iconographie,* Spa 1956; M. Levi D'Ancona, *The Iconography of the Immaculate Conception in the Middle Ages and the Early Renaissance,* New York 1957; S. Stratton, »La Inmaculada Concepción en el arte español«, *Cuardernos de Arte e Iconografía,* 1 (1988), S. 3-127.

2 Vgl. B. Couroyer, O. P., »Le ›Doigt de Dieu‹«, *Revue Biblique,* 63 (1956), S. 481-495.

3 Zu Einzelheiten vgl. E. R. Curtius, *Europäische Literatur und lateinisches Mittelalter,* Bern/München 1969, S. 527 f.; E. L. Bergmann, *Art Inscribed: Essays on Ekphrasis in Spanish Golden Age Poetry,* Cambridge, Mass. 1979, S. 17-34; S. Waldmann, *Der Künstler und sein Bildnis im Spanien des 17. Jahrhunderts,* S. 37-58.

4 A. Glielmo, *Li riflessi della SS. Trinità,* Neapel 1656, S. 215 f., bei R. de Maio, *Pittura e Controriforma,* S. 91.

5 *Sprichwörter,* 8, 22-24.

6 C. Calderari, *Conceptos scripturales sobre el Magnificat,* Madrid 1600, S. 35 v., bei S. Stratton, »La Inmaculada Concepción«, S. 36.

7 C. Calderari, *Conceptos scripturales sobre el Magnificat,* S. 35 r., bei S. Stratton, »La Inmaculada Concepción«, S. 37.

8 *Hoheslied,* 4, 7.

9 C. Calderari, *Conceptos scripturales,* S. 35 r.-36 v., bei S. Stratton, »La Inmaculada Concepción«, S. 37.

10 Fr. Soriano, *Sermón Predicado en el Convento de San Francisco de Granada, en la fiesta de la Inmaculada Concepción de la Virgen, Nuestra Señora,* Granada 1616, S. 91, bei M. Dávila Fernández, *Los Sermones y el Arte,* Valladolid 1980, S. 126.

11 Vgl., neben der bereits in Anm. 1 zitierten Literatur, Ewald M. Vetter, »Mulier amicta sole und Mater Salvatoris«, *Münchner Jahrbuch der bildenden Kunst,* 32 (1958), S. 32-71, sowie Sixten Ringbom, »*Maria in Sole* and the Virgin of the Rosary«, *Journal of the Warburg and Courtauld Institutes,* 26 (1962), S. 326-330.

12 Eine wichtige Ausnahme: J. F. Moffitt, »*Ut Pictura Sermones:* Homiletic Reflections of Velázquez's Religious Images«, *Arte Cristiana,* 722 (1987), S. 295-306. Ich übernehme hier Gedanken aus meinem Aufsatz »Image and Apparition: Spanish Painting of the Golden Age and New World Popular Devotion«, *RES,* 26 (1994), S. 32-46.

13 Pacheco, *Arte de la Pintura,* S. 575-577. Vgl. hierzu J. F. Moffitt, »*Ut pictura sermones*«, S. 300.

14 Tesauro, *Cannocchiale aristotelico,* S. 286.

15 Paleotti, *Discorso,* S. 141.

16 Vgl. hierzu die Bemerkungen von Th. Lenain, »Y-a-t-il une ›crise de la représentation‹ dans la peinture classique?«, *Annales d'Histoire de l'Art et d'Archéologie. Université Libre de Bruxelles,* 12 (1990), S. 100-104.

17 Vgl. D. Angulo-Iñíguez, *Murillo,* Bd. 1, S. 409.

18 Lope de Vega, *Barlan y Josefa* (1611): »el arte pueden llamarlo / divino y a los pintores / que tratan las cosas sacras / sagrados imitadores del cielo«, in: *Biblioteca de Autores Españoles,* Bd. 137, Madrid 1964, S. 9. Vgl. auch: S. Waldmann, *Der Künstler und sein Bildnis,* S. 1-58.

KAPITEL 6

1 Teresa von Avila, *Vida,* 5, 9 und 39, 22, in: *Obras Completas,* S. 36 und 182, dt. *Leben,* S. 51 und 409.
2 Vgl. W. A. Christian, Jr., *Apparitions in Late Medieval and Renaissance Spain,* Princeton 1981, und R. L. Kagan, *Lucrecia's Dreams: Politics and Prophecy in Sixteenth-century Spain,* Berkeley/Los Angeles 1990.
3 Teresa von Avila, *Vida,* 29, 13, in: *Obras Completas,* S. 131, dt. *Leben,* S. 280 f.
4 Ich zitiere nach Fr. Pons Fuster, *Místicos, Beatos y Alumbrados. Ribera y la espiritualidad Valenciana del S. XVII,* Valencia 1991, S. 184.
5 Ich erwähne nur zwei klassische Werke, deren Schlußfolgerungen bezeichnenderweise völlig entgegengesetzt sind: R. von Krafft-Ebing, *Psychopathia sexualis. Eine medizinisch-gerichtliche Studie für Ärzte und Juristen,* Stuttgart [13]1907, besonders S. 7 f., und G. Bataille, *L'Érotisme,* Paris 1975, dt. *Der heilige Eros,* Frankfurt a. M./Berlin/Wien 1982. Unter den neueren Untersuchungen, die vor allem die mittelalterliche Mystik betreffen, vgl. P. Dinzelbacher, »Die Entdeckung der Liebe«, *Saeculum,* 32 (1981), S. 185-208; B. McGinn, »Love, Knowledge and *Unio Mistica* in the Western Christian Tradition«, in: M. Idel/B. McGinn (Hg.), *Mystical Union and Monotheistic Faith: An Ecumenical Dialogue,* New York 1989, S. 59-86 und 203-219, sowie L. Dupré, »The Christian Experience of Mystical Union«, *Journal of Religion,* 69 (1989), S. 1-13; P. Vandenbroeck, *Tu m'effleures, moi qui je suis intouchable,* Ausstellungkatalog, Brüssel 1994, S. 15-153. Vgl. auch A. Saint-Saëns (Hg.), *Religion, Body and Gender in Early Modern Spain,* San Francisco 1991, und N. Pike, *Mystical Union: An Essay in the Phenomenology of Mysticism,* London 1992.
6 Teresa von Avila, *Vida,* 4, 8, in: *Obras Completas,* S. 36, dt. *Leben,* S. 51-53.
7 Teresa von Avila, ebd.
8 Vgl. P. Saínz Rodríguez, *Antología de la Literatura espiritual española,* II, siglo XVI, Bd. I, Madrid 1983, S. 11.
9 Teresa von Avila, *Vida,* 26, 6, in: *Obras Completas,* S. 117, dt. *Leben,* S. 248.
10 Ich zitiere nach der Ausgabe Barcelona 1888: J. Interían de Ayala, *El Pintor cristiano y erudito,* Bd. III, S. 83.
11 Zu allen Problemen, die die Antoniuslegende betreffen, vgl. Eduard Lempp, »Antonius von Padua«, *Zeitschrift für Kirchengeschichte,* 11 (1890), S. 177-211 und 503-538; 12 (1891), S. 414-451; 13 (1892), S. 1-46.
12 *Analecta Franciscana,* Bd. III, Quaracchi 1897, S. 133 f.
13 *Analecta Franciscana,* Bd. IV, Quaracchi 1906, S. 271. Vgl. auch A. Jameson, *Legends of the Monastic Orders,* London 1891, S. 282.
14 Zu Einzelheiten vgl. Daniel Arasse, »Annonciation/Enonciation. Remarques sur un énoncé pictural du Quattrocento«, *VERSUS,* 37 (1984), S. 3-17, und G. Didi-Huberman, *Fra Angelico. Dissemblance et figuration,* Paris 1990, S. 152-159, dt. *Fra Angelico. Unähnlichkeit und Figuration,* München 1995, S. 151-158.
15 Interían de Ayala, *El Pintor cristiano,* Bd. III, S. 188.
16 Vgl. R. M. Durán, *Iconografía española de San Bernardo,* Poblet 1953; Léon Dewez/Albert van Iterson, »La Lactation de saint Bernard. Légende et iconographie«, *Cîteaux in de Nederlanden,* 7 (1956), S. 165-187; Cécile Dupreux, »La Lactation de saint Bernard de Clairvaux. Genèse et évolution d'une image«, in: Dunand/Spieser/Wirth, *L'image et la production du sacré,* S. 165-193.
17 Näheres dazu in W. Deonna, »La légende de Pero et de Micon et l'allaitement symbolique. Deux études de symbolisme religieux«, *Collection Latomus,* 18 (1935), S. 5-50. Vgl. auch C. Walker Bynum, *Holy Feast and Holy Fast. The Religious Significance of Food to Medieval Women,* Berkeley/Los Angeles/London 1987, S. 260-270.
18 Bernhard von Clairvaux, *9. Ansprache zum Hohenlied,* in: *Schriften,* Bd. V, Wittlich 1937, S. 63.

19 Ich zitiere nach G. Blangez (Hg.), *Ci nous dit. Recueil d'exemples moraux,* Paris 1979-1986, S. 205. Vgl. auch Jacques Berlioz, »La Lactation de saint Bernard dans un exemplum et une miniature du ›Ci nous dit‹«, *Cîteaux,* 39 (1988), S. 270-284.

20 Vgl. Werner Weisbach, »Die Darstellung der Inspiration auf mittelalterlichen Evangelistenbildern«, *Rivista di Archeologia Cristiana,* 16 (1939), S. 101-127, und C. Nordenfalk, »Der inspirierte Evangelist«, *Wiener Jahrbuch für Kunstgeschichte,* 36 (1983), S. 175-190.

21 Paleotti, *Discorso,* S. 142-149.

22 *Psalm* 34 (33), 9.

23 Der Ausdruck stammt von Sartorius, *Cistercium bis Tertium,* Prag 1700, 91, 4 (zitiert nach Dewez/Van Iterson, »La Lactation de saint Bernard«, S. 170).

24 Bernhard von Clairvaux, *Schriften,* Bd. III, Wittlich 1935, S. 128, S. 131 und S. 141.

25 Vgl. Dewez/Van Iterson, »La Lactation de saint Bernard«, S. 181.

26 Interían de Ayala, *El Pintor cristiano,* Bd. III, S. 188.

27 Paleotti, *Discorso,* S. 233.

28 Bernhard von Clairvaux, *69. Ansprache zum Hohenlied,* in: *Schriften,* Bd. VI, Wittlich 1938, S. 187.

29 *Exordium Magnum,* dist. II, cap. VII, 10, in: *P. L.,* 185, Sp. 419 f.

30 Vgl. F. O. Büttner, *IMITATIO PIETATIS. Motive der christlichen Ikonographie als Modelle zur Verähnlichung,* Berlin 1983, S. 149 f., und Jeffrey Hamburger, »The Visual and the Visionary: The Image in Late Medieval Monastic Devotions«, *Viator,* 20 (1989), S. 176.

31 Pedro de Ribadeneira, *Flos sanctorum o libro de la vida de los santos,* Madrid 1599; fr. Übers. im Ausstellungskatalog *Cinq siècles d'art espagnol,* Paris 1987, S. 128.

32 M. de Certeau, *La Fable mystique,* S. 107-155.

33 Vgl. M. Bataillon, *Erasmo y España. Estudios sobre la historia espiritual del siglo XVI,* Mexiko/Buenos Aires 1966, S. 170.

34 Teresa von Avila, *Vida,* 18, 10, in: *Obras Completas,* S. 84, dt. *Leben,* S. 166.

KAPITEL 7

1 Fr. Pons Fuster, *Místicos, beatas y alumbrados,* S. 34. Vgl. auch A. Weber, »Between Ecstasy and Exorcism: Religious Negotiation in Sixteenth-century Spain«, *Journal of Medieval and Renaissance Studies,* 23 (1993), S. 221-234.

2 Francisco de Osuna, *Tercer Abecedario espiritual,* Nueva Bibilioteca de Autores Españoles, Bd. 16, S. 384.

3 Englischer Anonymus, *The Cloud of Unknowing,* hg. von I. Progoff, New York 1957, S. 184 und 195. Vgl. auch J. López Ezquerra, *Lucerna Mística,* Saragossa 1691, Kap. 23.

4 J.-Cl. Schmitt, *La Raison des gestes dans l'Occident médiéval,* Paris 1990, S. 28-30. Speziell zu Spanien vgl. J. Gállego, *Visión y símbolos en la pintura española del Siglo de Oro,* Madrid 1984, S. 248-250. Dennoch kann ich Gállego nicht folgen, wenn er die Gebärdensprache als »Taubstummensprache« charakterisiert. Meine eigene Position basiert auf den Beobachtungen von M. Mauss, »Les techniques du corps« (1935), in: *Sociologie et anthropologie,* Paris 1968, S. 363-383, dt. »Die Techniken des Körpers«, in: *Soziologie und Anthropologie,* Frankfurt a. M./Berlin/Wien 1978, Bd. II, S. 197-220, sowie auf denen von A. J. Greimas, »Conditions d'une sémiotique du monde naturel«, *Communications,* 10 (1968), S. 3-35.

5 M. de Molinos, *Defensa de la contemplación* (um 1680), hg. von E. Pacho, Madrid 1988, S. 216.

6 Alberti, *De la Peinture/De pictura,* hg. und übers. von J. L. Schefer, Paris 1922, S. 174 f., dt. *Drei Bücher über die Malerei,* in: *Kleinere kunsttheoretische*

Schriften (1877), hg. und übers. von H. Janitschek, Osnabrück 1970, S. 120. Vgl. in diesem Zusammenhang N. Michels, *Bewegung zwischen Ethos und Pathos. Zur Wirkungsästhetik italienischer Kunsttheorie des 15. und 16. Jahrhunderts,* Münster 1989, S. 9-27.

7 A. Gilio, *Degli errori de' pittori,* S. 28.

8 Carducho, *Diálogos,* S. 398.

9 Fr. de Hollanda, *De la Pintura antigua* (port. Orig. 1548, sp. Übers. 1563), Madrid 1921, S. 94. Zu diesem Motiv vgl. auch W. Weisbach, *Der Barock,* S. 84-103, und G. Weise, »Das Schwärmerische als Ausdrucksmotiv der religiösen Kunst des Abendlandes«, *Pantheon,* 30 (1942), S. 213-220.

10 »... una grande señal como una grande parte de las personas«, Fr. de Hollanda, *De la pintura antigua,* S. 266 f. Zu den physiognomischen Traktaten der iberischen Halbinsel vgl. J. Caro Baroja, *Historia de la Fisiognómica. El rostro y el carácter,* Madrid 1988, S. 137-194.

11 Vasari, *Le vite,* Bd. IV, S. 349.

12 Vgl. dazu aus jüngster Zeit: R. Preimesberger, »Eine grimassierende Selbstdarstellung Berninis«, in: I. Lavin (Hg.), *World Art. Themes of Unity in Diversity. Acts of the XXVIth International Congress of History of Art,* University Park/London 1989, Bd. II, S. 415-421, und I. Lavin, *Passato e presente nelle storia dell'arte,* Turin 1994, S. 193-232.

13 Vgl. Hubert Damisch, »L'alphabet des masques«, *Nouvelle Revue de Psychanalyse,* 21 (1981), S. 123-131; Louis Marin, »Grammaire royale du visage«, in: *A Visage découvert,* Paris 1992, S. 71-88; Th. Kirchner, *L'expression des passions. Ausdruck als Darstellungsproblem in der französischen Kunst und Kunsttheorie des 17. und 18. Jahrhunderts,* Mainz 1991.

14 Ch. Le Brun, *Méthode pour apprendre à dessiner les passions, proposée dans une Conférence sur l'Expression Genérale et Particulière,* Amsterdam 1702, photomechanischer Nachdruck Hildesheim/Zürich/New York 1982, S. 6 f.

15 Ignatius von Loyola, *Geistliche Übungen,* Erste Woche, Nr. 27, dt. von A. Feder S. J., Freiburg 1957, S. 41. Zum spanischen Text vgl. S. Arzubialde S. J., *Ejercicios Espirituales de S. Ignacio. Historia y Análisis,* Bilbao/Santander 1991, S. 88.

16 Zur Urheberschaft Riberas vgl. F. Bologna, *Battistello Caracciolo e il primo naturalismo a Napoli,* Neapel 1991, S. 283, und A. E. Pérez Sánchez, in: *Ribera. 1591-1652* (Ausstellungkatalog), Madrid 1992, S. 190.

17 Zu diesem Motiv vgl. Pseudo-Dionysius Areopagita, *Die mystische Theologie,* I, 1, in: *Mystische Theologie und andere Schriften,* dt. von W. Tritsch, München 1956, und – was die Übernahme durch die spanische Mystik betrifft – unter anderem J. Baruzi, *S. Jean de la Croix et le problème de l'expérience mystique,* Paris 1931, S. 301-329.

18 Palomino, *El Museo pictórico,* Bd. II, S. 301.

19 Ch. Le Brun, *Méthode,* S. 4.

20 Fr. de Mosón, *Norte de Idiotas,* Lissabon 1563, S. 6 f.

21 Vgl. J.-Cl. Schmitt, *La Raison des gestes,* S. 66.

22 Vgl. M. de Certeau, »L'absolu du pâtir: passions des mystiques (XVIe-XVIIe siècles)«, in: *Bulletin du groupe des recherches sémio-linguistiques,* 9 (1979), S. 26-36. Zum Problem von Körper und Ekstase in den traditionellen Kulturen vgl. das noch immer wichtige Buch von M. Eliade, *Schamanismus und archaische Ekstasetechnik,* Frankfurt a. M. 1975.

23 Carducho, *Diálogos,* S. 404 f.

24 L. B. Alberti, *De la Peinture/De Pictura,* S. 173, dt. S. 118.

25 Augustinus, *De cura pro mortuis gerenda,* in: *P.L.,* 40, Sp. 597.

26 L. B. Alberti, *De la Peinture/De Pictura,* S. 175, dt. S. 120.

27 Bonaventura, *Legenda Sancti Francisci,* Kap. VIII, in: *Opera Omnia,* Quaracchi 1898, Bd. VIII, S. 519, dt. *Franziskus, Engel des sechsten Siegels,* in: *Fran-*

ziskanische Quellenschriften, Bd. VII, Werl 1962, S. 297. Vgl. auch Thomas von Celano, *Vita,* 2, 2, Kap. 89, 126, in: *Analecta Franciscana,* 10, Quarrachi 1941, S. 204 f., dt. *Leben und Wunder des heiligen Franziskus von Assisi,* in: *Franziskanische Quellenschriften,* Bd. V, Werl 1955, S. 355 f., wo der Satz »er sah niemand« unverändert übernommen wird. Es gelang mir nicht, den Passus aus den *Fioretti* zu identifizieren, den P. Askew zitiert, »The Angelic Consolation of St Francis of Assisi in Post-Tridentine Italian Painting«, *Journal of the Warburg and Courtauld Institutes,* 32 (1969), S. 299.

28 Kowal, *Ribalta y los ribaltescos,* S. 86.

29 Vgl. hierzu M. Agenot, »Les Traités de l'éloquence du corps«, *Semiotica,* 8 (1973), S. 60-82.

30 Ch. Le Brun, *Méthode,* S. 6 f. und 1 f.

31 J. Bulwer, *Chirologia, or the Natural Language of the Hand and Chironomia or the Art of Manual Rhetoric* (London 1644), photomechanischer Nachdruck hg. von H. R. Gillis, New York 1975, S. 33 f.

32 L. B. Alberti, *De la peinture/De Pictura,* S. 153, dt. S. 108. Ein allgemeiner theoretischer Rahmen wird abgesteckt in den Arbeiten von E. H. Gombrich, »Ritualized Gesture and Expression in Art«, *Philosophical Transactions of the Royal Society of London,* series B, Biological Studies, 251 (1965), S. 393-410, und »Action and Expression in Western Art«, in: R. A. Hinde (Hg.), *Non-Verbal Communication,* Cambridge 1975, S. 373-423. Zum besonderen Fall der religiösen Gestik in der Renaissance und deren Übernahme durch das 17. Jahrhundert vgl. G. Weise und G. Otto, *Die religiösen Ausdrucksgebärden des Barock und ihre Vorbereitung durch die italienische Kunst der Renaissance,* Stuttgart 1938.

33 Vgl. die Anmerkungen von F. Calvo Serraller, in: Carducho, *Diálogos,* S. 395-415.

34 G. P. Lomazzo, *Trattato,* S. 118.

35 J. García Hidalgo, *Principios para estudiar el arte de la pintura* (Madrid 1691), in: F. J. Sánchez Cantón, *Fuentes literarias para la Historia del Arte Español,* Madrid 1934, Bd. III, S. 125.

36 Martin de la Vera, *Instrucción de Ecclesiásticos,* Madrid 1630, S. 49. Vgl. dazu A. Saint-Saëns, *La Nostalgie du Désert. L'idéal érémitique en Castille au Siècle d'Or,* San Francisco 1993.

37 Thomas von Aquin, *Summa contra gentiles,* III, 119.

38 Gonzalo de Berceo, *El Poema de S. Oria,* hg. von I. Uria Maqua, Logroéo 1976, S. 180.

39 Vgl. hierzu Peter Dinzelbacher, »Körperliche und seelische Vorbedingungen religiöser Träume und Visionen«, in: T. Gregory (Hg.), *I sogni nel Medioevo. Seminario internazionale,* Rom 1985, S. 57-86. In einem weiteren Zusammenhang vgl. A. Vauchez, *La Sainteté en Occident aux derniers siècles du Moyen Age,* Rom 1981, S. 515-518, und D. Weinstein/R. M. Bell, *Saints and Society. The Two Worlds of Western Christendom, 1000-1700,* Chicago/London 1982, S. 141-163.

40 Vgl. vor allem Jean-Claude Schmitt, »Between Text and Image: the Prayer Gestures of Saint Dominic«, *History and Anthropology,* 1 (1984), S. 127-162; Simon Tugwell, »The Nine Ways of Prayer of St Dominic: A Textual Study and Critical Edition«, *Mediaeval Studies,* 47 (1985), S. 1-124; R. C. Trexler, *The Christian at Prayer: An Illustrated Prayer Manual attributed to Peter the Chanter (d. 1197),* Binghamton, New York 1987. Zum Problem der Gebetsweisen im Spanien der Gegenreformation vgl. P. Martínez Burgos Carcía, *Idolos e imagenes. La controversia del arte religioso en el Siglo XVI español,* Valladolid 1990, S. 165-188.

41 R. C. Trexler, *The Christian at Prayer,* S. 179.

42 ebd.

43 a. a. O., S. 180.

44 Erstmals veröffentlicht von G. Alonso-Getino, »Los Nueve modos de orar de señor Santo Domingo«, *La Cienca Tomista,* 70 (1921), S. 5-19.

45 Tugwell, »The Nine Ways of Prayer«, S. 5.

46 a. a. O., S. 94.

47 Vgl. in diesem Zusammenhang die Bemerkungen von Domingo Iturgaiz Ciriza, »Dinamoplástica iconográfica comparada de los ›Modos de orar‹ de Santo Domingo de Guzmán«, *Cuadernos de Arte e Iconografía,* IV, 7 (1991), S. 74-84. Man muß jedoch berücksichtigen, daß die achte und neunte Position, die der Traktat illustriert, offenkundig aus dieser dynamischen Ordnung herausfallen und das »Danach« der Ekstase betreffen: *post horas canonicas/después de las oras canónicas.*

48 Tugwell, »The Nine Ways of Prayer«, S. 95.

49 a. a. O., S. 85 und 97.

50 a. a. O., S. 98.

51 a. a. O., S. 99.

52 a. a. O., S. 100.

53 Ignatius von Loyola, *Geistliche Übungen,* Erste Woche, Nr. 76, S. 65; zum spanischen Text vgl. S. Arzubialde, *Ejercicios Espirituales de S. Ignácio,* S. 191-192.

54 Diego Pérez de Valdivia, *Aviso de gente recogida* (Barcelona 1585), hg. von A. Huerga, Salamanca/Madrid 1977, S. 568.

55 Vgl. Th. Ohm, *Die Gebetsgebärden der Völker und das Christentum,* Leiden 1948, S. 263-272; R. Suntrup, *Die Bedeutung der liturgischen Gebärden und Bewegungen in lateinischen und deutschen Auslegungen des 9. bis 13. Jahrhunderts,* München 1978, S. 172-181, und H. Demisch, *Erhobene Hände,* Stuttgart 1984.

56 Ein Gedanke, den man schon bei Tertullian findet, *De orat.* 17, und bei Ambrosius, *De Sacr.* VI, 4, 18.

57 Vgl. J. J. Tikkanen, *Die Beinstellung in der Kunstgeschichte,* Helsinki 1912, S. 151-186.

58 Thomas a Celano, *Vita,* 2, 2, Kap. 65, 99 in: *Analecta Franciscana,* 10, Quarracchi, 1941, S. 189, dt. in: *Franziskanische Quellenschriften,* Bd. V, Werl 1955, S. 329.

BIBLIOGRAPHIE

Acuña de Adarve, Juan, *Discursos de las effigies y verdaderos retratos non manufactos de Santo rostro y cuerpo de Jesu Christo,* Villanueva 1637.

Alberti, Leon Battista, *Della pictura libri tre* (1435-1436), in: *Leone Battista Albertis kleinere kunsttheoretische Schriften* (1877), hg. und übers. von H. Janitschek, Osnabrück 1970.

Albi, José, *Joan de Joanes y su circulo artistico,* 3 Bde., Valencia 1979.

Allison Peers, Edgar, *Studies on the Spanish Mystics,* 3 Bde., London 1927-1960.

Angúlo Iñíguez, Diego und Alfonso Pérez Sánchez, *Corpus of Spanish Drawings,* 3 Bde., London 1975, 1977, 1985.

Angúlo Iñíguez, Diego, *Murillo. Su vida, su arte, su orbra,* 3 Bde., Madrid 1980.

Anonymus, *The Cloud of Unknowing,* hg. von I. Progoff, New York 1957.

Arasse, Daniel, »Extases et visions béatifiques à l'apogée de la Renaissance. Quatres images de Raphaël«, *Mélanges de l'Ecole Française de Rome. Moyen Age, Temps Modernes,* 84 (1972), S. 403-491.

Askew, Pamela, »The Angelic Consolation of St Francis of Assisi in Post-Tridentine Italian Painting«, *Journal of the Warburg and Courtauld Institutes,* 32 (1969), S. 280-306.

Augustinus, *De genesi ad litteram libri XII,* dt. von C. J. Perl, *Über den Wortsinn der Genesis. Der große Genesiskommentar in 12 Büchern,* 2 Bde., Paderborn 1961-1964.

Ayala, Fr. Juan Interían de, *El Pintor cristiano y erudito* (1730), Barcelona 1883.

Baruzi, Jean, *S. Jean de la Croix et le problème de l'expérience mystique* (1924), Paris 1931.

Bataille, Georges, *L'Érotisme,* Paris 1957, dt. von M. Hölzer, *Der heilige Eros,* Frankfurt a. M./Berlin/Wien 1982.

Bataillon, Marcel, *Erasmo y España. Estudios sobre la historia espiritual del siglo XVI,* Mexico City/Buenos Aires 1966.

Behn, Irene, *Spanische Mystik,* Düsseldorf 1957.

Bell, Rudolph M., *Holy Anorexia,* London 1985.

Belting, Hans, *Bild und Kult. Eine Geschichte des Bildes vor dem Zeitalter der Kunst,* München 1990.

Benz, Ernst, *Die Vision. Erfahrungsformen und Bilderwelt,* Stuttgart 1969.

Bergmann, Emilie L., *Art Inscribed: Essays on Ekphrasis in Spanish Golden Age Poetry,* Cambridge, Massachusetts 1979.

Berlioz, Jacques, »La Lactation de saint Bernard dans un exemplum et une miniature du ›Ci nous dit‹«, *Cîteaux,* 39 (1988), S. 270-284.

Bernhard von Clairvaux, *Œuvres complètes,* fr. Übers. von Dion und Charpentier, 8 Bde., Paris 1865-1867, dt. *Die Schriften des honigfließ-*

enden Lehrers B. v. Cl., übers. von A. Wolters und E. Friedrich, 6 Bde., Wittlich 1934-1938.

Boland, Paschal, *The Concept of »Discretio Spiritum« in John Gerson's »De Probatione Spiritum« and »De Distinctione Verarum Visionum a falsis«*, Catholic University of America, Studies in Sacred Theology, second series, 112, Washington, D. C. 1959.

Bolgiani, Franco, *Mística e retorica*, Florenz 1987.

Boschloo, Anton W. A., *Annibale Carracci in Bologna*, 2 Bde., Den Haag 1974.

Boskovits, Miklós, »Immagine e preghiera nel tardo medioevo: osservazioni preliminari«, *Arte Cristiana*, 76 (1988), S. 93-104.

Bottomley, Frank, *Attitudes to the Body in Western Christendom*, London 1979.

Bremond, Henri, *Histoire littéraire du sentiment religieux en France*, 12 Bde., Paris 1916-1933.

Brendel, Otto, »Origins and Meaning of the Mandorla«, *Gazette des Beaux-Arts*, 6e série, 25 (1944), S. 5-24.

Brizio, Anna Maria, »La Santa Cecilia de Raffaello«, *Arte Lombarda*, 10 (1965), S. 99-105.

Brown, Jonathan, *The Golden Age of Painting in Spain*, London 1991.

Bryson, Norman, *Vision and Painting: The Logic of the Gaze*, New Haven 1989.

Büttner, Frank Olaf, *Imitatio Pietatis. Motive der christlichen Ikonographie als Modelle zur Verähnlichung*, Berlin 1983.

Bulwer, J., *Chirologia, or the Natural Language of the Hand and Chironomia or the Art of Manual Rhetoric* (London 1644), hg. von H. R. Gillis, New York 1975.

Bundy, Murray Wright, *The Theory of the Imagination in Classical and Medieval Thought*, Urbana, Illinois 1976.

Burckhardt, Jacob, »Das Altarbild«, in: *Beiträge zur Kunstgeschichte von Italien*, Basel 1898.

Calvo Serraller, Francisco, *Teoría de la pintura del Siglo de Oro*, Madrid 1981.

Camon y Aznar, José, *Arte y pensamiento en San Juan de la Cruz*, Madrid 1972.

Carducho, Vicente, *Diálogos de la pintura. Su defensa, origen, esencia, definicíon, modos y diferencias* (Madrid 1633), hg. von Fr. Calvo Serraller, Madrid 1979.

Caro Baroja, Julio, *Las formas complejas de la vida religiosa* (1978), Madrid ²1985.

– *Historia de la fisiognómica. El rostro y el carácter*, Madrid 1988.

Carranza, Bartolomé de, *Comentarios sobre el Catechismo christiano*, hg. von T. Idigoras, 2 Bde., Madrid 1972.

Castro, Américo, *Teresa la santa y otros ensayos* (1929), Madrid 1972.

Cayré, P. Fulbert, *La Contemplation augustinienne* (1927), Tournai ²1954.

Certeau, Michel de, »›Mystique‹ au XVIIe siècle. Le problème du langage ›mystique‹«, in: *L'Homme devant Dieu. Mélanges offerts au Père Henri de Lubac*, Paris 1964, 2. Bd., S. 267-291.

– »L'Absolu du pâtir: passions des mystiques (XVIe-XVIIe siècles)«,

Bulletin du Groupe des Recherches Sémiolinguistiques, 9 (1979), S. 26-36.
– *La Fable mystique, XVIe-XVIIe siècles,* Paris 1982.
– *La Faiblesse de croire,* Paris 1987.
Christian, William A., Jr., *Apparitions in Late Medieval and Renaissance Spain,* Princeton 1981.
– *Local Religion in Sixteenth-century Spain,* Princeton 1981.
Cuartero y Huerta, Baltasar, »Relacíon descriptiva de los cinquenta y seis cuadros pintados por Vincente Carduchi para le claustro grande de la Cartuja del Paular«, *Boletín de la Real Academia de Historia,* 126 (1950), S. 351-385, und 127 (1951), S. 179-201 und S. 481-525.
Curtius, Ernst Robert, »Theologische Kunsttheologie im spanischen Barock«, *Romanische Forschungen,* 2 (1939), S. 145-184.
Dávila Fernandéz, María del Pilar, *Los Sermones y el arte,* Valladolid 1980.
Damisch, Hubert, *Théorie du nuage. Pour une histoire de la peinture,* Paris 1972.
– »L'Alphabet des masques«, *Nouvelle Revue de Psychanalyse,* 21 (1981), S. 123-131.
De Lubac, Henri, *Le Surnaturel. Études historiques,* Paris 1946.
De Maio, Romeo, *Pittura e controriforma a Napoli,* Bari 1983.
Dempsey, Charles, »The Carracci and the Devout Style in Emilia«, in: H. A. Millon et al., *Emilian Painting of the 16th and 17th Centuries. A Symposium,* Bologna 1987, S. 75-87.
Dewez, Léon, und Albert van Iterson, »La Lactation de saint Bernard. Légende et iconographie«, *Cîteaux in de Nederlanden,* 7 (1956), S. 165-189.
Dinzelbacher, Peter, und P. Bauer (Hg.), *Frauenmystik im Mittelalter,* Ostfildern 1985.
– »Körperliche und seelische Vorbedingungen religiöser Träume und Visionen«, in: T. Gregori (Hg.), *I sogni nel Medioevo,* Rom 1985, S. 57-86.
– und P. Bauer (Hg.), *Religiöse Frauenbewegung und mystische Frömmigkeit im Mittelalter,* Köln 1988.
– *Mittelalterliche Visionsliteratur,* Darmstadt 1989.
Dupreux, Cécile, »La Lactation de saint Bernard de Clairveaux. Genèse et évolution d'une image«, in: Fr. Dunand, J.-M. Spieser und J. Wirth, *L'Image et la production du sacré,* Paris 1991, S. 165-193.
Dupré, Louis, »The Christian Experience of Mystical Union«, *Journal of Religion,* 69 (1989), S. 1-13.
Durán, Rafael M., *Iconografía española de San Bernardo,* Poblet 1953.
L'Estasi di Santa Cecilia di Raffaello da Urbino nelle Pinacoteca Nazionale di Bologna, Katalog, Bologna 1983.
Elderkin, G. W., »Shield and Mandorla«, *American Journal of Archaeology,* 42 (1938), S. 227-236.
Eliade, Mircea, *Le Chamanisme et les techniques archaïques de l'extase,* Paris 1968, dt. von I. Köck, *Schamanismus und archaische Ekstasetechnik,* Frankfurt a. M. 1975.
Farges, Mgr. Albert, *Les Phénomènes mystiques distingués de leurs contrefaçons humaines et diaboliques,* Paris 1920.
Fitz Darby, Delphine, *Francisco Ribalta and his School,* Cambridge,

Massachusetts 1938.
Florisoone, Michel, *Esthétique et mystique d'après sainte Thérèse d'Avila et saint Jean de la Croix,* Paris 1989.
– *Saint Jean de la Croix. Iconographie génerale,* Brügge 1975.
Freedberg, David, *The Power of Images: Studies in the History and Theory of Response,* London 1989.
Freedberg, Sidney J., *Circa 1600. A Revolution of the Style in Italian Painting,* London 1983.
Freer, Kenneth Orville, *A Study of the Vision Reports in Biblical Literature* (Dissertation Yale University), New Haven 1975.
Frey, Dagobert, »Das religiöse Erlebnis bei Tizian. Zur Darstellung des Übersinnlichen in der Malerei des 16. Jahrhunderts«, *Jahrbuch der Berliner Museen,* 1 (1959), S. 242-248.
Frugoni, Chiara, »Le Mistiche, le visioni e l'iconografia: rapporti ed influssi«, in: *Temi e problemi de la mistica femminile trecentesca,* Todi 1983, S. 139-179.
Fumaroli, Marc, *L'École du Silence. Le Sentiment des images au XVIIe siècle,* Paris 1994.
Gallego, Julian, *Visión y símbolos en la pintura española del Siglo de Oro,* Madrid 1984.
Gardner von Teuffel, Christa, »Raffaels römische Altarbilder. Aufstellung und Bestimmung«, *Zeitschrift für Kunstgeschichte,* 50 (1987), S. 1-45.
Gaudreau, Marie M., *Mysticism and Image in St John of the Cross,* Bern/Franfurt a. M. 1976.
Gerson, Johannes, *Œuvres complètes,* hg. von Mgr. Glorieux, Paris/Tournai/Rom/New York 1962.
Gilio da Fabriano, Giovan Andrea, *De la Emulatione che il Demonío ha fatta a Dio ...,* Venedig 1613.
Gilman Proske, Beatrice, *Juan Martínez-Montañés, Sevillan Sculptor,* New York 1967.
Goffen, Rona, »›Nostra Conversatio in Coelis est‹: Observations on the Sacra Conversazione in the Trecento«, *Art Bulletin,* 61 (1979), S. 198-222.
Gombrich, Ernst H., »Ritualized Gesture and Expression in Art«, *Philosophical Transactions of the Royal Society of London,* series B, Biological Sciences, Nr. 772, 251 (1965), S. 391-401.
– »Action and Expression in Western Art«, in: R. A. Hinde (Hg.), *Non-verbal Communication,* London 1972, S. 373-394.
Hamburger, Jeffrey, »The Visual and the Visionary: The Image in Late Medieval Monastic Devotions«, *Viator,* 20 (1989), S. 161-182.
– *The Rothschild Canticle,* New Haven 1990.
Harbison, Craig, »Visions and Meditations in Early Flemish Painting«, *Simiolus,* 15 (1985), S. 87-118.
Harl, Marguerite, »Le Langage de l'expérience religieuse chez les pères grecs«, in: F. Bolgiani (Hg.), *Mística e retorica,* Florenz 1977, S. 5-34.
Hatzfeld, Helmut, *Estudios literarios sobre mística española,* Madrid 1976.
Heiler, Friederich, *Das Gebet. Eine religionsgeschichtliche und religionspsychologische Untersuchung,* München 1923.
Hernández Díaz, José, *Juan Martínez Montañés,* Sevilla 1987.
Hollanda, Francisco de, *De la Pintura antigua* (1548/1563), Madrid 1921.

Humfrey, Peter, und Martin Kemp, *The Altarpiece in the Renaissance,* Cambridge 1990.

Hyatt Mayor A., »Visions and Visionaries«, *Bulletin of the Metropolitan Museum of Art,* 5 (1946-1947), S. 157-163.

L'Immagine di San Francesco nella Controriforma, Katalog, Rom 1982.

Interían de Ayala (Fr. Juan), siehe: Ayala.

Iser, Wolfgang, *Das Fiktive und das Imaginäre. Perspektiven literarischer Anthropologie,* Frankfurt a. M. 1991.

Jameson, Ana, *Legends of the Madonna as Represented in the Fine Arts,* New York 1899.

– *Legend of the Monastic Orders,* London 1891.

Le Jardin clos de l'âme. L'Imaginaire des réligieuses dans les Pays-Bas du sud, depuis le 13e siècle, Katalog von P. Vandenbroek et al., Brüssel (Palais des Beaux-Arts) 1994.

Jedin, Hubert, »Entstehung und Tragweite des Trienter Dekrets über die Bildverehrung«, *Theologische Quartalschrift,* 115/116 (1934-1935), S. 143-187, 404-423.

Johannes vom Kreuz, *Obras completas,* Biblioteca de Autores Cristianos, 15, Madrid 1982, dt. *Sämtliche Werke,* München [6]1967.

Fr. Juan de los Angeles, *Obras místicas,* Nueva Biblioteca de Autores Españoles, 20, Madrid 1912.

Jucker-Scherrer, Ines, *Der Gestus des Aposkopein. Ein Beitrag zur Gebärdensprache in der antiken Kunst,* Zürich 1956.

Kagan, Richard L., *Lucrecia's Dreams: Politics and Prophecy in Sixteenth-century Spain,* Berkeley/Los Angeles 1990.

Katz, Steven T. (Hg.), *Mysticism and Language,* Oxford 1992.

Keel, Othmar, *Jahwe-Visionen und Siegelkunst. Eine neue Deutung der Majestätsschilderungen in Jes. 6, Ez. 1 und Sach. 4,* Stuttgart 1977.

Kemp, Wolfgang, *Der Anteil des Betrachters,* München 1983.

Kirchner, Thomas, *L'Expression des passions. Ausdruck als Darstellungsproblem in der französischen Kunst und Kunsttheorie des 17. und 18. Jahrhunderts,* Mainz 1991.

Knipping, John B., *Iconography of the Counter-Reformation in the Netherlands: Heaven on Earth,* 2 Bde., Leiden 1974.

Kowal, David M., *Ribalta y los ribaltescos: La evolución del estilo Barroco en Valencia,* Valencia 1985.

– *Francisco Ribalta and his Followers: A Catalogue Raisonné,* London 1985.

Krüger, Klaus, »Bildandacht und Bergeinsamkeit. Der Eremit als Rollenspiel in der städtischen Gesellschaft«, in: H. Belting und D. Blume (Hg.), *Malerei und Stadtkultur in der Dantezeit. Die Argumentation der Bilder,* München 1989, S. 187-200.

Labrot, Gérard, »Conservatisme plastique et expression rhétorique«, *Mélanges d'Archéologie et d'Histoire. Ecole Française de Rome,* 76 (1964), S. 555-624.

– »Un Type de message figuratif: l'image pieuse«, *Mélanges d'Archéologie et d'Histoire. Ecole Française de Rome,* 78 (1966), S. 595-618.

Le Brun, Charles, *Méthode pour apprendre à dessiner les passions, proposée dans une Conférence sur l'Expression Générale et Particulière,* Amsterdam 1702.

Lenain, Thierry, »Y a-t-il une ›crise de la représentation‹ dans la peinture classique?«, *Annales d'Histoire de l'Art et d'Archéologie. Université Libre de Bruxelles,* 12 (1990), S. 91-108.

– »La Vision sculpturale de Roland Monteyne«, *Annales d'Histoire de l'Art et d'Archéologie. Université Libre de Bruxelles,* 15 (1993), S. 97-109.

Lepicier, Augustin-Marie, *L'Immaculée Conception dans l'art et l'iconographie,* Spa 1956.

Leroy, Olivier, *La Lévitation. Contribution historique et critique à l'étude du merveilleux,* Paris 1928.

Levi D'Ancona, Mirella, *The Iconography of the Immaculate Conception in the Middle Ages and the Early Renaissance,* New York 1957.

López Ezquerra, José, *Lucerna Mística,* Zaragoza 1691.

Loyola, Ignatius von, *Exercicios Espirituales,* in: S. Arzubialde S. J., *Ejercicios Espirituales de S. Ignácio. Historia y Análisis,* Bilbao/Santander 1991, dt. von A. Feder S. J., *Geistliche Übungen,* Freiburg 1957.

Luzárraga, Jesus, *Las Tradiciones de la nube en la Biblia y en el Judáismo primitivo,* Rom 1973.

Mâle, Emile, *L'Art religieux de la fin du XVIe siècle, du XVIIe siècle et du XVIIIe siècle. Etude sur l'iconographie après le Concile de Trente, Italie-France-Espagne-Flandres,* Paris ^{2}1972.

Maréchal, Joseph, *Etudes sur la psychologie des mystiques,* 2 Bde., Brüssel 1924-1937.

Marin, Louis, »Corps (sémiotique du)«, *Encyclopaedia Universalis,* Suppl., Paris 1980, S. 413-416.

– »Grammaire royale du visage«, in: *A Visage découvert,* Paris 1992, S. 71-88.

Marti-Alanis, Antonio, *La Retórica sacra en el Siglo de Oro,* Barcelona 1969.

Martínez, Jusepe, *Discursos practicables del nobilisimo arte de la pintura,* hg. von J. Gallego, Madrid 1988.

Martínez Burgos García, Palma, *Idolos e imagines. La controversia del arte religioso en el Siglo XVI español,* Valladolid 1990.

Mauss, Marcel, »Les techniques du corps« (1935), in: *Sociologie et anthropologie,* Paris 1968, S. 363-383, dt. »Die Techniken des Körpers«, in: *Soziologie und Anthropologie,* Franfurt a. M./Berlin/Wien 1978, Bd. II, S. 197-220.

Mayer, August L., *Die Sevillaner Malerschule,* Leipzig 1911.

McGinn, Bernard, »Love, Knowledge and ›Unio Mistica‹ in the Western Christian Tradition«, in: M. Idel und B. McGinn (Hg.), *Mystical Union and Monotheistic Faith: An Ecumenical Dialogue,* S. 59-86, S. 203-219.

McGuckin, John Anthony, *The Transfiguration of Christ in Scripture and Tradition,* Studies in the Bible and Early Christianity, Bd. 9, Lewiston/Queenston 1986.

McKim-Smith, Gridley, Greta Andersen-Bergdoll und Richard Newman, *Examining Velázquez,* London 1988.

Menéndez Pelayo, Marcelino, *Historia de los heterodoxos españoles,* 7 Bde., Madrid 1966.

– *La Mística española,* Madrid 1956.

Michels, Norbert, *Bewegung zwischen Ethos und Pathos. Zur Wirkungs-*

ästhetik italienischer Kunsttheorie des 15. und 16. Jahrhunderts, Münster 1989.

Mihailescu, Calin, »›Corpus Epochalis‹: Mysticism, Body, History«, *Surfaces,* 1/9 (1991), S. 5-41.

Moffitt, John F., »›Ut Pictura Sermones‹: Homiletic Reflections of Velázquez's Religious Images«, *Arte Cristiana,* 722 (1987), S. 295-306.

Molinos, Miguel de, *Defensa de la contemplacion* (ca. 1680), hg. von E. Pacho, Madrid 1988.

Neumeyer, Alfred, »Gedanken über die Darstellung des Sehens in der bildenden Kunst«, in: *Festschrift Werner Hager,* Recklinghausen 1966, S. 161-167.

Nieto, Benedicto, *La Asunción de la Virgen en el Arte. Vida de un tema iconográfico,* Madrid 1950.

Ohm, Thomas, *Die Gebetsgebärden der Völker und das Christentum,* Leiden 1948.

Orozco-Díaz, Emilio, *Temas del Barroco,* Granada 1946.

– *Poesia y mística,* Madrid 1959.

– *Mística, plástica y barroco,* Madrid 1977.

Ossola, Carlo, »Apoteosi ed ossimoro«, in: F. Bolgiani (Hg.), *Mística e retorica,* Florenz 1977, S. 47-103.

Osuna, Francisco de, *Tercer Abecedarío espiritual* (1527), Nueva Biblioteca de Autores Españoles, Bd. 16: *Escritores y místicos españoles,* Madrid 1911, S. 319-587.

Otto, Rudolf, *Das Heilige. Über das Irrationale in der Idee des Göttlichen und sein Verhältnis zum Rationalen,* Gotha ^{18}1929.

Pacheco, Francisco, *El Arte de la Pintura* (Madrid 1649), hg. von B. Bassegoda í Hugas, Madrid 1990.

Paleotti, Gabriele, *Discorso intorno alle immagini sacre e profane* (Bologna 1582), in: Paola Barrochi: *Trattati d'arte del Cinquecento fra Manierismo e Controriforma,* Bd. II, Bari 1961.

Palomino, Antonio, *El Museo pictórico y escala óptica* (Madrid 1715-1724), 3 Bde., Madrid 1988.

Panofsky, Erwin, »›Nebulae in pariete‹: Notes on Erasmus' Eulogy on Dürer«, *Journal of the Warburg and Courtauld Institutes,* 14 (1951), S. 34-41.

Pease, Stanley A., »Some Aspects of Invisibility«, *Harvard Studies in Classical Philology,* 53 (1942), S. 1-36.

Pérez Sánchez, Alfonso E., *Pintura italiana del siglo XVII en España,* Madrid 1965.

– »Presencia de Tiziano en la España del Siglo de Oro«, *Goya,* 135 (1976), S. 140-159.

– »Trampantojos ›a lo divino‹«, *Lecturas de Historia del Arte* (1992), S. 139-155.

– *Pintura Barroca en España. 1600-1750,* Madrid 1992.

Perry, Mary Elizabeth, *Gender and Disorder in Early Modern Seville,* Princeton 1990.

– und Anne J. Cruz (Hg.), *Cultural Encounters: The Impact of the Inquisition in Spain and the New World,* Berkeley/Los Angeles 1991.

Petroff, Elizabeth A., *Medieval Women's Visionary Literature,* New York/Oxford 1986.

Pike, Nelson, *Mystical Union: An Essay in the Phenomenology of Mysticism,* London 1992.

Poland, Lynn, »The Idea of the Holy and the History of the Sublime«, *The Journal of Religion,* 72/2 (1992), S. 175-197.

Poletto, Christine, *Arts et pouvoirs à l'âge baroque: crise mystique et crise esthétique aux XVIe et XVIIe siècles,* Paris 1990.

Pons Fuster, Francisco, *Místicos, beatos y alumbrados. Ribera y la espiritualidad Valenciana del S. XVII,* Valencia 1991.

Posner, Donald, *Annibale Carracci: A Study in the Reform of Italian Painting around 1590,* London 1971.

Prodi, Paolo, »Ricerche sulla teorica delle arti figurative nelle Riforma Cattolica«, *Archivio italiano per la storia della pietà,* 4 (1965), S. 121-212.

Pseudo-Dionysius Areopagita, *Die mystische Theologie,* in: *Mystische Theologie und andere Schriften,* dt. W. Tritsch, München 1956.

Puech, Henri-Charles, »La Ténèbre Mystique chez le pseudo-Denys l'Aréopagite et dans la tradition patristique«, *Etudes Carmélitaines,* 23 (1938), S. 33-53.

Ramsey, Arthur Michael, *The Glory of God and the Transfiguration of Christ,* London 1949.

Read, Malcolm K., *Visions in Exile: The Body in Spanish Literature and Linguistics: 1500-1800,* Amsterdam/Philadelphia 1990.

Recejac, Jérôme-Edouard, *Essai sur les fondements de la connaissance mystique,* Paris 1896.

Redondo, Augustin, *Le Corps dans la société espagnole des XVIe et XVIIe siècles,* Paris 1990.

Reypens, L., »Ame (son fond, ses puissances et sa structure d'après les mystiques)«, in: *Dictionnaire de Spiritualité,* Bd. I (Paris 1937), Sp. 433-469.

Ribadeneira, Pedro de, *Flos sanctorum o libro de la vida de los santos,* Madrid 1599.

Ribera, 1591-1652, Katalog von A. E. Pérez Sánchez und N. Spinosa, Madrid (Museo del Prado) 1992.

Jusepe de Ribera, la Spagnoletto, Katalog von C. Felton, W. B. Jordan und J. Brown, Forth Worth, Texas (Kimbell Art Museum) 1982.

Los Ribalta y la pintura valenciana de su tiempo, Katalog von F. B. Domenech, Madrid (Museo del Prado) 1988.

Rico Verdu, José, *La Retórica española de los Siglos XVI y XVII,* Madrid 1973.

Ringbom, Sixten, »›Maria in sole‹ and the Virgin of the Rosary«, *Journal of the Warburg and Courtauld Institutes,* 26 (1962), S. 326-330.

– »Devotional Images and Imaginative Devotions«, *Gazette des Beaux-Arts,* 23 (1969), S. 159-170.

– »Vision and Conversation in Early Netherlandish Paiting: The Delft Master's ›Holy Family‹«, *Simiolus,* 19 (1989), S. 181-190.

Rodriguez G. de Ceballos, Alfonso, »La Repercusión en España del decreto Concilio de Trento acerca de las imágines sagradas y la censuras al Greco«, *Studies in the History of Art,* 13 (1984), S. 153-159.

Rousset, Jean, »Les Images de la nuit et de la lumière chez quelques poètes religieux«, *Cahiers de l'Association Internationale des Etudes Françai-*

ses, 10 (1958), S. 58-68.
Runzo, Joseph, »Visions, Pictures and Rules«, *Religious Studies,* 13 (1977), S. 303-318.
Saint-Saëns, Alain (Hg.), *Religion, Body and Gender in Early Modern Spain,* San Francisco 1991.
– *La Nostalgie du désert. L'idéal érémitique en Castille au Siècle d'Or,* San Francisco 1993.
Saínz Rodriguez, Pedro, *Antología de la literatura espiritual española,* 4 Bde., Madrid 1984-1985.
Sánchez Cantón, Fr. Xavier, *Fuentes literarias para la historia del arte en España,* 5 Bde., Madrid 1923-1941.
Sandaeus, M., *Pro theologia mystica clavis ...,* Köln 1640.
Schapiro, Meyer, »The Image of the Disappearing Christ: The Ascension in English Art around the year 1000«, *Gazette des Beaux-Arts,* 23 (1943), S. 135-152.
Schmitt, Jean-Claude, *La Raison des gestes dans l'Occident médiéval,* Paris 1990.
Schulte, Hansgerd, *El Desengaño. Wort und Thema in der spanischen Literatur des Goldenen Zeitalters,* München 1969.
Shearman, John, »Corregio's Illusionism«, in: Marisa Dalai Emiliani (Hg.), *La Prospettiva rinascimentale. Codificazioni e trasgressioni,* Bd. 1, Florenz 1980, S. 281-294.
– »Raphael's Clouds and Corregio's«, in: M. Sambucca Hamond und M. L. Strocchi (Hg.), *Studi su Raffaelo. Atti del Congresso Internazionale di Studi,* Urbino 1987, S. 657-668.
Santa Teresa y su tiempo, Katalog, Madrid (Casón del Buen Retiro) 1970.
Socrate, Mario, »Borrón e pittura ›di macchia‹ nella cultura letteraria del Siglo de Oro«, *Studi de Letteratura Spagnola,* Facoltà di Magistero, Universität Rom, 1966, S. 25-70.
Sohm, Philipp, *»Pittoresco«. Marco Boschini, his Critics and their Critiques of Painterly Brushwork in Seventeeth- and Eighteenth-century Italy,* Cambridge 1991.
Sorte, Cristoforo, *Osservazioni nella pittura* (Venedig 1580), in: Paola Barocchi, *Trattati d'arte del Cinquecento fra il Manierismo e la Controriforma,* Bd. I, Bari 1960.
Staedel, Else, *Ikonographie der Himmelfahrt Mariens,* Leipzig 1935.
Stoichita, Victor I., »Der Quijote-Effekt. Bild und Wirklichkeit im 17. Jahrhundert unter besonderer Berücksichtigung von Murillos Œuvre«, in: H. Körner (Hg.), *Die Trauben des Zeuxis. Formen künstlerischer Wirklichkeitsaneignung,* Münchner Beiträge zur Geschichte und Theorie der Künste, 2, Hildesheim/München/New York 1990, S. 105-140.
– »Zurbaráns Veronika«, *Zeitschrift für Kunstgeschichte,* 54 (1991), S. 190-206.
– *L'Instauration du tableau. Métapeinture à l'aube des Temps Modernes,* Paris 1993, dt. *Das selbstbewußte Bild. Der Ursprung der Metamalerei,* München 1997.
– »Image and Apparition: Spanish Painting of the Golden Age and New World Popular Devotion«, *RES,* 26 (Herbst 1994), S. 32-46.
Stratton, Susann, »La Inmaculada Concepción en el arte español«, *Cuardenos de Arte e Iconografia,* 1 (1988), S. 3-127.

Suntrup, Rudolf, *Die Bedeutung der liturgischen Gebärden und Bewegungen in lateinischen und deutschen Auslegungen des 9. bis 13. Jahrhunderts,* München 1978.
Teresa von Avila, *Obras completas,* Biblioteca de Autores Cristianos, 212, Madrid 1977, dt. *Sämtliche Schriften,* München/Kempten ^{5}1979.
Trens, Manuel, *María. Iconografía de la Virgen en el arte español,* Madrid 1946.
Trexler, R. C., *The Christian at Prayer: An Illustrated Prayer Manual attributed to Peter the Chanter (d. 1197)),* Binghamton, New York 1987.
Tugwell, Simon, »The Nine Ways of Prayer of St Dominic«, *Mediaeval Studies,* 47 (1985), S. 1-124.
Valdivieso, Enrique, *Juan de las Roelas,* Sevilla 1978.
– *Historia de la pintura sevillana. Siglos XIII al XX,* Sevilla 1986.
Vauchez, André, *La Sainteté en Occident aux derniers siècles du Moyen Age, d'après les procès de canonisation et les documents hagiographiques,* Rom 1981.
Vetter, Ewald M., »Mulier amicta sole und Mater Salvatoris«, *Münchner Jahrbuch der bildenden Kunst,* 32 (1958-1959), S. 37-71.
Voragine, Jacobus de, *Legenda aurea,* dt. von R. Benz, Heidelberg ^{9}1979.
Vorwahl, Heinrich, *Die Gebärdensprache im Alten Testament,* Berlin 1932.
Waldmann, Susann, *Der Künstler und sein Bildnis im Spanien des 17. Jahrhunderts. Ein Beitrag zur spanischen Porträtmalerei,* Frankfurt a. M. 1995.
Walker Bynum, Caroline, *Fragmentation and Redemption: Essays on Gender and the Human Body in Medieval Religion,* New York 1992.
Warner, Marina, *Alone of all Her Sex: The Myth and Cult of the Virgin Mary,* London 1978.
Webb, Stephen H., *Blessed Excess: Religion and the Hyperbolic Imagination,* New York 1993.
Weber, Alison, »Between Ecstasy and Exorcism: Religious Negotiation in Sixteenth-century Spain«, *Journal of Medieval and Renaissance Studies,* 23 (Frühjahr 1993), S. 221-234.
Weinstein, Donald und Rudolf M. Bell, *Saints and Society: The Two Worlds of Western Christendom, 1000-1700,* Chicago 1982.
Weisbach, Werner, *Der Barock als Kunst der Gegenreformation,* Berlin 1921.
– »Die Darstellung der Inspiration auf mittelalterlichen Evangelistenbildern«, *Rivista di Archeologia Cristiana,* 16 (1939), S. 101-127.
Weise, Georg, »Das Schwärmerische als Ausdrucksmotiv der religiösen Kunst des Abendlandes«, *Pantheon,* 30 (1942), S. 213-220.
– *Il rinnovamento dell'arte religiosa nella Rinascita,* Florenz 1969.
– und G. S. Adelmann, *Das Fortleben gotischer Ausdrucks- und Bewegungsmotive in der Kunst des Manierismus,* Tübingen 1954.
– und G. Otto, *Die religiösen Ausdrucksgebärden des Barock und ihre Vorbereitung durch die italienische Kunst der Renaissance,* Stuttgart 1938.
Wirth, Jean, »La Représentation de l'image dans l'art du Haut Moyen Age«, *Revue de l'Art,* 79 (1988), S. 9-21.

– »L'Apparition du surnaturel dans l'art du Moyen Age«, in: Fr. Dunand, J.-M. Spieser und J. Wirth (Hg.), *L'Image et la production du sacré,* Paris 1991, S. 139-161.

Wittkower, Rudolf, »El Greco's Language of Gestures«, *The Art News,* 56 (1957), S. 44-51.

Zaehner, R. C., *Mysticism, Sacred and Profane,* Oxford 1957.

Zurbarán, Katalog von J. Baticle *et al.,* New York (Metropolitan Museum of Art) und Paris (Grand Palais) 1987-1988.

ABBILDUNGSVERZEICHNIS

1. Juan de Juanes, *Der heilige Stephanus disputiert im Tempel,* um 1560-1565, Öl auf Leinwand, 160 x 125 cm, Madrid, Museo del Prado.
2. Raffael, *Die heilige Cäcilie,* 1514, Öl auf Leinwand, 220 x 136 cm, Bologna, Pinacoteca Nazionale.
3. Albrecht Dürer, *Die Heilige Dreifaltigkeit,* 1511, Holzschnitt, Berlin, Kupferstichkabinett.
4. Filippo Abbiati, *Der heilige Petrus Martyr entlarvt die falsche Madonna,* um 1700, Öl auf Leinwand, Mailand, Quadreria del Duomo.
5. Raffael, *Die Madonna von Foligno,* 1511-1512, Öl auf Leinwand, 320 x 194 cm, Vatikanstadt, Pinacoteca Vaticana.
6. Juan de Borgoña, *Die Verklärung,* nach 1508, Tempera auf Holz, Avila, Kathedrale.
7. Juan de Borgoña, *Die Verklärung,* Ausschnitt aus Abb. 6.
8. Juan de Flandes, *Christi Himmelfahrt,* um 1500, Tempera auf Holz, 110 x 84 cm, Madrid, Museo del Prado.
9. Juan Correa de Vivar, *Der Tod Mariens,* 16. Jahrhundert, Tempera auf Holz, 254 x 147 cm, Madrid, Museo del Prado.
10. Pedro de Orrente, *Mariä Himmelfahrt,* erstes Drittel des 17. Jahrhunderts, Öl auf Leinwand, 123 x 91 cm, Madrid, Privatsammlung.
11. Alonso Cano, *Die Vision der heiligen Teresa,* um 1629, Öl auf Leinwand, 98 x 42 cm, Barcelona, Sammlung J. Gudiol.
12. Juan Ribalta, *Die Vision des heiligen Bruno,* um 1621-1622, Öl auf Leinwand, 183 x 106 cm, Castellón de la Plana, Museo de Bellas Artes.
13. Francisco de Zurbarán, *Das Schweißtuch der Veronika,* um 1631, Öl auf Leinwand, 70 x 51,5 cm, Stockholm, Nationalmuseum.
14. Franciso de Zurbarán, *Christus am Kreuz,* 1627, Öl auf Leinwand, 290 x 168 cm, Chicago, Art Institute.
15. El Greco, *Die Auferstehung,* zwischen 1584 und 1610, Öl auf Leinwand, 275 x 127 cm, Madrid, Museo del Prado.
16. Bartolomé Esteban Murillo, *Die Vision des heiligen Antonius von Padua,* 1656, Öl auf Leinwand, 550 x 330 cm, Sevilla, Kathedrale.
17. Diego Velázquez, *Die Vision des heiligen Johannes auf Patmos,* um 1618, Öl auf Leinwand, 135 x 102 cm, London, National Gallery.
18. Diego Velázquez, *Die Unbefleckte Empfängnis,* um 1618, Öl auf Leinwand, 135 x 102 cm, London, National Gallery.
19. Bartolomé Esteban Murillo, *Der heilige Franziskus in der Portiunkula,* um 1665-1666, Öl auf Leinwand, 430 x 295 cm, Köln, Wallraf-Richartz-Museum.
20. Pedro Berruguete, *Die Heilige Jungfrau erscheint einer Dominikanergemeinschaft,* Ende des 15. Jahrhunderts, Tempera auf Holz, 130 x 86 cm, Madrid, Museo del Prado.

21. Antoine Wiericx, *Einbildliche Vision,* Kupferstich, nach 1591, Brüssel, Cabinet des Estampes.
22. Antoine Wiericx, *Das Wunder von Segovia,* 1591, Kupferstich, 11 x 6,8 cm, Brüssel, Cabinet des Estampes.
23., 24. Luis de Morales (genannt El Divino, 1547-1586), *Die Jungfrau Maria und Johannes* und *Die Kreuztragung,* Flügel eines Diptychons, links: 61 x 41,5 cm, rechts: 60 x 52 cm, Basel, Kunstmuseum.
25. Francisco Camillo, *Johannes der Evangelist und die Jungfrau Maria krönen den heiligen Johannes von Gott,* 1650, Öl auf Leinwand, 236,6 x 127 cm, Barnard Castle (Durham), The Bowes Museum.
26. Unbekannter Künstler, *Das Schweißtuch der Veronika,* 16. Jahrhundert, Tempera auf Holz, Kloster der Menschwerdung, Avila.
27. Juan Sánchez Cotán, *Christus am Kreuz,* nach 1603, Öl auf Leinwand, 220 x 120 cm, Granada, Museo de Bellas Artes.
28. Juan Martínez Montañés, *Christus am Kreuz (Cristo de la Clemencia),* nach 1603, geschnitztes Holz, Sevilla, Kathedrale.
29. Francisco de Zurbarán, *Christus am Kreuz mit einem Maler,* um 1635-1640, Öl auf Leinwand, 105 x 84 cm, Madrid, Museo del Prado.
30. El Greco, *Die Vision des heiligen Franziskus,* Cádiz, Hospital de Mujeres.
31. Unbekannter spanischer Künstler, *Die Vision des heiligen Franziskus,* 17. Jahrhundert, Öl auf Leinwand, 85 x 71 cm, Pfarrkirche von Beersse (Leihgabe des Koninklijk Museum voor Schone Kunsten, Antwerpen).
32. Juan de Juanes, Ausschnitt aus Abb. 1.
33. Juan de Ribalta, Ausschnitt aus Abb. 12.
34. Francisco de Zurbarán, *Der heilige Franziskus in der Portiunkula,* um 1630, Öl auf Leinwand, 248 x 167 cm, Cádiz, Museo Provincial Arqueológico, Etnológico y de Bellas Artes.
35. Tizian, *La Gloria (Der Triumph der Heiligen Dreifaltigkeit),* 1551-1554, Öl auf Leinwand, 346 x 240 cm, Madrid, Museo del Prado.
36. Vicente Carducho, *Die Jungfrau Maria und der heilige Petrus erscheinen den Jüngern des heiligen Bruno,* Cordoba, Kathedrale.
37. Vicente Carducho, *Die Vision des Papstes Viktor III.,* Cordoba, Kathedrale.
38. Tizian, Ausschnitt aus Abb. 35.
39. Francisco de Zurbarán, Ausschnitt aus Abb. 34.
40. Unbekannter spanischer Künstler, *Die Unbefleckte Empfängnis,* 17. Jahrhundert, Aufbewahrungsort unbekannt.
41. Juan de Juanes, *Die Unbefleckte Empfängnis,* 16. Jahrhundert, Tempera auf Holz, 180 x 140 cm, Sot de Ferrer (Castellón), Pfarrkirche.
42. Schule von Juan de Juanes, *Die Unbefleckte Empfängnis,* 16. Jahrhundert, Tempera auf Holz, Castellón de la Plana, Ayuntamiento.
43. Unbekannter Künstler, *Die Vision des heiligen Johannes auf Patmos,* 16. Jahrhundert, El Escorial.
44. El Greco, *Die Vision des heiligen Johannes auf Patmos (Die Unbefleckte Empfängnis),* um 1580-1585, Öl auf Leinwand, 236 x 118 cm, Toledo, Museo de Santa Cruz.
45. El Greco, Ausschnitt aus Abb. 44.
46. Diego Velázquez, Ausschnitt aus Abb. 17.

47. Francisco de Zurbarán, *Die Unbefleckte Empfängnis,* 1661, Öl auf Leinwand, 136 x 102 cm, Budapest, Szépmüvészeti Múzeum.
48. Francisco de Zurbarán, Ausschnitt aus Abb. 47.
49. Schule von Murillo, *Die Transverberation der heiligen Teresa,* Öl auf Leinwand, 189 x 116 cm, Avila, Sammlung J. Ma. Blanco de la Quintana.
50. El Greco, *Die Vision des heiligen Antonius von Padua,* 1577-1579, Öl auf Leinwand, 104 x 79 cm, Madrid, Museo del Prado.
51. Bartolomé Esteban Murillo, *Die Vision des heiligen Antonius von Padua,* 1664-1666, Öl auf Leinwand, 190 x 121 cm, Sevilla, Museo de Bellas Artes.
52. Vicente Carducho, *Die Vision des heiligen Antonius von Padua,* 1631, Sankt Petersburg, Eremitage.
53. Unbekannter Künstler, *Retabel des heiligen Bernhard,* um 1290, Tempera auf Holz, Palma de Mallorca, Museo Luliano.
54. Unbekannter Künstler, *Die Lactatio des heiligen Bernhard,* vor 1330, Miniatur, 18 x 14 cm, Cantilly, Musée Condé, Ms. 1078, fol. 178.
55. Martín Bernat, *Die Lactatio des heiligen Bernhard,* Ausschnitt aus einem Altarbild, um 1493, Zaragoza, Tarazona-Kathedrale.
56. Meister von Canapost, *Die Lactatio des heiligen Bernhard,* Ausschnitt aus einem Altarbild, zweite Hälfte des 15. Jahrhunderts, Tempera auf Holz, Gerona, Museu d'Art.
57. Unbekannter Künstler aus Toledo, *Die Lactatio des heiligen Bernhard,* 16. Jahrhundert, Aufbewahrungsort unbekannt.
58. Angelo Nardi, *Die Lactatio des heiligen Bernhard,* nach 1619, Öl auf Leinwand, 265 x 200 cm, Alcalá de Henares, Bernhardinerkloster.
59. Juan de Roelas, *Die Lactatio des heiligen Bernhard,* 1610-1612, Öl auf Leinwand, 252 x 166 cm, Sevilla, Hospital de San Bernardo.
60. Bartolomé Esteban Murillo, *Die Lactatio des heiligen Bernhard,* um 1660, Öl auf Leinwand, 311 x 249 cm, Madrid, Museo del Prado.
61. Bartolomé Esteban Murillo, Ausschnitt aus Abb. 60.
62. Oberrheinische Schule, *Der Gekreuzigte umarmt den heiligen Bernhard (Amplexus),* Seite aus einem Graduale der ersten Hälfte des 14. Jahrhunderts, Karlsruhe, Badische Landesbibliothek, Cod. U. H., 1, fol. 195^{r}.
63. Alonso Cano, *Die Lactatio des heiligen Bernhard,* um 1658-1660, Öl auf Leinwand, 267 x 185 cm, Madrid, Museo del Prado.
64. Francisco Ribalta, *Der Gekreuzigte umarmt den heiligen Bernhard (Amplexus),* um 1621-1625, Öl auf Leinwand, 158 x 113 cm, Madrid, Museo del Prado.
65. Jusepe de Ribera, *Die Reue des heiligen Petrus,* um 1630, Öl auf Leinwand, 126 x 97 cm, London, Privatsammlung.
66. Jusepe de Ribera, *Der heilige Andreas,* um 1620, Öl auf Leinwand, 136 x 112 cm, Neapel, Quadreria dei Girolamini.
67. Jusepe de Ribera, *Maria von Ägypten,* 1651, Öl auf Leinwand, 88 x 71 cm, Neapel, Museo Civico Gaetano Filangieri.
68. Francisco Ribalta, *Die Vision des heiligen Franziskus,* um 1620, Öl auf Leinwand, 204 x 158 cm, Madrid, Museo del Prado.

69. Francisco Ribalta, *Der heilige Franziskus umarmt den Gekreuzigten,* um 1620, Öl auf Leinwand, 228 x 167 cm, Valencia, Museo Provincial de Bellas Artes.
70. Antonio de Pereda (?), *Kopfstudien,* 17. Jahrhundert, Öl auf Leinwand, 24 x 35 cm, Madrid, Instituto de Valencia de Don Juan.
71. Jusepe de Ribera, *Augenstudien,* 1622, Stich, Wien, Graphische Sammlung Albertina.
72. Raffael, Ausschnitt aus Abb. 2.
73. Gian Lorenzo Bernini, *Anima beata,* um 1620, Marmor, Rom, Palazzo di Spagna.
74. Charles Le Brun, *Die Verzückung,* Illustration aus *Méthode pour apprendre à dessiner les passions* (Ausgabe Amsterdam 1702).
75. Charles Le Brun, *Die Verehrung,* Illustration aus *Méthode pour apprendre à dessiner les passions* (Ausgabe Amsterdam 1702).
76. Vicente Carducho, *Studie,* ca. 1626-1632, Zeichnung auf Papier, 26,5 x 22,9 cm, Madrid, Biblioteca Nacional.
77. Vicente Carducho, *Studie,* ca. 1626-1632, Madrid, Museo del Prado.
78. Francisco Ribalta, Ausschnitt aus Abb. 68.
79., 80. Charles Le Brun, *Das Erstaunen* und *Die Bewunderung,* Illustrationen aus *Méthode pour apprendre à dessiner les passions* (Ausgabe Amsterdam 1702).
81. *Chirogrammatische Tafel,* Stich aus John Bulwers *Chirologia, or the Natural Language of the Hand,* London 1644.
82.-88. *Die sieben Gebetsweisen,* Illustrationen für Petrus Cantor *De oratione et partibus eius,* 13. Jahrhundert, London, British Library, Ms. 19 767.
89.-95. *Die ersten sieben Gebetsweisen des heiligen Dominikus,* Illustrationen für *Los nueve modos de orar,* 14. Jahrhundert, Madrid, Monasterio de Santo Domingo el Real.
96. Unbekannter spanischer Künstler, *Studie,* 17. Jahrhundert, Zeichnung, Privatbesitz.
97. Jusepe de Ribera, *Studie,* zwischen 1635 und 1637, Feder und braune Tinte auf cremefarbenen Papier, Paris, Musée du Louvre, Département des arts graphiques, Inv.-Nr. 18 467 a.
98. Juan Carreño de Miranda (1614-1685), *Studie,* Madrid, Biblioteca Nacional.
99. Juan Carreño de Miranda, *Studie,* Madrid, Biblioteca Nacional.
100. Vicente Carducho, *Die Stigmatisation des heiligen Franziskus,* Madrid, Monasterio de la Orden Terciaria.
101. Jusepe de Ribera, *Paulus der Einsiedler,* 1644, Öl auf Leinwand, 208 x 157 cm, Stockholm, Nationalmuseum.
102. Unbekannter spanischer Künstler, *Der heilige Franziskus in der Portiunkula,* Ende des 16. Jahrhunderts, Tempera auf Holz, Mondéjar (Guadalajara), Pfarrkirche.

PHOTONACHWEIS

© A.C.L. Brüssel: 31
Agence Photographique de la Réunion des Musées Nationaux: 97
Archivo Moreno/Arxiu Mas: 43
Arte Fotografica, Rom: 73
Arxiu Mas: 1, 6, 10, 11, 15, 26, 28, 30, 34-37, 40-42, 44, 49, 52, 53, 55, 57-59, 63, 64, 89-96, 100 102
Francisco Alcantara Benavent: 69
Bibliothèque Nationale, Paris: 74, 75, 79
British Library, London: 81
Erik Cornelius/Statens Konstmuseer, Stockholm: 13
Duomo di Milano Fototeca: 4
Giraudon: 54
I.C.C.D., Rom: 2
Institut Royal du Patrimoine Artistique: 21, 22
Junta de Andalucia, Sevilla: 51
Lichtbildwerkstatt Alpenland: 71
Museen der Stadt Köln: 19
Musei Vaticani Archivo Fotografico: 5
Museo Diputació Provincila de Castellón/Pascual Merce Martinez: 12
Öffentliche Kunstsammlung, Basel/Martin Bühler: 23, 24
Josepmaria Oliveras: 56
Scala: 67
Staatliche Museen zu Berlin Preußischer Kulturbesitz: 3
Statens Konstmuseer, Stockholm: 101

PERSONENREGISTER